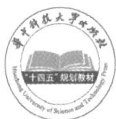

高等职业学校"十四五"规划医学美容技术专业
新形态一体化特色教材

YIXUE MEIXUE GAILUN

医学美学概论（第2版）

主　编　王　丽　王诗晗　彭展展

副主编　邱　添　吴若云　邓叶青　范　伟

编　者　（按姓氏笔画排序）

王诗晗　辽宁医药职业学院

邓叶青　广东岭南职业技术学院

刘志杰　重庆三峡医药高等专科学校

刘嘉琪　白城医学高等专科学校

吴若云　福建卫生职业技术学院

邱　添　湖北中医药高等专科学校

陈　蕾　曲靖医学高等专科学校

范　伟　江西中医药高等专科学校

曹志明　南昌医学院

梁　瑛　长沙卫生职业学院

彭展展　江苏卫生健康职业学院

华中科技大学出版社
http://press.hust.edu.cn
中国·武汉

内 容 简 介

本书是高等职业学校"十四五"规划医学美容技术专业新形态一体化特色教材。

本书共分为八章,主要内容包括绪论、美学基础知识、医学美与医学人体美理论、人体的整体形态美、人体各部位的美、医学美学设计、医学美学临床应用理论与实践、技能实训。本书系统全面地介绍了美学和医学美学的基本理论与应用,对医学美容相关专业的学生、医师及其他从业者可提供参考和指导。

本书可供医学美容技术等相关专业使用,也可供广大读者自学。

图书在版编目(CIP)数据

医学美学概论 / 王丽,王诗晗,彭展展主编. -- 2 版. -- 武汉:华中科技大学出版社,2025.1.
ISBN 978-7-5772-1596-9

Ⅰ. R-02

中国国家版本馆 CIP 数据核字第 2025FT0041 号

医学美学概论(第 2 版)　　　　　　　　　　　王　丽　　王诗晗　　彭展展　主编
Yixue Meixue Gailun(Di 2 Ban)

策划编辑:居　颖
责任编辑:居　颖　于东歌
封面设计:金　金
责任校对:程　慧
责任监印:周治超
出版发行:华中科技大学出版社(中国·武汉)　　　电话:(027)81321913
　　　　　武汉市东湖新技术开发区华工科技园　　　邮编:430223
录　排:华中科技大学惠友文印中心
印　刷:武汉市籍缘印刷厂
开　本:787mm×1092mm　1/16
印　张:11.75
字　数:256 千字
版　次:2025 年 1 月第 2 版第 1 次印刷
定　价:48.00 元

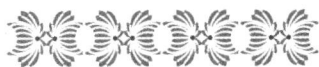

网络增值服务

使用说明

欢迎使用华中科技大学出版社图书中心

1 教师使用流程

（1）登录网址：**https://bookcenter.hustp.com**（注册时请选择教师用户）

注册 ▷ 登录 ▷ 完善个人信息 ▷ 等待审核

（2）审核通过后，您可以在网站使用以下功能：

浏览教学资源　　建立课程　　管理学生　　布置作业　　查询学生学习记录等

教师

2 学生使用流程

（建议学生在PC端完成注册、登录、完善个人信息的操作）

（1）PC 端操作步骤

① 登录网址：**https://bookcenter. hustp. com**（注册时请选择普通用户）

注册 ▷ 完善个人信息 ▷ 登录

② 查看课程资源：（如有学习码，请在个人中心－学习码验证中先验证，再进行操作）

选择
课程

首页课程 ＞ 课程详情页 ＞ 查看课程资源

（2）手机端扫码操作步骤

手机扫码 → 登录 → 查看数字资源

注册

前言

Qianyan

　　医学美学作为医学与美学的交叉学科,旨在提升医疗服务质量,满足患者日益增长的美学需求。在医学领域,美学不仅是艺术的一部分,更是医学实践中不可或缺的一环。本教材旨在为学生提供系统、全面的医学美学知识,帮助他们更好地服务于社会。

　　本教材的内容涵盖了医学美学的各个方面,从理论到实践,从基础知识到高级应用,力求全面系统。本教材注重临床实践,帮助学生更好地理解和应用医学美学知识,教材中配有大量的图表,使学生更直观地了解医学美学的基本概念和操作技巧,教材内容将不断更新,以反映医学美学领域的最新发展动态和研究成果。

　　全书共八章,主要内容包括医学美学的基本理论、临床实践、案例分析等方面。我们从医学美学的定义、发展历程、学科交叉点等方面入手,深入探讨医学美学在医疗实践中的应用,同时,我们结合实际案例,分析医学美学在临床实践中的具体操作和效果评估。

　　本教材编写力求简洁明了,注重实用性和可读性,使用通俗易懂的语言,避免过多的专业术语和复杂的句子结构,让学生能够轻松理解医学美学的基本概念和实践技能。同时,我们还注重教材的逻辑性和条理性,使学生能够系统地建立医学美学的知识体系。

　　医学美学作为一门新兴的交叉学科,正逐步在医学和美学领域之间架起桥梁。医学美学研究范畴广阔,内涵丰富,外延深邃,目前正处于不断的发展和完善过程中。在这一过程中,学科的框架结构和核心内容还在不断地被构建和探索,因此,现阶段的医学美学还未能形成一个完整且成熟的理论体系,具有广阔的发展前景和重要的应用价值。我们希望能够为学生和教师提供一本实用的医学美学教材,帮助他们更好地掌握医学美学的基本理论和实践技能,为医疗服务质量的提升做出更大的贡献。

　　与此同时,由于相关研究相对匮乏和编者自身能力有限,疏漏之处在所难免。

　　在此,我们恳请各位读者在阅读过程中能够不吝赐教,给予我们宝贵的意见和建议,以修正这些不足,从而使本书的内容更加完善,更好地服务于医学美学的发展。我们在此表示由衷感谢,并期待在未来的学术探讨中与您携手共进。

编　者

目 录

Mulu

第一章 绪 论

扫码看课件

> **学习目标**
>
> **知识目标**
>
> 掌握医学美学的基本概念与原理。了解医学美学在现代医学领域的应用及其未来发展趋势。掌握医学美学与相关学科的基本关系。
>
> **能力目标**
>
> 学会运用医学美学知识分析实际问题,培养跨学科整合的思维模式,提升对美的感知和审美能力。
>
> **素质目标**
>
> 激发学生对医学美学未来发展和医学美学及相关学科的兴趣和热情。培养学生的审美情趣和人文关怀精神。

爱美之心,人皆有之;尚美之道,千古之风。向往美好之心,众生皆有。罗丹说:生活中不是缺少美,而是缺少发现美的眼睛。现代医学美学作为一门新兴的交叉学科,致力于将医学技术与美学理念相结合,以实现人体美的最大化。它涵盖了整形外科、皮肤科、美容牙科等多个领域,通过手术、非手术等多种方式,帮助人们弥补容貌缺陷,提升整体美感。

随着社会突飞猛进,世人对美的追求愈加强烈,这便成为现代医学美学诞生的源泉。20 世纪 80 年代中期,中国逐渐兴起了一股美容热潮,引起了敏锐学者们的高度关注。中国一批临床医学专家及一些美学家等,为了促使"医学"与"美学"的有机结合,率先提出了"医学美学(medical aesthetics)"的概念,并于 1988 年由邱琳枝、彭庆星主编出版了中国第一部《医学美学》专著,揭开了当代中国医学美学与美容医学整体学科的序幕。

第一节 医学美学的产生与发展

医学美学的形成与发展并非空穴来风,也不是医学家、美学家一时兴起的产物,医学美学的产生有其历史必然性,是人类医学、美学实践及思维发展的必然结果,医学美学的发展历程也不是一帆风顺,而是非常曲折的,有其历史的承继性。

一、医学美学产生的必然性

医学美学产生于 20 世纪 80 年代中后期的中国,这是历史发展的必然。

(一)现代医学模式的转变

现代医学模式以新的人体观、疾病观、治疗观、预防观、审美观、康复观去规定和影响着美容医学各分支学科间的协调,以新的医学观和方法论去指导医学审美实践,要求学科发展要宏观与微观相结合,单学科与多学科相结合,基础理论与临床应用相结合等,从而更加全面地展现医学人体美。医学模式的转变,扩大了医学本身的内涵,医学的任务不单是从身体上恢复健康,还要从心理上及社会上去改善人、完善人、创造人和美化人。因此,从事美容医学专业的医生仅仅作为一个生物医学家是不够的,还应同时是一个医学心理学家、一个医学社会学家、一个社区健康工作者、一个艺术家和一个美学家等。

(二)医学发展的艺术化趋势

20 世纪 70 年代,美国及西方的一些医学专家、人文学家曾开展了一场"医学是什么?"的争论。有学者认为医学是一门科学,也有学者认为医学是一种艺术或技艺。最终绝大多数的学者认为:临床医学既是一门科学,也是一门艺术或技艺。加拿大医学教授蒙克亨星还指出:现代临床医学的缺陷之一就是过于科学化及技术的泛滥,相伴随的是技艺和艺术的衰退。20 世纪初,现代医学教育大师威廉·奥斯勒有一句名言:医学是一门不确定性的科学和可能性的艺术。被誉为西方医学之父的古希腊名医希波克拉底曾经留下一句至理名言:医学的艺术乃是一切艺术之中最为卓越的艺术。美的观念是借助于健康概念的,维护健康本身就是美的事业,而且是最卓越的艺术。美国学者乔治·萨顿在研究科学哲学的过程中,得出了"科学——各种科学,当然首先是医学——一旦得到应用,就成为一种艺术"的结论,他还强调"理解科学需要艺术,而理解艺术也需要科学"等观点。医学就是一门维护健康、救死扶伤的艺术。有人曾把外科医生比喻成无影灯下的艺术家。著名创伤修复整形专家沈祖尧认为艺术与医学科学是相通的。医疗美容更是维护、重塑、再造人体美的高级艺术。比一般艺术作品更有意义的是,医疗美容手术的完美创作带来了患者的健康和社会、心理的完满状态。此外,运用医学美学知识进行容貌分析也是种艺术,与求美者之间的咨询、沟通、关怀的职业素养更是种艺术。更具体地说,我们认为未来的医学将是具有环境的温馨化、器物的智能化、手段的精准化、服务的亲情化、诊疗方案的个性化、效果的最优化、功能的预见化等特点及符合人文精神的服务行业。

医学实践表明:医学的发展呈现艺术化的趋势。我们有充分的理由认为,医学与艺术就是一对"双胞胎",医学与艺术有着不解之缘。医学艺术(medical art)是一个历史的概念,古希腊的医学概念是建立在技艺(technic)的基础上,而"technic"对应的便是"art"。澳大利亚斐罗·桑德斯认为：医学艺术是构成作为应用科学的医学文化的整体组成部分，而且医学艺术不仅仅是一个实践的过程。著名的医学家索斯盖特也认为：医学与艺术有共同的目的，完成自然不能达到的——实现理想——治疗创造。这需要用心去做，医生专心于患者，艺术家专心于自然——假如我们能专心察看、倾听、等待，立即或不久我们自身深处的一些东西就会有所反应，如同医学，艺术不是终结，而是探索。或许，这就是我们将医学看作艺术的原因。而从研究对象、研究内容和研究形势来看，医学实际上就是一门艺术。首先，医学研究的对象——人体，就是一件精美的艺术品，人体的对称美、曲线美、功能的协调美，是任何东西都不能与之媲美的。人们认为"S"形曲线是最美的，按照黄金分割的比例关系可组成各种美的图案。仔细研究，我们会发现人体各部位呈现出许多"S"形曲线，也有许多结构或部位的比例符合黄金分割比例。这些比例关系不仅具有美的感受，而且与功能有关。例如，荷兰学者研究发现，腰围与臀围之比每增大 0.1，怀孕的可能性便减少 30%。难怪德国哲学家尼采会说"我们最好的艺术品就是我们墙上的影子"。既然人体是一件绝妙的艺术品，又有谁会怀疑研究人体的医学不是艺术呢？其次，许多医学发现和发展是从艺术开始的或受到艺术的启发。在文艺复兴时期，医学与艺术就是紧密相连的，意大利艺术家达·芬奇（图 1-1）开辟了人体解剖学的先河（图 1-2）。有了美的追求，才出现了整形美容外科及显微外科。另外，DNA 双螺旋结构（图 1-3）的曲线美、结构美、碱基配对的协调美，犹如维纳斯雕塑永远留给人们美的享受。

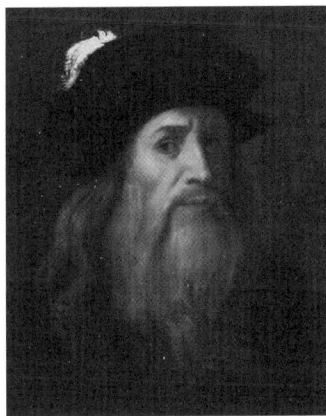

图 1-1 达·芬奇

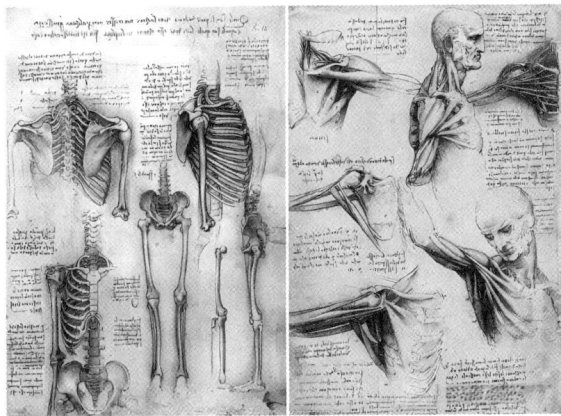

图 1-2 达·芬奇手稿

美容医学凸显了临床医学的艺术性与人文性，更是一门唯美艺术。技艺是美容医学的重要基础。在艺术创作领域，人们认为精良的艺术品往往出自具有娴熟技能的艺术家之手，技艺无疑是艺术创作的重要基础，在这一方面，美容医学实践与艺术创作有极为相似之处。像艺术一样，美容医学更注重技巧训练和经验积累。在美容医学实施过程中，患者无疑成为医生创作的"艺术品"。

从现代医学的发展态势来看，医学与艺术结合已经成为必然，已涌现了一大批医学与艺术的交叉学科、理论体系、艺术门类或医学思想。例如，20 世纪 90 年代兴起的

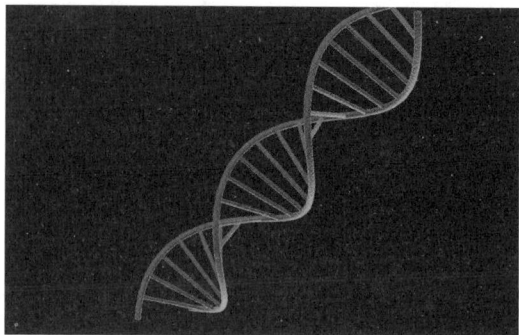

图 1-3　DNA 双螺旋结构

艺术医学,就是医学与艺术的有机结合。它主要包含两个方面:一是医家把美学、艺术手段应用于医学治疗,即艺术疗法;二是医学为艺术家服务,用于治疗艺术工作者在文化艺术活动中患上的形形色色的职业病,为此兴起了"音乐医学""舞蹈医学""表演医学""嗓音医学"等。现在诞生出许多医学与艺术结合的行为,如医学艺术设计、医学美学设计、艺术治疗、艺术诊断、艺术康复等。

知识链接

医学艺术设计:艺术设计的一个专业行业,该学科的主要任务是对医疗环境进行符合医疗目的艺术设计。

医学美学设计:国内学者率先提出的新的学科概念,东南大学首先在艺术设计学硕士学位点上开设了医学美学设计方向的研究生教育,并已经开始招生。

艺术治疗:一种结合创造性艺术表达和心理治疗的专业。艺术治疗提供了一个安全而完善的空间,使患者与治疗师可以在其中建立互信的治疗关系,并通过艺术题材进行视觉形象的创造性艺术表达。这种表达方式可以反映和统一整合个人的发展、能力、人格、兴趣、意念、潜意识与内心的情感状态(图1-4)。

艺术治疗的过程如下。

(1)评估与诊断:基于评估结果,确定治疗目标和计划。通过患者(多数为精神疾病患者)怪诞的作品,可以发现其生活的另外一种画面,给治疗师一个探索病理心理的窗口。利用绘画作为诊断患者心理疾病的一个依据,这在精神医学与心理医学中已经开始使用,在美容医学的咨询过程中,绘画手段也常常不可缺少。

(2)介绍与建立关系:治疗师会向患者介绍艺术治疗的原理和方法,并建立良好的治疗关系。

(3)艺术创作:患者通过绘画、雕塑、写作、音乐等艺术媒介进行创作。治疗师可以提供各种艺术材料和技术指导,但主要关注患者的个体表达和探索。

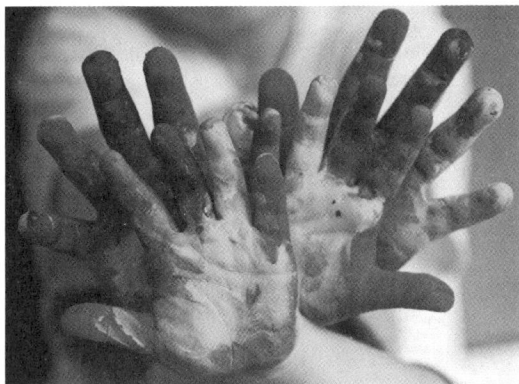

图1-4 艺术治疗

（4）表达和反思：创作完成后，治疗师引导患者分享作品，并通过对作品的讨论和反思，促进患者对内心体验和情绪的认识和表达。

（5）探索和解释：在艺术作品的基础上，治疗师与患者一起探索作品背后的意义、象征和情感。治疗师会提问，探索患者的创作动机和主题，并帮助患者理解和解释其内在体验。

（6）整合和应用：治疗师与患者合作，将艺术创作中的发现和体验整合到日常生活中。通过探讨如何将创作中学习到的方法应用于实际问题和挑战，促进个体的成长和康复。

（7）评估和调整：定期进行治疗评估，以评估治疗的效果和病情。

艺术治疗在多个领域具有广泛的应用价值，如儿童心理治疗、康复心理治疗、学校心理辅导及特殊教育等。它可以帮助个

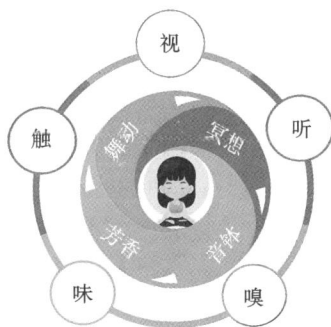

图1-5 五感疗法

体更好地认识自己，找到内心的平衡和安宁，解决心理问题，提升学习和生活的质量。通过艺术治疗，人们可以更好地了解自己的感受和情绪，并找到适合自己的解决方案。

在当代临床医学实践中，有越来越多的医务人员开始将音乐、绘画、舞蹈等艺术应用到患者的身心康复过程中（图1-5）。

（三）美学发展的应用化趋势

美学（aesthetics）的概念是1750年德国哲学家鲍姆嘉通首先提出来的，他给美学下了一个定义：美学是研究感性认识的完善的科学。这是建立在西方的知情意结构的基础之上给出的美学定义。鲍姆嘉通在《美学》一书中还给美学下了另一个定义：美学

是自由艺术的理论。从哲学高度对美的本质进行形而上学的思考,是美学自诞生以来发展的一大趋势,这直接影响了美学和人类现实生活的联系,导致美学越来越封闭和空泛。美并非一种活生生的形态,而是一种理念和符号。这种美学趋势远离现实审美和人类实践中的美学问题。这有违鲍姆嘉通建立美学学科的本意——感性学。感性学就是"诗的哲学",它涉及的是"可感知的事物",而非"可理解的事物"。

美学必须走下"神坛",走进具体实践中才能发展,而美学发展的实践也证明,美学呈现应用化的趋势。在美国美学家、哲学家门罗看来,只有当美学转向应用科学,美学才能发挥出最大的功效。门罗说,美学不仅仅是作为一门纯粹的科学发展起来的,而且还是作为一种真正的技术发展起来的;发展起来后,它便对一种有限领域内的技能进行科学的研究和指导;随着时间的推移,当美学形成自己的科学方法时,人们将更多地把艺术的生产和使用当作一种科学技术的分支来看待。美学只有作为一门真正的技术发展起来,如应用化学、物理技术一样,美学才能成为一门应用科学——应用美学,美学才能走上科学美学之路,才能成为真正服务于人类的手段。正如中国当代著名美学家蒋孔阳先生所指出的美学还有"应用化""泛化"等趋势一样。这一趋势体现在美学研究与实践的多个方面,具体如下。

(1)美学研究范围的扩大:现代美学的研究范围不再局限于传统的艺术美学,而是扩展到日常生活美学、环境美学、社会美学等多个领域。这种研究范围的扩大使美学更加贴近人们的生活,为美学的应用提供了更广阔的空间。

(2)美学与跨学科研究的融合:现代美学与艺术学、心理学、社会学等学科相互渗透和融合,形成了跨学科的研究趋势。这种跨学科的研究方法有助于更深入地理解美学的本质和规律,同时也为美学的应用提供了更多的理论支持和实践路径。

(3)美学在日常生活中的广泛应用:美学在品牌重塑与营销艺术、建筑与室内设计、文化旅游等领域得到了广泛应用。将美学理念融入这些领域,不仅提升了产品的文化内涵和审美价值,还激发了消费者的情感共鸣和购买欲望,促进了文化的深度交流与理解。

(4)美学发展和应用的泛化趋势:这不仅体现在美学研究范围的扩大和跨学科研究的融合上,还体现在美学在日常生活中的广泛应用及在文旅场景中的创新应用中。这一趋势使得美学更加贴近人们的实际生活,为美学的应用和发展提供了更多的机遇和挑战。

当今,以美感作为逻辑起点的美学把它的研究对象置于人类文化的大系统之中,置于人类创造性情感的实际活动之中,因此,美学要研究不同时代、不同民族、不同人群的审美活动,就要随着时代的发展而发展,随着人们的审美趣味变化而不断改造与丰富,随着社会需求的变化而不断调整。从这个意义上说,美学是必然走向应用的。

医学美学理论及美容医学整体学科的建立和发展强有力地证明:医学美学是一门以医学和美学原理为指导,运用医学手段和美学方式的结合来研究、维护、修复和再塑人的健康美,以增进人的生命活力美和提高生命质量为目的的新兴学科。它是研究和实施医学领域中的美与审美的一般规律和医学美的创造的科学。它既具有医学人文学科的性质,又具有医学技术学科的性质。它把传统的医学科学升华为一门"医学的艺术"。医学美学的产生就是美学按应用化趋势发展的必然结果和典范。一些艺术形式被引入医疗美容临床治疗,作为美容心理疗法的专门技术。早在 18 世纪末期,许多英格兰漫画为患者带来了笑的安慰。相比国外,中国的艺术治疗有进一步发展空间。现在美容医疗市场相继出现了音乐疗法、绘画疗法、雕塑疗法以及戏剧疗法等艺术治疗方法。

(四)美学与医学的渗透

现代科学发展的一个突出的特点,就是各传统学科已打破原来学科间的界限,多角度、多层次、全方位地交叉、渗透和综合,高度分化和高度综合交替进行,从而导致了交叉学科的繁荣。据统计资料表明,交叉学科及分支学科迄今已达 2000 余种,医学交叉学科有 400 余种,在整个交叉学科群中占有重要的一席。医学交叉学科的大量涌现,无疑为医学、美学、美容学学科间相互沟通带来了机遇和挑战。在这几个学科的边缘地带,各学科产生了新的联系和交融,学科间相互嫁接、组合和重构,使学科间的"处女地"成为医学美学与美容医学学科形成的逻辑起点。由此可见,这两个学科是交叉科学发展的产物,而医学美学和美容医学也在交叉学科中找到了自己的学科定位。

众所周知,美学是研究人类审美活动规律的学科。现代美学,已广泛传播和渗透于人类社会生活的诸多领域,美的内涵已经融入各种社会文化形态中。"科学与艺术并行不悖,科学的理性向艺术的感性渗透,极大地提高了艺术创造能力,丰富了艺术内涵,深化了艺术境界,艺术向科学渗透,会给科学注入新的创造力和活力",这被 20 余年的医学美学学科发展所证实。因此,当学科发展有了良好的基础以后,其必然会从单纯的技艺向高层次的艺术表现形式转化,美学与医学的渗透势在必行,医学美学的产生也就有了坚实的理论和时代基础。

(五)社会审美需求的不断增长

在一定的程度上,一个学科的生命力取决于该学科所处时代的社会需求。对于医学美学及美容医学整体学科来说,20 世纪 70 年代中国改革开放形成的社会文化综合需要,特别是社会审美需求,是这个时代给予医学美学学科千载难逢的发展机遇。

首先,生活观念的改变,导致了人们审美观的变化。由于生活水平提高,人们有经济支配能力,去追求满足基本生活需求之外的身体的健美、感官的愉悦和精神上的享受,如重睑成形术、乳房成形术、物理化学美容技术、美容植皮术等美容手术,便是生活观改变后人们审美观变化的很好例证。

其次,文化观念的变迁,改变了人们传统的审美趣味。改革开放给文化带来的变化,是民族文化对外来文化的引进、吸收、融合和再造,从而改变了人们传统的审美趣味。

最后,健康观念的变化,赋予了健康新的医学审美内涵。疾病谱的改变使人们不再把无病看成健康,而更加关注的是社会、心理的因素。这样,人与自然、人与社会、人与精神的和谐和适应,就悄悄地融入预防、医疗、康复、保健等医学活动之中,赋予健康以新的医学审美内涵。

我国现当代医学美学与美容医学的形成和发展,符合中国先进文化的前进方向,符合中国最广大人民的根本利益,因此,它无疑也符合中国生产力的发展要求。

二、医学美学的发展历程

当代医学美学在我国的形成与发展并非偶然,它既与中国传统医学审美思想有着一定的历史渊源,又受当代国内外一些与美容相关医学技术发展的影响。

(一)中国古代朴素医学美学思想与美容医学技艺的萌发

中国古代朴素的传统医学美学思想与美容医学技艺历史悠久,几乎是与我国医药学同时产生和同步发展的。历代医家积累了丰富的美容技艺经验,发明了许多具有美容作用的方药和医术,并在医学理论中饱含着丰富的、朴素的医学美学思想的论述。

自有文字记事以来,我国就有许多关于爱美的记载。商时期的甲骨文中,就有"沐""浴"等文字。《说文解字》云:沐,濯发也。"浴"字形象地展示了人在盆里用水洗澡的状态。说明中国人很早以前就注意美容卫生习惯,故南方民间有称"沐浴"为"妆洗""冲凉"者。河南安阳发掘的殷王墓中也发现全套的盥洗用具,如壶、盂、勺、盘等。据记载,商纣时期已经会配制"燕脂"。马缟《中华古今注》云:"盖起自纣,以红蓝花汁凝作燕脂;以燕地所生,故曰燕脂,涂之作桃花妆。"此外,《诗经·卫风·伯兮》亦云:"自伯之乐,首如飞蓬,岂无膏沐?谁适为容!"这里所谓的"膏沐",就是当时妇女用来润泽头发的一种油脂。战国后期的《韩非子·显学》中也载有:故善毛嫱、西施之美,无益吾面,用脂泽粉黛,则倍其初;脂以染唇,泽以染发,粉以敷面,黛以画眉。此虽非专门介绍化妆品,但可说明我国在战国时期就已发明制作一些简单的日用化妆品,并广泛用于梳妆打扮。

随着社会生产力的发展,人们对美的追求日渐提升,除开始讲究衣着装扮的不断改进以外,对影响人体外在美的各种病症的治疗,以及从美化容貌的角度探索各种具有美容作用的方药,也更为人们和医家所重视。因此,美容和中医药早早结下了不解之缘。如湖南马王堆出土的我国现存最早的古医书《五十二病方》中就有关于中医美容方药的记载。我国现存最早的一部药物学专著《神农本草经》中,则更详细地记载了数十味具有令人面色悦泽、抗老延年、润肤祛黑、辟体臭口臭、疗面疮酒渣、乌发生长、长须生眉、令人肥健、坚固牙齿、洁齿生牙、祛黑斑痣、祛息肉、祛疣瘿等美容作用的药物。与此同时的《山海经》所收载的 170 余种药物中,也有不少是美人色、祛疣瘿、疗痤疮等美容作用的药物。上述这些发明和记载为后世中医美容方药的发展奠定了基础。另考证《黄帝内经》《神农本草经》《山海经》《针灸甲乙经》《备急千金要方》《新修本草》《太平圣惠方》《肘后备急方》《圣济总录》《本草纲目》《古今图书集成·医部全录》《医宗金鉴》等历代医著,都有关于美容医药的记载,除有广泛的医学审美理论记述外,美容技术也是名目繁多的,大致可分为药物美容、经络刺激美容、气功美容、药膳美容和手术美容这几大类。

美容术是在人民生活实践中逐步产生的。据史料记载,不论中外的人体美容手术,都是从耳环、鼻环、文身和人造瘢痕图案等形体装饰起源的。据史籍记载,我国在汉代以前民间就有以审美为目的的穿耳、戴环的生活习俗,但最初的样式并非现代式样的耳环,而是腰鼓形的,称之为耳珰。其戴法也与后世不同,它是从耳垂孔直接横插进去,露其两端在耳外,以显其美。之后便逐渐发展为各种式样的现代吊环。

我国在公元前3世纪的晋代,美容术已有显著的发展。当时的名医葛洪在《肘后备急方》中就记载了用鲜鸡蛋清做面膜,治疗面部瘢痕的方法。以后又有以猪蹄熬渍和以鹿角熬成胶体做面膜等多种方剂和方法的记载。《晋书・魏咏之传》记载了"(咏之)生而兔缺(即先天性唇裂)"之事,魏咏之当时很苦恼,他甚至曾因此产生了"残丑如此,用活何为"的轻生念头。然而在他18岁左右时经荆州一位名医"割而补之",不久后果然修补完好。可以看出当时已有专职"治唇医师"。南宋的《小儿卫生总微论方》、明代的《证治准绳・疡医》、清代的《疡医大全》等医籍中,都有唇裂修补的记载。康熙二十七年,琉球国派魏士哲医师西渡中国福州,向名医黄金发学习唇裂修补术,回国后给皇室人员做美容手术。

唐代已有做人工"酒窝"的记载。唐诗中有"眉间翠钿深""当面施圆靥"的佳句。徐陵在《玉台新咏序》中也有"北地胭脂,偏开两靥"的赞语,"靥"即"酒窝""笑窝"。所谓"当面施圆靥",即开始是以某种化妆品用于"两颊点妆靥",以后即以手术"造圆靥",但在中医书中对"靥"又有类似"痘痕"之解,在《普济方》和《卫生易简方》等书籍中还有许多"治靥方"。

南宋时已有装假眼的记载。据元末的陶宗仪撰的《南村辍耕录》所载:宋时杭州张存,幼患一目;忽遇巧匠,为之安一磁眼障蔽于上,人皆不能辨其伪。我国五代至北宋晚期先后在贵族女性中还出现了"缠足"的"美容术"。据史籍记载,南唐李后主令宵娘以帛绕脚,令纤小,屈上作新月状。素袜舞云中,回旋有凌云之态。于是,宫女们竞相效仿,并很快在民间普及,到宋代已形成风尚。这种戕身求美的现象给广大妇女的身心带来沉重的摧残,直到五四运动之后,才逐渐绝迹。

我国美容磨削术起步也很早。北宋的《圣济总录》,记载了用玉磨治疗面部瘢痕的事例,是现代磨削术的先导,以后的医著中也有类似记载。而国外磨削术的最早报道是在1905年,晚我国千年之久。宋代的《鸡肋编》还记载了以中药瓜蒌调敷于面部的"佛妆"配方,说的是北方有少数民族人在冬月,清洁面部后,涂上这种"佛妆"配方,待来年开春时洗去,面部"久不为风日所侵,故洁白如玉也",因此可以认为宋代是我国创用"倒模术"之始。

更令人惊叹的是我国在元代就有鼻梁修补术的记载。戴良所撰《九灵山房集》中写道,闽夫长陈君,临阵为刀斫其面,疮已愈,而瘢和鼻不能合,肌肉尽热腐,甚恶。乃拜名医项彦章求治,项命壮士按其面,施治以法,即面赤如盘,左右贺曰"复效也",可见中国的鼻梁修补术距今已有700多年。

纵观,我国古代至近代时期的传统医学审美思想和美容医术均起步较早,只因长期受到封建文化的桎梏而未能得到应有的发展。但是,其丰富的理论与实践经验,为现当代医学美学与美容医学整体学科的形成与发展奠定了基础。

(二)国外现代美容医学技术发展梗概

要讨论西方美容医学技术的发展情况,就必须先回顾一下与其相关的西方整形外科的发展历程。

整形外科是战争的产物。在两次世界大战中,都有大量因创伤导致畸形与缺损的将士,为他们做整形、修补或再造手术,以恢复其功能的需求很高。经过相当长过程的手术实践,手术方法一再创新,技术水平也不断提高。因此,在一些医疗比较先进的国家,整形外科便从外科学里分化出来,形成了独立的医学分支学科。从事整形外科的医师们在专业实践中逐渐意识到,必须把恢复和改善人体的自然形态,作为整形外科医学实践活动的出发点和落脚点;同时又认识到,既然能对创伤性的畸形与缺损进行整形、修补和再造,也定能对先天性、感染性的畸形与缺损进行整形、修补和再造。经过实践试行,整形外科得到了充实和发展。

随着社会的进步,人们的审美需求不断提高,并产生出一些新的审美需求。有些整形外科医师敏锐地觉察到人们审美需求的变化,开始思考如何通过整形和再造的技术来美化健康人的体态与容貌问题。德国的矫形外科医师雅克·约瑟夫(Jacques Joseph),利用业余时间进行健美手术设计,另有一些整形外科医师开始在秘密场所试做美容整形手术。而这些举动,被看成不务正业,在某些国家,美容整形手术在相当长的时期内遭受医学界的反对。直至20世纪50年代,国外某些有名望的整形外科专家做美容手术,仍是一种"秘密"活动,唯恐遭到嘲笑。

第二次世界大战结束后,英国、美国、日本和意大利等国家开始注重发展生产、繁荣经济,人们生活水平不断提高。人们在衣食住行等生活条件得到满足之后,对自身体态和容貌美的追求欲望随之不断高涨,要求做美容手术的人与日俱增。因此,整形外科医师开始转向美容整形专业,使美容整形技术专业队伍日益扩大。于是20世纪70年代,有的国家美容整形外科又开始从整形外科中分化出来,形成了独立的"美容整形外科"。

从学科发展的渊源看,整形外科、皮肤科、眼科、口腔颌面外科以及中医科的前辈们,都可谓美容医学的奠基人。1970年,在美国纽约成立了"国际美容整形外科学会(ISAPS)",不久出版发行了世界上首本美容医学杂志——《美容整形外科杂志》,美容外科专著相继出版。此后,美国、日本、英国等先后成立了"美容外科学会",日本还出版了世界上第二本美容医学杂志——《日本美容外科学会会报》。但是直到20世纪80年代,美容整形外科才逐渐得到国际医学界的普遍接受和重视。

"美容医学"一词的提出可以追溯到18世纪。当时在英国和意大利等地的某些医科大学就开设了"美容"课程。18世纪末,英国学者赫尼首先把化妆品、发型、服饰等美容划定为"生活美容(life cosmetology)",把药物加医疗手术整复划定为"医学美容"。

（三）我国当代医学美学与美容医学的兴起与发展

我国学者于 20 世纪 80 年代率先提出了"医学美学"的概念。这一概念的提出，不仅对医学美学的系统研究和学科的形成起了很大的促进作用，而且也为美容医学整体学科的研究奠定了理论基础，使当代中国的医学美学与美容医学学科得以同步发展。

我国当代美容医学学科逐渐兴盛和发展，是我国传统美容医学精华的继承和发扬，是当代医学美学理论研究的成果和美容医学实践经验的总结，同时又是国外美容医学先进技术引入、融合的产物。然而，我国当代医学美学与美容医学的兴起与发展有着自己的特点，它是由美容外科、美容皮肤科、美容牙科、各种实用美容技术和包括中医药美容、药膳美容、经络与气功美容在内的非手术美容技术，以及美容医学的基础研究和理论研究等多学科同步发展汇流而成的。与国外的美容医学比较，其具有起步早、发展快和综合发展趋势三大特点。

在美容外科方面，较早进行这一研究和实践的有宋儒耀、张涤生、朱洪荫、汪良能等著名学者，他们开展了多种美容手术，随后许多学者相继开展了这类手术，并发表相关论文和出版专著。如：王大玫、夏兆骥主编的《简明美容外科手术学》；高景恒主编的《实用美容手术》；张涤生主编的《实用美容外科学》；宋儒耀、方彰林主编的《美容整形外科学》等。至此，"中国现代美容外科"概念的外延，已不仅是传统意义上的"美容整形外科"概念的外延，而是分别从整形外科、颌面外科、眼科、皮肤外科等临床学科中分化、派生和升华出来的一些以美容为目的的外科技术，并以医学审美为指导的综合性美容外科，它已成为中国现当代医学美学与美容医学中的一个重要分支学科。

在美容皮肤科方面，皮肤外科学前辈王高松较早从事这些方面的实践和研究，他的《皮肤外科手术学》和《整容术》等书总结了我国皮肤美容学方面的临床经验。相继，张其亮主编了《医学美容实用技术学》，李树莱、袁兆庄、杨希鏸等皮肤科专家参与美容皮肤科学方面的研究。

在口腔医学美学与美容牙科学方面，较早投入研究与实践并取得显著成果的学者主要有张震康、孙少宣、孙廉、郭天文、潘可风、王兴、邓典智等。孙少宣关于圆曲度公式的论证和前牙造型美学规律的发现、王兴和张震康关于中国美貌人颌面部三维结构的 X 线研究，都是一种突破。孙少宣主编的《口腔医学美学》较系统地反映了这方面的成果。

美容医学（美容保健）、心理美容医学和中医美容研究的成果也是丰富多彩的。从事这方面研究的主要是皮肤科、中医科和营养医学、体疗医学、卫生保健和心理医学领域相关的学者，他们在许多医学杂志和科普性刊物上发表了大量的论文和进行了大量的讲座，主要著作有王高松的《化妆与健美》、李树莱和张超英的《保健美容》、何伦的《美容医学心理学》等。

医学美学理论研究方面，20 世纪 80 年代初期就开始有赵登蔚、胡长鑫、孟宪武等发表了相关文章。接着，较早投入系统研究的主要有彭庆星、邱琳枝等学者，他们于20 世纪 80 年代中期先后主编出版了两本同名著作《医学美学》，填补了国内外医学领域与美学领域交叉界上的一个空白。彭庆星于 20 世纪 90 年代初关于医学美学与美容医学的学科定义、对象、任务及其学科关系的研究,以及他与赵永耀、孙少宣、李祝华等先后构想的医学美学与美容医学的体系结构模式,为我国现当代医学美学与美容医学的整体学科建设与发展奠定了理论基础。

彭庆星教授2002年主持审定完成了"中国医学美学与美容医学学科基本名词",由全国科学技术名词审定委员会公布。他还于2001年,受卫生部的委托,主持起草了国家的医疗美容相关法规。其内容主要是以2002年"中华人民共和国卫生部令"形式发布的《医疗美容服务管理办法》及与之配套的《美容医疗机构、医疗美容科(室)基本标准》《医疗美容项目》等,有效地加强了全国的医疗美容机构、队伍和事业的建设,确保了整个美容产业的协调发展,促进了我国医疗美容市场的规范化管理。二十多年来,国际医学美学美容学术大会、全球华人美容医学学术大会等大型学术会议相继召开,参加学术会议的专家学者达数万人次,促进了我国美容医学整体学科体系的建设和发展。

综上所述,21世纪,我国当代医学美学与美容医学已作为一个独立的新兴学科初具雏形,得以迅速发展、日趋完善。1993年,宜春学院、大连医科大学、石河子大学医学院等创办美容医学专业,现在全国有多所大学开办了相关专业。2005年宜春学院又创建了美容医学院。原湖南医科大学1993年起开始招"皮肤美容"硕士研究生,2001年中南大学创办了精神卫生博士点的"美容医学心理"和"医学审美行为"两个博士专业方向,2002年东南大学创办"医学美学设计"硕士点。美容医学专业形成了中专、高职、大专、本科、硕士、博士等完整的学历教育体系。而开办医学美学课程的院校就更多了,1998年以来,全国已有二十余所医学院校开设了"医学美学"或"医学美育"课程,如原北京医科大学、宜春学院医学院、东南大学医学院等。

我国现当代医学美学与美容医学的兴起与发展,一开始就受到国家各方面的关注和支持,受到社会的广泛承认。中华医学会医学美学与美容学会于1990年11月成立,下设医学美学、美容外科、美容皮肤、口腔医学美学、美容医疗保健技术和美容中医六个学组。在此前后,安徽、江西、陕西、湖北、广西、湖南、上海、河北、四川、河南、山东、北京、广东、海南等省(直辖市)先后成立了相应的地方性专科学会。全国和地方各级医学美学与美容学会的建立,卓有成效地促进了该学科及该事业的蓬勃发展。

第二节　医学美学学科概述

医学美学是20世纪80年代中期,由我国学者提出并迅速发展起来的一门医学与美学交叉的新型边缘人文医学学科。经过一大批老、中、青医学和人文学者、专家的开创性研究,医学美学初步形成较为科学、完整的理论体系,医学美学的定义、对象、任务和作用也已经得到了明确。

一、医学美学的概念和研究对象

当代中国医学美学这门新兴医学交叉学科,一开始就立足在科学的新医学模式的基础上,并明确了自身的学科定义、学科对象、学科性质、学科任务和学科体系等基本理论问题。

1989 年初,英国《社会科学与医学》杂志主编 Peter M. McEwan 致函询问"医学美学的概念",并约请彭庆星教授为其撰文。该英文版杂志 1995 年第 8 期发表了彭庆星教授的《医学美学的兴起与展望》一文,澄清了西方学术界对医学美学的模糊认识。关于"什么是医学美学? 其研究对象是什么?"的问题,我国学者颇有研究并各抒己见,下文仅列举我国当代学者的三种提法,具体如下。

其一,医学美学是一门以医学和美学原理为指导,运用医学手段和美学方式的结合来研究、维护、修复和再塑人的健康之美,以增进人的生命活力美感和提高生命质量为目的的新兴学科。它是研究和实施医学领域中的美与审美的一般规律和医学美的创造的科学。它既具有医学人文学科的性质,又具有医学技术学科的性质。它把传统的医学科学升华为一门"医学的艺术"。

其二,医学美学是应用美学的一般原理来研究医学人体美、医学审美、医学美感和在医学审美活动过程中所体现出来的一切医学美现象及其规律的人文学科。

其三,把美学的一般原理用到医疗卫生实践和医学学科研究之中,探索医学中美的规律,运用美的因素对人的心理、生理的影响来解决医疗卫生和医学科学发展中某些问题的交叉学科。

上述三种提法具有一定的共同点,即以医学审美为核心,以医学与美学相结合的理论为基础,运用医学与美学相结合的技术手段来研究医学领域中的美学现象和审美实施及其规律。三种提法的基本宗旨都是为了调整人的健康与美的关系,都认为医学与美学的结合点是人的健康美和生命活力美,其基本目标就是要求医疗卫生人员对人的健康全面进行关怀,从而保证人的自身及与环境的协调一致。

在医学环境中,常被人们所关注的是处于"疾病状态""健康状态"和"康复状态"的个体和人群。事实上,医学环境中的这三种状态的个体和人群,都有可能自认为是"不美"的一种特殊的"非完满状态者",由于他们都具有改善自身完美状况的强烈愿望,也可称为"求美者"。以上各种状态者,都属于医学环境中的人的状态表现,他们都具有医学审美需要、审美选择、审美实施和审美评价等审美特征,以及改善其医学审美环境及其自身之美的审美特征。鉴于这许多审美特征都是在医学美和医学审美的活动中体现出来的,因此,可以认为医学美和医学审美及其规律是医学美学研究的基本对象,而被医学美学的实施所维护的人体美和人的健康之美则是医学美学基本研究对象的核心。

医学美学研究的对象,是医学领域中一切美和审美及其规律,即医学美与医学审美及其规律。在这里,医学人体美是医学美的基础,人的生命美是医学美的核心。

二、医学美学的任务和作用

(一)医学美学的任务

医学美学学科的基本任务是研究医学领域中的各种医学美和医学审美规律。在学科发展的进程中,对医学审美观、医学审美关系、医学审美心理、医学审美思维、医学审美创造、医学审美评价、医学审美教育、医学人体美等都应进行较完整的论述与研究。从医学发展及人类对健美需求来看,医学美学应有以下任务。

第一,医学美学可以为维护和增进当代人类的健美素质提供科学、系统、坚实的理论基础和指导。

随着社会的不断发展,科技进步,人们生活水平极大提高,按照马斯洛的需求层次理论,人们对美的追求,特别是对自身美的渴望与向往,可谓勇往直前、义无反顾。这种求美趋势是不以人的意志为转移的。一切理论都是人创造出来的,为人服务的。医学美学就是顺应时代要求的必然产物。医学美学为维护和增进当代人类的健美素质提供科学、系统、坚实的理论基础和指导。

第二,医学美学可以为自我保健医学(第四医学)提供理论支持。

传统的生物医学模式已经不适合社会的发展和系统医学、整体医学、综合医学的需要,必须建立全新的生物-心理-社会医学模式。随着新的健康观念的树立和疾病谱的变化,自我保健医学迅速发展。从治疗医学、预防医学、康复医学发展到自我保健医学也就顺理成章了。这也是时代的进步。而医学美学必然为自我保健医学提供形而上学的理论支持。促成医学美学发展的显著标志就是新的医学模式的形成,当代医学已由单一的生物医学转变为生物-心理-社会医学。医学美学与医学伦理学、医学心理学、医学社会学等领域渗透,并在医疗实践工作中起着重要的作用。

医学除继承救死扶伤、防病治病的使命外,还需要将人的病态改变为常态,将常态改变为美态,以期从更高的层次上改善人体生物的、心理的和社会的状态。中国古代哲学家墨子曾言"食必常饱,然后求美;衣必常暖,然后求丽;居必常安,然后求乐"。这在 2000 多年前就提出的朴素哲理在我们这个时代得到了切实验证。改革开放以来,人民的经济生活及文化生活水平有了极大的提高,温饱问题已得到解决,信息时代在逐渐改变传统封闭的生活观念,中国人开始有了对于新的美好生活的渴望和对于美的追求。这种追求给医学带来新的色彩,增加了新的内容。美容医学应运而生,而运用美学和医学的一般原理,研究医学美、人体美、医学审美和医学美感的学科——医学美学也就理所当然地成为新的学科领域。

第三,医学美学可以为医学审美提供科学的方法论指导。

审美是指主体对客体事物的能动反映,是人们在社会实践中逐步形成和积累起来的审美的情感、认识和能力的总和,是人类区别于动物的重要特征之一。美容医务人员必须在牢固掌握美学和医学美学基本理论及正确的医学审美方法论的基础上,才能树立正确的审美观,形成科学的审美标准,培养对医学美的感知力、鉴赏力和创造力。

也只有这样,才能有效地提高医务人员的审美素质,培养美容医务人员的高尚美德以及建立和谐的医患关系。显然医学美学可以为医学审美提供科学的方法论指导。

从医学美学现阶段的具体任务来看,应主要把握以下四个方面。

(1)继续深入、系统地研究医学美学理论,为我国美容医学整体学科的建设进一步提供理论依据。我国现代医学美学学者关于美容医学学科对象"医学人体美"的研究,为我国美容医学学科的形成提供了理论依据,但这一理论依据仍需丰富和深化。

(2)注重对美容医学各分支学科的美学研究,以更好地指导美容医学实践。美容医学的各分支学科主要是指美容外科学、美容内科学、美容皮肤科学、美容牙科学、理化美容、美容中医学和美容护理学、美容保健学等。这些分支学科已相继有了本学科的专著,逐渐形成了自身的体系,但由于学科仍处在初创阶段,特别是对各分支学科的美学研究还较少,尚需进行进一步深入的探索。例如,我国学者曾将"人体黄金分割"这一医学美学的原理广泛地应用到各种美容手术的设计和操作过程中,大大提高了手术的美容效果,今后还需要更多的医学美学新理论来指导美容医学的实践。

(3)把医学美学学科研究的面扩大到医学领域的各个方面去,鼓励医学美学理论研究者们深入到医学第一线去,以认识和剖析各门医学领域中的美学问题。同时,鼓励更多的应用医学研究者来共同探讨医学领域中的各类美学课题。

(4)加强对医学审美教育的研究和实施。医学审美教育的研究和实施包括医学审美教育工作者、被教育者与医学审美教育环境三个方面。

①医学审美教育工作者:自身的审美素质、修养与教学能力。

②被教育者:a.医学美学、美容工作者及广大医务人员。b.美容患者。

③医学审美教育环境:a.学校教育环境:设施、教材、设置的专业。b.继续教育环境:各种学习班。c.美容环境:医患关系、环境关系、审美教育。

(二)医学美学的作用

医学美学理论,不仅可用于对美容医学的美学指导,也可用于其他医学领域中的美学指导。已经注意到各种创口的急诊清创缝合的美学要求;各种常规手术切口和手术方式的设计等同样也已考虑到其美学特征;过去对一些不危及生命的病症未予重视,而近年来一些损容性疾病的研究也已受到关注等。但是,从现阶段的总体情况来看,医学美学理论的指导作用主要是在美容医学的临床实践中体现得更为突出,医学美学已发挥了其应有的学科功能,明显地体现了医学美学理论与美容医学实践之间的指导与被指导关系。

(1)医学美学理论对我国美容医学的整体学科的形成提供了理论依据。美容医学的学科对象是医学人体美,其学科目标是为了帮助人们实现对美的追求,力求实现健与美的高度和谐统一,从而提高人的生命质量和生存质量。这一理论观点是由我国学者首先提出来的,并在国内取得了广泛的共识,在国外也产生了一定的影响。由于这一理论的提出和引导,原本存在于医学领域中的一些母体学科(如整形外科学、皮肤科学、口腔医学、中医学等)中的相关对应分支(如美容外科学、美容皮肤科学、美容牙科学、理化美容学、美容中医学等)就顺理成章地重新组合为一个新的整体学科——美容医学。近年来的实践证明,美容医学整体学科中的各分支,虽然都是来自各相应的母体学科,但是一经组合,其学科效果已不是"1＋1＝2",而是"1＋1＞2"了。例如,美容医学中的美容外科学,与原有整形外科学中的美容外科学相比,具有三个明显的特点:一是旗帜鲜明地接受了医学美学的理论指导,力求按照人体审美原则来实施各种美容手术;二是我国医学美学理论研究对于美容心理学研究的最新成果,已使美容外科工作者开始在临床中自觉地循着生物-心理-社会医学模式开展医疗;三是已将口腔颌面外科学、皮肤外科学中的一些能达到美容效果的各种手术纳入美容医学中的美容外科学范围之内,从而扩展了现代美容外科学概念的外延。

（2）医学美学理论对美容医学中的各种技术的应用提供了理论指导。众所周知,黄金分割是传统美学中的一个古老课题。20 世纪 80 年代,我国医学美学工作者联系医学实际挖掘了这一古老的美学课题,科学地揭示了医学人体美的奥妙,提出"人体美是黄金分割的天然集合"的原理,并广泛地运用到各种美容手术的设计和操作过程中,大大增强了手术的美容效果。

（3）医学美学理论为美容医学的学科建设与发展提供了理论基础。医学美学与美容医学有着共同的学科目标——增进人的生命美感;都有着共同的学科对象——医学人体美;都有着共同的发展历史——20 世纪 80 年代中期以来,两个学科得以同步发展。我国几十年的学科实践证明,医学美学理论对美容医学的学科建设与发展发挥了明显的理论指导作用;美容医学的各分支学科都分别接受了医学美学理论的指导。可以说,没有医学美学,就没有美容医学。美容医学的学科建立和发展,直接得到了医学美学理论的指导,具体有:美容医学诊疗及疗效评价方面的审美研究;预防医学、康复医学、疗养医学中的审美研究;整体护理和护理操作方面的审美研究;医疗机构建筑物、医疗环境等审美研究;医疗设备、仪器的造型、性能的使用操作方面的审美研究;医疗操作规程等审美研究;医务人员美育的课题研究;医学人体审美及维护、修复、改善、塑造人体美的理论与技艺课题的继续研究,或参与研究;医学审美心理研究;提高审美技能的途径与方法的研究;医疗保健和健美理论与技艺研究等。上述这些与美容医学学科建设与发展的研究课题,也是医学美学应该研究的领域。医学美学的应用价值研究,也就是其生命力之所在。特别是自中华医学会医学美学与美容学会成立以来,由于国内广大理论医学学者和应用医学学者,以及一部分美学家的共同努力,医学美学与美容医学的整体学科研究不断深入,正逐步走上系统化、规范化和科学化的轨道,并逐渐具有理论与应用相结合的学科特色。相关研究举例如下:关于医学美学和美容医学的定义、对象、任务和体系结构的研究;关于医学人体美与艺术人体美的联系和区别的研究;关于中国美貌人群颜面结构相互关系的三维测量分析的研究;关于面部浅表肌腱膜系统(SMAS)的解剖学-美学研究;关于人类牙弓曲度的研究;关于人体黄金分割及其美容临床应用的研究;关于美容内科学定义及其临床范围的研究;关于医学美育和医务人员审美修养的研究等。医学美学的相关研究从不同角度指导着实施各种医学审美。上述医学美学的理论研究,对于学科的整体发展起到了一种开创性作用或阶段性的促进作用。

三、医学美学的学科体系结构

关于医学美学的学科体系结构,国内学者已做出了许多有益的探讨,并有了初步框架。综合各方见解,可将医学美学的学科体系结构分为四个组成部分,分别为医学美学概述、医学美学基础理论、医学美学实践应用、医学美学教育与培训(图1-6)。

四、医学美学与相关学科的关系

本处所述的医学美学与美容医学的关系,主要是指医学美学与美容医学、人体美学和医学人体美学及心理学等相关学科的关系。

(一)医学美学与美容医学的关系

关于医学美学与美容医学的关系,国内许多学者已做过系统论述。如前所述,医学美学与美容医学有着共同的学科目标——以增进人的生命美感为目的;有着共同的学科对象——医学人体美;有着共同的发展历史——20世纪80年代中期以来,两个学科得以同步发展。医学美学与美容医学的差异主要存在于实施范围:医学美学是从生理、心理、社会适应状态三个方面,多层次、全方位来研究和增进人体美及人的生命活力美感;美容医学则主要针对形式美的目标来直接增进人的形式美及生命活力美感,进而为满足人心理和社会适应等方面的需要服务。其次,医学美学与美容医学存在着学科性质的差异,医学美学具有人文学科和医学技术学科的双重特征,即理论性和应用性,而美容医学主要以应用性为特征。同时,医学美学与美容医学还存在着应用手段的差异:医学美学全面应用各种医学手段和各种美学手段于广泛的医学实践;而美容医学却着重运用医学手段于医学美容实践。

(二)医学美学与人体美学和医学人体美学的关系

医学美学与人体美学都有着共同的研究对象——人体美。对人体美的研究,是人类对自身的认识与评价,因此人体本身有了审美价值。为了人类自身的利益,两个学科都采用自然科学的手段研究人体的解剖学、生理学、病理学、人体运动学、体质人类学、人体测量学等,以便于理解、维护和发展人体的各种功能。这里的人体是指在正常自然状态下的形式结构、生理心理功能相互协调、均衡统一的自然对象。两个学科对自然人体美的标准共同遵循着"自然向人生成"的规律。人体美标准的定性的尺度,所有对人体采用的科学的理性分析,为人体审美提供了必要的条件。

但是,医学美学与人体美学研究人体的目的又有一定的区别。人体美学认为,人体有诸多存在方式:活的裸体是一种;装饰过的人体是另一种;把活的人体用泥土、石头、金属、木料或颜料、画布表现出来,这又是一种;此外还有各种体育运动、舞蹈等多种艺术人体;对人体的直接观照和以人体为主题而不受真人限制所进行的艺术创造作品。而医学美学研究的人体美被称为"医学人体美",是现实的人体美,是一种具有生命活力的生机勃勃的人体之美。医学人体美的基础是健康,它是现实的、客观的、不随人的意志为转移的。它不仅是"大自然中最美的东西",而且是社会存在物中最高、最

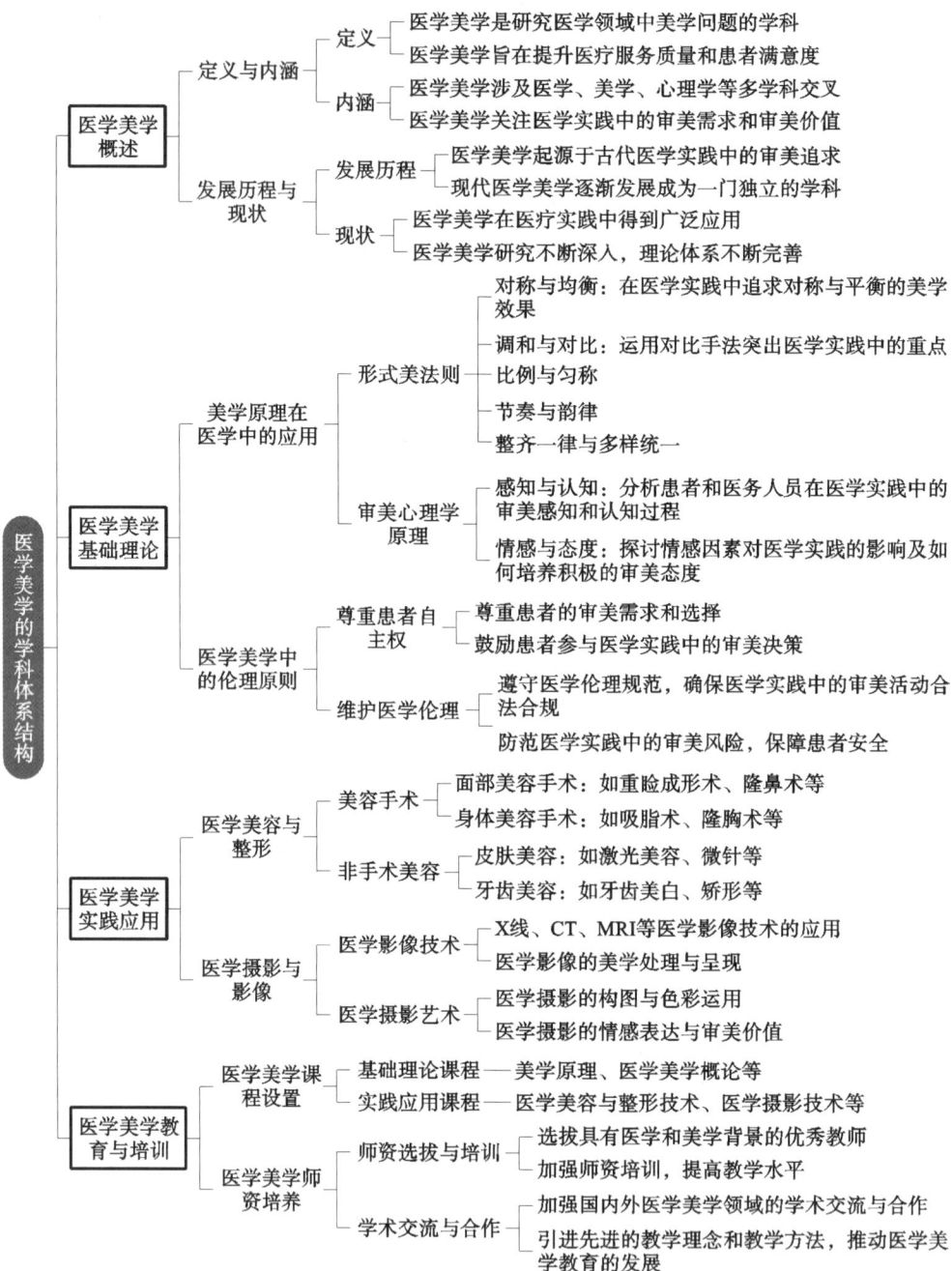

图 1-6　医学美学学科体系的构想

美的形态。艺术人体美则是艺术家通过不同的艺术方法和手段去发掘、探索、研究、提炼和完善的抽象的人体美,是从众多的"现实人体美"中能动进行艺术升华的"艺术人体美"。艺术人体美往往是理想中的人体美,它可以用夸张或丑化等艺术手段来塑造人体美,是艺术的高度概括。应该说,医学人体美首先是自然生理机制的产物,艺术人体美是人们意志的产物。医学人体美是以人的健康为基础,是医学家在"现实人体美"的基础上实施的医学审美创造,是在新的更高层次上加以维护、修复和塑造的一类人体美,以展示人的生命活力美感和优质生命而造福于人类。艺术人体美是体现艺术家的审美趣味和审美理想的艺术作品,有时它是真实的人体的变异,即自然形态的偏离,它展示出的人体,只是现实与理想之间的一种精神文明现象。

随着医学美学对现实人体美和医学人体美研究的不断深化,医学人体美学的理论正趋于向系统性、科学性的方向发展,医学人体美学成为美容医学的基础学科之一而被学者们所认识。

（三）医学美学与心理学及其有关分支学科的关系

心理学是一门研究人的认识、情绪、意志的发生、发展和完成的全过程,即心理过程的学科。心理学与医学美学密切相关,同时心理学的有些分支学科（如医学心理学、医学审美心理学、美容医学心理学等）也与医学美学密切相关。

1. 医学美学与医学心理学

医学心理学是医学与心理学相结合的一门学科,主要研究心理因素在人的健康与疾病及其相互转化过程中的作用和规律。医学美学涉及的心理学问题,不是从"健康与疾病"的总体医学角度上来研究的,而是在心理学的一般原理指导下,从以下三个方面来研究的:一是审美客体（对象）,即客观世界中的各种美的现象和要素对人的健康和疾病的影响;二是医学审美主体在医学审美过程中的心理生理学机制;三是医学审美主体与医学审美客体的相互关系。

2. 医学美学与医学审美心理学

医学审美心理学既是医学美学的分支学科之一,又是医学心理学的分支学科之一。其研究的内容主要是前文所述的医学美学涉及的心理学问题的三个方面。它与医学美学在研究这三个方面的区别点主要是医学审美心理学更向纵深和具体化程度扩展,以丰富这三个方面的内涵;而医学美学却在学科外延上远远大于医学审美心理学而成为医学审美心理学的母体学科之一。医学美学与医学审美心理学的交叉点正在于此。

3. 医学美学与美容医学心理学

美容医学心理学是以医学心理学为理论基础,以医疗美容临床为实践基础的一门新兴学科,属应用心理学的分支学科之一。在运用医学美学理论指导美容医学实践的过程中,美容医学心理学可与医学美学共同起到一种相辅相成的作用,两者都属于美容医学学科的基础学科。

第三节　美容医学学科概述

我国的美容医学学科是伴随着当代中国医学美学学科的系统研究而同步发展起

来的一门整体性医学学科。

如前所述,当代中国医学美学基于"以美化人体为实施目标"的学科宗旨,旗帜鲜明地提出了其学科的核心对象是"现实中的健康的具有生命活力的人体美"的科学论断。在这一理论的指导和组合下,把一些原本存在于各母体临床学科中的新兴美容分支组合成了一个目标一致、体系完整的医学学科——美容医学。

一、美容医学学科的定义、研究对象和学科基础

(一)美容医学的定义

美容医学(aesthetic medicine)又称医学美容学。何为美容医学?美容医学"是一门以人体审美理论为指导,采取手术与非手术的医学手段,来直接维护、修复和再塑人体美,以增进人的生命活力美感和提高生命质量为目的的新兴医学交叉学科"。

(二)美容医学的研究对象

当代科学正处在由整合走向分化发展的新时期,许多已有的医学学科也毫无例外地逐渐分化出一些与维护、修复和再塑人体美相关的分支学科,具体如下:分别吸收了整形外科学、颅颌面外科学、眼科学、耳鼻咽喉科学、皮肤外科学等医学学科中的许多相关技术而形成的美容外科学;从皮肤科学分化出来的美容皮肤科学,口腔医学中的口腔医学美学与美容牙医学,理疗技术中的物理美容技术,中医学中的美容中医学,医院管理学中的医院审美化管理学等;许多源于基础医学和人文医学的医学美学、医学人体美学和美容医学心理学等方面的基础研究和理论研究。这些新分支虽源于不同的母体学科,却拥有一个共同的学科对象——现实中的健康的具有生命活力的人体美;具有一个共同的学科目标——力求在健康的基础上,达到人的健与美的高度和谐与统一,进而达到美的崇高境界。

因此,美容医学研究的对象是人的体形美(即人体的形态美)及维护、修复、再塑其体形美的一切医学技能和设施及其基础理论。鉴于"美容"是人的一种特殊的审美需求,具有一种特殊的审美心理的内涵,所以美容医学心理学的研究和实施,也是美容医学学科的对象和内容的重要组成部分。

(三)美容医学的学科基础

美容医学是一门应用技术性很强的医学学科。它与任何一门医学应用学科一样,既有与其他医学应用学科共同的基础学科,也有自身所特有的许多学科基础理论。这些基础理论学科的共同功能,构建了美容医学区别于其他医学应用学科的特殊基础。美容医学的基础学科,主要有生物医学基础、医学美学(含医学人体美学)基础和美容医学心理学基础三个方面。

二、美容医学学科的基本任务和实施范围

(一)美容医学学科的基本任务

现阶段,美容医学学科的基本任务如下。

(1)满足社会人群的爱美需求。充分运用现有美容医学学科中已成熟的基础理论与实践技能，以最大限度满足广大社会人群的爱美需求，这是美容医学学科当前的任务之一，也是美容医学学科得以繁荣和发展的动力源泉。

(2)不断完善美容医学的整体学科体系。虽然美容医学在我国如燎原之势，迅猛发展，但由于其兴起的时间较短，其学科体系还不够完善和成熟。主要表现如下：对其学科的内涵和外延还有待进一步的明确，各分支学科之间的融合与互补远未完成；与国际先进水平相比，各分支学科的学术水平及实践精度水平还有一定的差距。因此，完善美容医学的整体学科体系，是关系到该学科健康发展的重要任务。

(3)深入研究医学人体美学和美容医学心理学。经过我国学者几十年来的努力，我们在运用现代医学美学理论指导美容医学实践的过程中取得了显著的成效，但由现代医学美学理论派生的医学人体美学和美容医学心理学的研究尚缺乏深度。今后在探索美容医学实践技能的同时，还应进一步深入研究医学人体美学与美容医学心理学。

(4)加大与相关学科的整合和借鉴。进一步科学地借鉴各相关学科的知识和技能手段，不断丰富、发展和创新我国的美容医学学科，如整形外科学、眼科学、耳鼻咽喉科学、皮肤科学、口腔医学、医学生物工程学、艺术造型学等相关学科的知识和技能，均可为美容医学的发展提供科学的借鉴。

(二)美容医学学科的实施范围

从我国近些年来美容医学的学科研究和实施状况来看，美容医学学科实施的范围如下。

(1)对一些解剖结构及生理功能在正常范围的某些不尽完美的状态，如单睑、塌鼻、上睑松弛、下睑袋、面部皱纹、小乳症、巨乳症、眉型不佳、毛发疏、局部脂肪堆积、雀斑及皮肤的粗糙、松弛和老化等的矫治。

(2)对某些无功能障碍而仅外观欠缺的先天性或发育性的畸形、缺损和缺陷的矫治，如腭裂、多指(趾)、鼻翼畸形或缺陷、外耳畸形或缺陷、牙颌畸形、色素牙等的矫治。

(3)对各种损容性疾病的治疗。所谓损容性疾病，是指一些发生在机体各部位，特别是颜面部的影响外观的疾病，如痤疮、血管瘤、色素痣(斑)、面瘫、牙列缺失、牙体缺损、色素牙等。

(4)对一些疾病治愈后，虽然生理功能得以恢复，但外形尚未完全恢复的缺陷的再矫治，如局部瘢痕治疗等。

(5)皮肤的美容护理。我国学者近年来的研究认为，文眉、文眼线及文唇线等文饰技术及各种护肤、护发等美容方法具有明显的医学特征，属美容医学学科的实施范围，并将这些美容技术归类为皮肤的美容护理方面。

(6)运用各种物理、化学技术和方法，如激光、冷冻、化学剥脱等施以美容治疗。

(7)在进一步加强医学美学理论的指导意义的基础上，深入研究和发展医学审美手段在美容医学临床实践中的应用，使其转化为美容医学实施中的一种应用性审美技能。

（8）美容医学心理咨询与美容自我保健。这是美容医学实施中的一个崭新的领域，有待学者们进一步探讨和实施。美容医学心理咨询的内容，主要包括由于各种心理-社会因素的影响所造成的对自身之美的心理障碍，如审美心理的异常而追求奇异的外形美，以及不能正确认识、评价自身容貌、体态的美丑等。因此，在维护和再塑人体的外形美的同时，还应帮助求美者树立正确的人体审美观，力求恢复其审美心理状态的平衡和社会适应能力的协调。

根据上述对美容医学学科的实施范围的认识，目前，国内学者将美容医学学科中的应用分支学科界定为美容外科学、美容内科学、美容皮肤科学、美容口腔医学与美学牙医学、美容中医学、物理化学美容技术、护肤美容保健和美容医学心理学等。

第四节　学习医学美学的意义

医学美学是一门以医学和美学原理为指导，运用医学手段和美学方式的结合来研究、维护、修复和再塑人的健康之美，以增进人的生命活力美感和提高生命质量为目的的新兴学科。它是研究和实施医学领域中的美与审美的一般规律和医学美的创造的科学。它既具有医学人文学科的性质，又具有医学技术学科的性质。学习医学美学具有以下重要意义。

（一）学习医学美学是落实党和政府教育方针和政策的需要

历年来，党和国家领导部门多次做出了关于加强学校美育工作的指示，颁发了一系列文件。2020 年 10 月，国务院办公厅发布《关于全面加强和改进新时代学校美育工作的意见》，该意见旨在以提高学生审美和人文素养为目标，弘扬中华美育精神，强调以美育人、以美化人、以美培元，并将美育纳入各级各类学校人才培养全过程。该意见是中共中央办公厅、国务院办公厅为全面加强和改进新时代学校美育工作而制定的指导性文件。该意见要求各地区各部门结合实际认真贯彻落实，以进一步强化学校美育育人功能，构建德智体美劳全面培养的教育体系。此外，该意见还提出到 2035 年，基本形成全覆盖、多样化、高质量的具有中国特色的现代化学校美育体系的目标，显示出国家对学校美育工作的高度重视。

显然，党和国家关于美育工作的大政方针已定，医学生的审美教育势在必行，医学教育工作者应抓住机遇，认真实施。医学是研究人体生命规律的科学，是世界上复杂且深奥的学科之一。因此，医学生的审美教育，除进行有共性的普通审美教育外，还应结合医学专业的特点，加强医学审美（即医学美学）基本知识的教育。根据世界许多发达国家的教育提供的可借鉴的经验，我国医学院校要加快优化医学教育课程结构。开设以辅修课为主的医学审美课程，这是实施医学审美创造美育的基本途径。目前，我国医学院校的医学审美辅修课程有三类。第一类是普通美育课程，如美学原理、艺术原理等。这类普通的美学类课程可以帮助医学生掌握正确的审美观及系统的美学理论知识，提高医学生审美鉴赏力，为医学审美创造能力提高打下坚实的理论基础。第二类是医学与美学交叉课程，可称为医学美学类课程，如医学美学概论、美容医学基础等。这些课程系统地阐明了医学中蕴含的美学思想，具有较强的针对性。通过学习这些基本理论，使学生了解医学美学各学科的性质、对象任务、机制、思维方法等。了解医学美学在医学审美实践中的实现方法，从思想上、理论上提高医学审美创造的自觉性。第三类是蕴含审美因素的课程，如各临床课程(内科学、外科学、妇科学、儿科学等)、医学基础课程(生理学、病理学、药理学、人体解剖学等)以及公共基础课(体育、外语、计算机等)，尽管有特定内容，但都包含美的因素，都可直接或间接地成为美育的途径和方法，成为课堂审美教育不可缺少的组成部分。如前文所述，许多大学创办了美容医学专业，20余所高校开设了医学美学或者相类似的医学审美课程。根据开设的情况来看，90％以上的学生(包括非美容医学专业和医疗美容技术专业的学生)愿意选修医学美学课，并且课程效果非常好。

(二)学习医学美学是推动高校素质教育特别是培养创新医学人才的需要

学习医学美学是人文医学素质教育的一个极为重要的内容和手段。医学审美教育和修养的目的是使医学生、医学工作者在掌握美学和医学美学基本理论的基础上，树立正确的审美观，形成科学的审美标准。培养他们对美和医学美的感知力、鉴赏力和创造力。树立正确的审美观和形成科学的审美标准，提高医学生、医务人员的审美素质，培养医学生、医务人员的高尚美德，建立和谐的医患关系。医学美育始终贯穿着一种具有创新意识的教育，对于进一步开发当代医学生、医务人员的智力，培养医学人才的创新思维与技能，有着不可忽视的积极作用。医学审美教育的内容之一，就是要通过各种有效的形式和手段，提高医务人员的审美创造，尤其是对医学环境美、医学社会美、医学技术美的创造能力，实施防病、治病的最佳服务措施，以利于社会群体健康水平的提高。利用医学美育，将形象思维和抽象思维有机结合起来。对于创新人才的智力开发，对于当代医学生的创新潜能的挖掘，以及对于形象思维和抽象思维的丰富，都会起到极大的帮助和促进作用。此外，可以培养医学生健全的医学审美世界观，并对德智体其他各育起到渗透协调作用。医学美育已经事实上成为弘扬新的医学人文精神、协调社会发展的重要渠道，成为知识经济中创新能力培养的重要途径。

(三)学习医学美学是医学生、医务人员进行医学审美的迫切需要

医学审美指的是以能引起人的美感的医学相关客观对象为审美客体的审美活动。在审美活动过程中，一切被审美主体审视感知、体验的，具有审美属性的与医学相关的自然、社会现象、艺术作品、科学现象等都可成为审美客体。

《临床技术操作规范・美容医学分册》中明确规定："在美容医学临床技术操作中，医学审美不仅仅是一种指导原则，还必须成为一种医疗操作技能，并贯穿于其实践的全过程"。

美容医学专业人员既是美容医学活动中的主体，又是审美的客体，他们除需要有

医学专业工作者所必需的基本素养外,更重要的是从内至外应给社会、人群,特别是求美者有更直接的美感,能正确地评价美、人体美、医学人体美,能根据自身的年龄、职务、性格展示出雅静端庄美或青春活泼美,使自己成为人们心目中美的使者。要学习表情美、形体美、化妆服饰美,还要学习美学理论,欣赏艺术作品,在艺术实践中提高自己的美学修养。只有本身十分美的人才能感染求美者,影响其形成正确的审美标准,才能使求美者树立信心,产生信任。

现代美容医师必须具有医学审美的意识和能力。医学审美在医疗美容实践中,具有非常重要的作用。众所周知,医疗美容技术实施的目的是维护、修复、塑造和强化人体美,因此,在美容技术实施的过程中,必须以医学审美作为依据、指导原则和评价尺度。第一,医学审美是美容手术设计的依据。一个可行的美容技术处理方案,应该是一个有充分的美容医学理论基础、结合求美者的美容问题和心理与角色特征、技术成熟的处理方案。因此,在技术设计中必须体现以下审美因素:形式美的基本法则、人体美的基本要求、美容技艺美。与一般临床医师不同的是,美容医师对人体审美和技艺审美的意识强。因此,美容医师更讲究技艺的准确性、把握性和细腻性。美容医师的一刀、一笔、一点都决定着求美者的丑和美。美容医师追求的人体美是全面的,既要实现人体的结构美、功能美,更要实现人体的形体美和韵律美。从这个意义上说,美容医师追求的人体美是高层次的人体美。因此,美容医师必须对技艺水平重视再重视,对每一次技术处理都要把握到恰到好处。再者对美容器具进行审美选择。为了美容服务的需要,美容医师根据经济基础选择先进的、实用的、轻便的、美观的、耐用的、无创的、易操作的器具与设备。第二,医学审美是美容技术实施的指导原则。在严格的功能美的基础上创造人体形体美与韵律美;在审慎施行技术过程中体现技艺美。第三,医学审美是评判美容技术实施是否成功的重要标准之一,这样才能确保手术效果既符合医学标准,又能满足求美者的期望。

(四)学习医学美学对满足人们特别是美容求美者的审美需求有着极为重要的意义

据经济学家们研究分析,发现全国美容市场的产值占第三产业产值的 5% 以上。2023 年全国城镇美容美发业年产值为 1680.4 亿元,占全国 GDP 的 1.8%,占第三产业产值比重达到 5.2%。这一数据表明,美容行业在第三产业中的地位日益重要,也进一步印证了"美容经济"正在成为继房地产、汽车、电子通信、旅游四者之后的第五大消费热点。随着人们审美需求不断提升,美容市场有望继续稳定增长。

医学美学与医学美容学学科的创立就是审美需求的必然产物。两个学科面对的人体,已不再是生物医学观所对应的单纯生物体,而是一个具有生物、心理、社会、文化、时空等多种因素组成的复杂审美对象。在医学审美实践中,既要保持人体的自然完整性,又要满足审美对象的文化需求;既要塑造人体的个性美,又要促使审美对象良好地适应群体;既要解除人体的病痛,又要达到审美对象的审美愉悦等。要解决如此众多的关系和冲突,单凭传统学科的力量是难以胜任的,医学美学的兴起和发展便解决了这个审美需求的"瓶颈"。医学美学以现代医学的人体观、疾病观、治疗观、预防观、康复观去规定和影响各学科间的协调，以新的医学观和方法论去指导医学审美实践，要求学科发展做到宏观与微观相结合，单学科与多学科相结合，基础理论与临床实际操作相结合等，更加全面地展现医学人体美。

（五）学习医学美学对医学美的创造有着方法论上的指导意义

美，只有被用来为人的医疗防疫保健活动服务时才成为医学美。医学美贯穿在医学理论、临床医疗、美容医学、预防保健、医疗管理等，乃至整个医学领域。医学美学既从理论上不断揭示了人体的自然基础及维护与塑造人体美的一般规律，又在理论指导下从事维护、修复和塑造人体美的实践。医学美是美在医学领域的一种特殊表现，是一种具有特定的医学审美功能的美。

医学美概念的外延基本包括两个方面：一是人体美及其健康之美，即医学人体美；二是维护、修复和塑造医学人体美，增进人的生命活力美感的一切医学现象，包括与其相关的一切医学技术实施、医学审美理论、医学审美活动、医学审美环境和医学审美关系等。

从医学美的内涵来看，它是存在于医学领域内诸多美的总和，它是关乎医防保健，且有益于人的身心健康的种种感性形态和理性形态。因此，医学美在概念上，可分为感性美与理性美两个方面。

医学美学就是研究和揭示医学美现象和一般规律的新型交叉学科。所以学习医学美学对医学美的创造具有方法论上的指导意义。

（六）学习医学美学是美容医学专科医师必备知识和技能的需要

现代国际著名整形外科大师米拉德的《整形外科原则》中曾说：美容外科是整形外科高度发展的尖端学科，这个学科的医生必须具备三个条件，分别为坚实的整形外科基础、精湛的整形外科技巧、一定的美学知识素养，三者缺一不可。《临床技术操作规范·美容医学分册》一书开宗明义：美容医学临床技术操作，是以医学美学和美容心理学为指导，运用药物、手术、医疗器械以及其他具有创伤性或侵入性的医学手段和方法，对人的容貌及各部位的形态加以修复和再塑，以达到维护人体健康为目的的一类医学技术。规范美容医学临床技术操作的基本原则之一就是医学审美原则。21世纪美容专科医（技）师的专业基本知识和基本技能的要求和目标如下：①具备一般临床医（技）师的基本知识和基本技能；②具备当代已确立的美容医学整体学科中的某一门或两门分支学科（如美容外科、美容皮肤科、美容牙科、美容中医科和美容医疗技术等）的临床基本知识和基本技术；③具备医学审美的基本知识和基本技能；④具备美容医学心理学基本知识和基本技能；⑤具有良好的美容医学职业道德品格和职业形象。

现代医疗美容实践不能没有医学美学的参与，而且医学美学参与现代医疗美容实践越广泛、越深入，则其所取得的成效就越显著。在医疗美容的实践中，既有医学水平的问题，医德问题，也有美学问题。例如，当一个大面积烧伤患者出现在医生面前时，医生在检查了解病情的基础上，首先应考虑如何挽救生命和减少患者痛苦，同时还应该从医学审美的角度考虑,怎样才能减少患者的外露面积,特别是颜面部,能不能在患者身上取皮移植? 如果不能,就借助现代科技成果提供人造皮瓣。医生审美认识和医学审美能力的高低,将直接关系到治疗效果。修补生理缺陷,美化健康人的形体、容貌,医生高明的医术是不可缺少的,但这种修补并不是纯医学的,同样需要很高的医学美学修养。要求医生善于掌握整体美与局部美的辩证关系,了解比例和尺度、对称和均衡、节奏和韵律等形式美法则。又如:每一次美容外科手术切口要与皮纹方向一致或相近,义齿修复时人造牙与皮肤匹配。美容医生的每一种动作与操作,要轻巧、柔和,每一次造型要充分考虑求美者的审美要求,运用审美想象,根据康复规律性,达到比较理想的审美效果。作为美容外科医生,手术操作的娴熟仅仅是一个基本条件,手术中对修复区的立体成形,预测手术后的三维效果,必须有高超的审美能力与审美预测能力,这种审美素养必须有对医学美学理论的理解,对自然美、艺术美、人体美的长期知识与经验积累,以及长期的美容外科手术实践效果的反馈。这种美容理论、审美实践的完美结合,才能使医学审美知识达到一个较高的层次。

(彭展展　王　丽)

能力检测

(1)请阐述医学美学产生的必然性。

(2)简答医学美学的概念、研究对象、任务和作用。

(3)简述美容医学学科的基本任务和实施范围。

(4)比较医学美学和美容医学的异同。

(5)结合你的理解及实际,分析学习医学美学的重要性。

第二章　美学基础知识

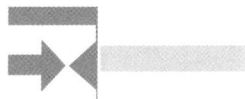

扫码看课件

学习目标

知识目标

理解美学的基本概念,美的本质,以及美的表现形式。

能力目标

培养欣赏美、感受美的能力,使学生能够在日常生活中发现美、品味美。

素质目标

提升审美素养,使学生能够用更加宽广的视野和包容的心态去看待不同的美。

第一节　美学与美的概念

一、美的含义

美,是人们共同的追求。自古以来,人皆爱美。美给予人的是舒畅与欢愉。美的含义分为非美学含义(日常含义)和美学含义。

(一)美的非美学含义

美的非美学含义包括以下三个方面。

(1)生理快感:用于生理需求被满足时的感叹和对满足生理需要的对象的肯定性评价。例如,将食物、酒称之为"美食""美酒",吃饱喝足之后情不自禁地发出"美极了"的赞语。这里的"美"是"好"的意思。"美"的汉字词源含义之一是"羊大为美"。日常生活中对美的用法,显然是对其古代含义的一种沿袭,即把"美"等同于"甘",指的是感官的快感。

(2)社会快感:由于社会需要得到满足而产生的快感。人的自然属性决定人有种种生理需求,而人的社会性决定人在生理需求之外还有种种社会需求。例如,人需要友谊,需要爱情,需要肯定自己的价值。这一类需求得到满足后,同样会产生快感。

(3)伦理快感:用于伦理评价,对人的行为、思想、言论符合规范的一种赞同,这里的"美"是"善"的意思,体现了我国文化中"美与善同意"的传统观念。这里的"美"字主要表达对某人的品质、行为、功业的伦理赞同,如见义勇为、尊老爱幼。

(二)美的美学含义

在美学范围内,"美"字多指审美对象。凡是能够使人得到审美愉快地欣赏对象都被称之"美"。但围绕审美对象展开的长期讨论中,又出现了两种对立的观点。主观论把美和审美的对象看成一回事,审美对象是由于人的主观的审美感受、审美态度创造出来的。客观论则认为,一个事物能不能成为审美对象,最终还是取决于客体的审美性质(素质),所以他们把美主要作为审美性质来看待,于是产生了"美在形式说"。此外,人们还要从哲学上探讨决定某一事物美与不美的根本属性的性质,也就是该事物之所以被称为美的事物,其所具有的内在品格和规律,由此引申出美的美学含义有三个层次:审美对象、审美性质、美的本质。

(1)美作为审美对象:指的是具体的审美对象,或者说就是美的东西,如一束花、一座宫殿、一幅画、一首歌、一件文物等。它包含两个不同层次。在较低层次上,它是相对特定时代和社会中的审美个体而言的。一个美的事物,对某一审美个体来说,是不是其审美对象,需要根据审美个体的条件判断。再珍贵的艺术品,对一个没有任何艺术修养的人或没有审美心境的人来说,不是其审美对象,正如音乐对于一个失聪的人来说,不可能是其审美对象一样。在较高的层次上,它相对于人类这个主体而言,不管某个特定的个体是否与之构成审美关系,只要这个美的对象已进入人类的审美领域,就已经是审美对象了。例如,尽管存在大量的失聪和无音乐欣赏能力的人,音乐仍是人们的审美对象。

(2)美作为审美性质:指的是众多审美对象所具有的特征,主要是形式和形象上表现出来的审美属性。一个事物能否成为审美对象,仅有主观因素还不够,还需要客体本身具有审美性质。事物的审美性质从何而来呢?有人认为它是事物本身所具有的对称、多样统一、黄金分割等,这些形式规律之所以能引起人们的审美愉悦,是因为他们体现了自然事物的内在本质。这种用事物本身的形式规律来解释什么是什么性质,把审美性质等同于美的客观论证,其结果是陷入客观唯心主义的神秘目的论。而格式塔心理学派认为事物的形式结构与人的生理心理有一种同构对应关系,外在对象的各种形式与内在的情感符合、对应。这也没有从根本上回答事物的形式规律何以成为审美性质。要想了解事物的形式规律何以成为审美性质或属性,既不能从事物本身找答案,也不能从人的心理生理上找答案,当然更不能像柏拉图、黑格尔那样从精神上找答案。它与美的本质、根源问题相关。

(3)美作为美:指的是美的本质和美的规律。美的本质,根源是美的现象、审美对象、审美性质的深层本质,是决定事物的形式规律具有审美性质,并最终成为审美对象的根本原因。作为审美意义上的美,在实际的使用上常常是混杂多样的,指向不同的角度,如美感、形式美、美的本质、审美对象、审美标准、美的现象、审美评价、美学研究对象等。但在美学研究的范围内,概括来看,美作为研究对象,审美对象是它的第一层次,审美性质是它的第二层次,美的本质则是它的第三层次。

"美"的上述三层美学含义是逐步深化的引申,只有深刻认识和理解"美"的美学含义,才能结合专业特点去完成美学的三大任务:一是促进人生的审美化,这是美学在一定高度上的目标定位;二是帮助人们进行美的评价、美的欣赏和美的创造;三是运用日渐完善的美学理论和美学原理去指导各种审美实践,并提升效果。

比照审美意义上和非审美意义上的美,可以看到它们之间往往有一种对应关系。审美意义上的美是在非审美意义的美基础上产生的,同时又把非审美的美保留在自己内部。例如,美在非审美意义上表示的心理反应是生理快感和社会快感,这两者构成了美在审美意义上表示的心理反应——美感的基础。任何美感都伴随着一定的生理快感和社会快感。美感的分类与美感中包含的社会快感的大小、多少有密切的关系。再如,美在非审美意义上用来指善、真和事物的一些性状、特征。分别来看,它们不具有审美意义,但是当它们按照一定的规律组合起来时,就有可能成为审美意义上的美。当美用来指审美标准、美的对象的特征时,都包含了这种真善美的统一。如果从历史发展的角度看,美最初就是在非审美意义上运用,后来才丰富成为现在的审美意义上的美。

二、美学的概念与学科性质

(一)美学及其形成和发展

客观世界非常丰富多彩,不仅存在各种各样复杂的事物和现象,而且每种事物和现象都具有不同的属性。在这里,人与客观世界称为主体和客体。作为主体的人类的物质需求和精神文化需求丰富多样,就构成了主体和客体之间的种种关系,如实用关系、政治关系、伦理关系以及审美关系等。为了很好地把握和处理这诸多关系,满足人们日益增长的各种物质、精神文化的需求,分门别类的学科应运而生。这些学科都是为主体的社会实践的需求而创建的,都直接或间接地揭示了主体与客体之间的某种特定关系的规律,是人类认识客观世界的经验总结的知识宝库。随着社会历史的发展,人的需求越来越多样、越来越高,科学研究的分工也越来越细致,各学科理论的探讨也越来越深入。美学就是主体和客体的审美关系的产物,是一门研究美与审美及其本质和规律的科学。

美学的渊源可以追溯到奴隶社会。我国先秦时代的思想家孔子、孟子、庄子、老子,西方古希腊的毕达哥拉斯、赫拉克利特、德谟克利特和苏格拉底,特别是柏拉图和亚里士多德,都提出了独特的美学观点,发表了许多深刻的美学见解。这些美学见解和美学思想对美学的形成及发展产生了深远的意义和影响。

在古代,人们对美的认识和研究,是掺杂在宗教、艺术、哲学的种种观点中,还没有人发现人类对客观世界的研究知识体系中,漏掉了对人类最丰富、最绚丽的情感世界及客体关系的研究。一直到了近代,18世纪德国的哲学家鲍姆嘉通发现了这个问题。

他认为理性有逻辑学在研究,意志有伦理学在研究,还应该有一门研究情感的"感觉学"。于是,在1750年,鲍姆嘉通发表了《美学》一书,这是美学作为一门独立学科诞生的标志。鲍姆嘉通在美学史上被称为"美学之父"。美学从哲学体系中脱颖而出,成为一门独立的学科。自此,一大批热衷于美学研究的人们纷纷从哲学研究中抽出手脚,以极大的热情、敏感独特的思维方式、精辟深邃的理论观点,从各自不同的角度投入到对"美"的探讨中。他们纷纷阐述着对美的理解,诠释着美的含义,逐渐形成了不同的学术性理论体系和流派。有的站在唯心主义立场上,如康德、黑格尔;有的站在机械唯物主义立场上,如俄国革命民主主义思想家车尔尼雪夫斯基;马克思主义的辩证唯物主义和历史唯物主义,为美学研究提供了新的科学的世界观和方法论。各流派代表唇枪舌剑,经过了240多年的"讨论",掀起了一次次美学热潮,推动着美学理论研究和美学实践不断向纵深发展。20世纪以来,美学一方面继续进行基本理论的深入探讨,尤其是对人的审美心理的探讨;另一方面,美学研究呈放射性发展,走出书斋、回归自然、投进社会、渗入艺术的各个门类,如工业美学、建筑美学、商业美学、生活美学、电影美学、舞蹈美学、景观美学、医学美学等,像雨后春笋般层出不穷,呈现出勃勃生机。

我国当代美学家们大都坚持以马克思主义美学理论为指导,主张从人对客观物质世界的实践中探索美的根源,又不拘一格,在美的本质等诸多问题上也各有创意,为我国的美学理论研究和实践做出了巨大贡献。

知识链接

鲍姆嘉通

鲍姆嘉通(1714—1762年)主要著作有《关于诗的哲学默想录》《美学》《形而上学》等。鲍姆嘉通从主观、客观两方面分析审美与审美对象间的对应关系,认为美的本质是感官认识到的美,在承认美的客观性的同时,主张美不能离开主体的审美活动。他认为美学的使命在于通过具体艺术作品和艺术形式揭开艺术创作的一般规律。鲍姆嘉通不仅使美学独立于其他科学,而且他特别重视艺术的"个性"和形象性。他把美学对象限定为感性认识的观点,影响了欧洲美学由康德至克罗齐这一传统流派。

（二）美学研究的对象

人与现实的审美关系,决定了美学既要研究审美实践活动中的客体,也要研究审美实践活动中的主体,更要研究主、客体之间的关系。就客体而言,美学要揭示美与丑的区别、研究美的本质与特征、美的内容与形式、美的形态等;就主体而言,美学要研究美感的本质、审美的标准、现实美的创造以及审美教育等基本问题。

三、美的本质和特征

美的本质问题,是美学理论的基本问题,是解决其他美学问题的前提和基础。美学研究中产生的许多分歧,在于对美的本质的不同理解,这是不同美学学派的形成的主要原因之一。美的特征是美的本质的具体表现。弄清美的本质与特征,不仅关系到美学理论的发展,关系到美的欣赏与创造,而且还有助于整个社会与人类的进一步美化。

（一）美的本质

在日常生活中,美随处可见,人们会不假思索地对身边美的事物给予评价,比如这个人长得很美,这幅画很美,这座花园很美……可是,如果让你回答,它们为什么美? 美到底是什么的时候,你就会发现,这的确是一个难解的理论之谜。多年来,无数哲学家、美学家,为了揭开美之谜,曾在布满荆棘的美的神奇王国里艰苦地开掘,他们思索着、困惑着、争论着。探索美的途径多种多样,回答"美是什么"的答案更是难以计算,但是从总体上看,不外乎从以下几条途径进行研究。

1. 从主观精神探索美的本质

在西方美学史上,有一些人力图从人的心灵去揭示美的本质,他们把美看作人的主观感受,认为美在于心,根源在于绝对精神、主观意识和审美感受,而客观对象无所谓美不美。他们的理论大体上表现出这样一种趋势,即从笼统的心灵而走向某一具体的心理形式,或感觉,或情感,或意志,或直觉,或下意识等。这类理论的代表人物有柏拉图、康德、黑格尔、叔本华、克罗齐等。

柏拉图(公元前 427—前 347 年)是古希腊唯心主义的美学思想的代表。他本人被誉为欧洲美学史上最早对美的问题做深入的哲学思考的人,他提出了"美是理念"的命题。他认为,现实中的一切事物的美都根源于美的理念,即"美本身"。理念的美先于具体事物的美,是不依赖于具体美的事物而独立存在的精神实体。只有这种理念的美才是真正的、永恒的美,它不受任何条件的制约,是一种超时空的、无条件的美。美本身加到任何一件事物上面,可使那件事物成为美,不管该事物是一块石头、一块木头、一个人、一个神、一个动作,还是一门学问。显然,柏拉图的观点否认了美的客观现实的根源,割裂普遍和个别的关系,把人对美的事物的认识绝对化,把人们意识中美的概念定位化、实体化。同时,他颠倒了美的具体和美的观念之间的关系,也就颠倒了哲学上一个最基本的问题,即思维和存在、精神和物质的关系,这正是柏拉图典型的客观唯心主义在美的本质问题上的具体表现。

但是,柏拉图在研究美的本质时,明确区分了"什么是美的"和"什么是美"这两个概念,还分析了美的各种定义,提出了"美不是恰当""美不是有用""美不是善""美不是视觉和听觉产生的快感"等,为以后探讨美的本质,在思维和认识领域中开拓了新的视野。柏拉图的美学思想在美学界影响很大,现代资产阶级美学家经常奉他为美学先祖、宗师,推崇他为美学史上伟大的美学家之一。

康德(1724—1804 年)是德国古典主义美学的奠基人,代表作是《判断力批判》,他的美学是建立在先验论的唯心主义基础上的。他认为,美是和实际利害无关的、超功利的,审美判断是一种情感的判断,它给予人的不是知识,而是感觉。

黑格尔(1770—1831 年)在哲学上是客观唯心主义者,他认为绝对精神是世界的本质,在他的三卷四册的美学著作中,提出了"美是理念的感性显现"的命题。

克罗齐(1866—1952 年)是意大利著名的哲学家、美学家,《美学原理》是他重要的著作之一。他的美学建立在主观唯心论的基础上,他认为美是心灵的产物,美是心灵作用于事物而产生的直觉。这些观点颠倒了物质和意识的关系,否定了客观真实性,是主观唯心主义的美学观点。

2. 从客观现实物质属性上探索美的本质

在美学史上,有一些人从客观世界的自然特征出发探索美的本质,把美的本质的根源归结为自然事物本身的某种感性特征和属性。客观论美学认为,美在事物本身,在自然物质的形式中,它是不以人的意志为转移的。玫瑰花的美,不管人们意识到与否,它都是客观存在的,这种客观存在的美,是人们主观感受上的美感的唯一来源,这类理论的代表人物有亚里士多德、狄德罗、博克等。

亚里士多德(公元前 384—前 322 年)是古希腊唯物主义美学的代表,他的《诗学》被认为是欧洲美学史上第一部最为系统的美学论著,他本人也被誉为欧洲美学思想的奠基人。亚里士多德提出了"美是事物的整一性"的命题,他主张从美的事物的物质属性与外在形式特征去揭示美的本质,他认为"美在事物本身之中,主要是在事物的秩序、匀称与明确",主要靠事物的"体积与安排"。他说,"一个美的事物——一个活的东西或一个由某些部分组成之物——不但它的各部分应有一定的安排,而且它的体积也应有一定的大小;因为美要依靠体积与安排,一个非常小的活东西不能美,因为处于我们的观察不可感知的范围内,以致模糊不清;一个非常大的活东西,例如一个一千里长的活东西,也不能美,因为不能一览而尽,看不出它的整一性"。美的事物的体积大小要合适,要有一定的安排,要能看见它的"整一性",也就是其各部分之间要有一定的比例关系。

亚里士多德对美的观点,肯定了美在事物的形式、比例上。在哲学上他虽然经常动摇于唯物主义与唯心主义之间,但在美的问题上基本上遵循朴素唯物主义观点,这种观点抓住了美所必需的特定的感性形式,而且努力在客观事物中去发现它们。但是亚里士多德把美的本质局限在形式、特征方面,没有看到形式美只是美的现象存在的外部条件之一,而不是构成美的根本原因,他们一般都离开了人的社会性,不懂得社会生活在本质上是实践,不能从主、客观实践的辩证关系中探讨人的本质,具有形而上学和直观缺陷。

爱尔兰美学家博克(1729—1797 年),代表作是《关于我们崇高与美观念之根源的哲学探讨》,他认为,美是指物体中能引起爱或类似情感的某一性质或某些性质,美的外形很有灵效地引起某种程度的爱。他认为美应具备小、光滑、逐渐变化、不露棱角、较弱以及颜色鲜明而不强烈等。英国著名画家和艺术理论家荷加斯提出蛇形线是最美的线条。美学家奥古斯丁认为,美是秩序。美学家西哈罗认为,美的一个重要条件是均衡。18 世纪法国资产阶级启蒙思想家、美学家狄德罗(1713—1784 年),在他的《论美》中提出了"美在关系"的命题。这些观点虽然承认美的客观性,却认为美与人类社会实践无关,这是属于旧的形而上学的唯物主义美学。

俄国革命民主主义者、美学家车尔尼雪夫斯基(1828—1889年),代表作《艺术与现实的审美关系》。他提出了"美是生活"的命题。他说,"美的事物在人心中所唤起的感觉,类似我们在亲爱的人面前时洋溢于我们心中的那种愉悦""美包含着一种可爱的、为我们的心所宝贵的东西。"车尔尼雪夫斯基觉得世界上最可爱的就是生活,首先是他所愿意过、他喜欢的那种生活。其次是任何一种生活,因为活着到底比死亡好,但活的东西在本性上就恐惧死亡,"惧怕不活,而爱活"。因此,车尔尼雪夫斯基提出了"美是生活"的命题,并对这一命题做了解释:任何事物,凡是我们在那里面看得见依照我们的理解应当如此的生活,那就是美的。这里,车尔尼雪夫斯基用"依照我们的理解",对"生活"的性质做了限定,从而使"美是生活"的定义具有更确切的内涵。也就是说,不能根据这一命题得出结论任何东西都是美的。相反,车尔尼雪夫斯基认为,现实生活中那些畸形、丑恶的东西是没有什么美可言的。而且,不同的人有不同的审美观,他们心目中的美也彼此有异:普通人民认为美好的生活,就是吃得饱、住得好、睡眠足;但是在农民看来,美好的生活是丰衣足食而又辛勤劳动,因此农家少女体格强壮——这也是美人的必要条件,青年农民或农家少女都有非常鲜嫩红润的面色;在古代上流社会中,美人则以纤手细足为美,甚至以病态为美。车尔尼雪夫斯基分析这种"美"是由古代上流社会的生活方式所决定的。因为古代上流社会历代祖先都是不靠双手劳动而生活过来的;由于生活无所事事,血液很少流到四肢去,手足的筋肉一代比一代弱,骨骼也越来越小,其必然的结果是纤细的手足,甚至把偏头痛也当作是有趣的病态。柔弱、面部表情委顿、慵倦,也是奢侈的无所事事生活的结果,只有在古代上流社会人们的心目中才有美的价值;真正有教养的人(指知识阶层)认为,真正的生活是思想和心灵的生活。这样的生活在面部表情,特别是眼睛上留下了烙印……一个人往往只因为有一双美丽的、富有感情的眼睛就是美的。车尔尼雪夫斯基的"美是生活"的定义肯定了美及其他美的范畴的客观性,从而把他的美学思想牢固地建立在现实生活的基础上,体现了鲜明的唯物主义性质。应当指出,车尔尼雪夫斯基由于受到费尔巴哈的人本主义哲学的影响,并没有对生活和艺术的本质做出科学的说明,他在强调现实美的同时,也贬低了艺术美。比如,他指出一个塑像的美决不能超过一个活人的美,一张照片决不能比本人更美。他甚至认为艺术的形象(比如诗的形象)与现实比较是苍白无力的、不完全的、不明确的,这暴露了他的美学思想的局限性。

综上所述,一部分美学家是从精神世界去探索美的本质,把美的本质归结为绝对观念,或主观意识、审美感受。他们在哲学根本问题上颠倒了物质与意识的关系。其中有些美学家的思想中包含辩证法的因素,在论述主客体的关系时抽象地发展了人的主观能动因素。另一部分美学家则从客观世界的自然特征出发,探索美的本质,把美的本质的根源归结为自然事物本身的某种感性特征和属性。他们肯定美在客观事物本身,有其正确方面,但由于他们(包括车尔尼雪夫斯基在内)一般都脱离了人的社会性,不懂得社会生活在本质上是实践的,不能从主客体在实践中的辩证关系探讨美的本质,因此存在直观缺陷。在西方美学史上,对于美的本质问题始终存在着斗争。

3.从马克思主义美学观点探究美的本质

马克思主义美学认为人类生活在本质上是实践的,这种实践不是精神活动,也不是个人生活实践和类似生物适应环境的活动,而是人们能动改造探索世界的一切社会性的客观物质活动;认为美是人类实践在人类生活中占有根本地位,实践是人类存在的根本方式,是人类产生、生存和活动的基本标志。美的本质是人在实践中自由创造的形象的显现。

自由创造是人区别于动物的最本质特征。马克思在《1844 年经济学哲学手稿》中指出:自由自觉的活动恰恰就是人类的特征。自由自觉的活动表现在人有意识,能制造工具进行生产劳动,这就是人与动物的本质区别。诚然,动物也能够生产,为自己构筑巢穴或居所,如鸟类筑巢、蚂蚁造穴、蜘蛛织网等,但它们的生产是出于本能的需要,是千百万次的简单重复,谈不上什么创新。动物的生产是无意识的,而人的生产则是有意识、有目的的。马克思在《资本论》中曾指出:蜜蜂建筑蜂房的本领使人间的许多建筑师感到惭愧。但是,最蹩脚的建筑师从一开始就有比最灵巧的蜜蜂高明的地方,即他在用蜂蜡建筑蜂房以前,已经在自己的头脑中把它建成了。这里生动地阐明了人与动物的根本区别,同时告诉我们,人的劳动是有意识、有目的、有计划的,并且知道怎样使自己的意志服从于自己的目的,在改变客观世界的自然形态之前,就已经在大脑中构成了一幅蓝图。人们修建一座工厂、一座高楼大厦,建造一座桥梁,或试制一种新产品,都必须有设计蓝图,虽然它们还没有实现,还不是现实,但建筑的规模,建成后是什么样子,大体上是能够预测的,正如马克思所说:"劳动过程结束时得到的结果,在这个过程开始时就已经在劳动者的表象中存在着,即已经观念地存在着。"这正是人类自由自觉,有意识、有目的劳动的主要特征。

在自由创造中,自然和人类自身都发生了巨大的变化,制造工具是人类诞生的标志。工具也是改造自然的有力武器,因为它同样表现出的是一种自由自觉的活动,或者叫作"有意识的生活活动"。恩格斯曾在比较猿的手与人的手的异同时说,"骨节与筋肉的数目和一般排列,在两种手中是相同的,然而,却没有一只猿手曾经制造过一把哪怕是最粗笨的石刀。"面对自然界,动物只是片面的、被动的适应,而不能积极地利用和改造。比如,海鸥在建窝时总要先筑上一条坝,然后再建窝。这时有人做了个试验,将海鸥运来前,就为它筑起一条坝,可将海鸥放入后,它对已筑起的坝熟视无睹,不会加以利用,仍然是先筑坝后建窝。这一试验说明,动物的生产完全是出于一种本能。再如大熊猫,一直生活在 2600～3500 m 高的、有竹丛的树林中,以竹类作为主要食物。当自然条件发生变化,生态平衡遭到严重的破坏,没有竹类时,等待熊猫的只能是濒临绝种的威胁,这说明动物只能被动地适应自然。而人类则不然,人不仅会适应自然,还会积极能动地改造自然,使自然为自己的需要和目的服务。自然界最初是作为一种完全异己的力量出现,人同它的关系完全像动物同它的关系一样。随着社会实践的发展,人类的自由自觉的特征就越显著。正如恩格斯所说,人离开动物越远,他们对自然界的作用就越带有经过思考、有计划向着一定的和事先知道的目标前进的特征。人类在改造自然和改造社会的实践中,对客观世界的必然性、规律性的认识和掌握也逐渐从低级到高级、从片面到全面发展,人在实践中不再是自然的奴隶,人在越来越多的领域成为自然的主宰,取得越来越多的自由。应该说,自由创造是人类社会存在和发展的基础。同时,自由的创造使人本身也发生了巨大的变化,劳动创造了世界,也创造了人类自身。劳动使人的手脚有了分工,脑容量的增大使人类有了思维的能力,神经系统逐渐复杂化,劳动的发展又促使人之间合作的加强,而合作的加强又导致了语言的产生,人类的语言又为自己增添了社会交往的工具。这一系列超生物的生理和心理结构的形成,标志着人与动物彻底分离,用马克思的话说,就是人本身"自然的人化"了。人成了社会的人,人的自身改造包括人的感官和感觉的社会化。伴随着改造自然的实践深入,作为主体的人类在生理和心理诸方面也同时得到丰富和发展,主体所蕴含的无限潜力逐渐发挥了出来,他们开始意识到自己所取得的成就,他们从自己打制的工具身上、从捕获的猎物身上,不仅看到了对象的使用价值,还看到自己意志的实现,看到自身的智慧、力量和技能,从而在内心获得满足、自豪和喜悦之情。

在自由创造中,人的智慧、勇敢、坚毅和力量等品质,都得到充分地展现。人类的每一次创造都闪耀着智慧的火花,都体现了从必然到自由的飞跃。创造不仅是智慧的花朵,同时还表现了人的坚毅、勇敢的品质,真正的创造需要勇气,创造是艰苦的劳动。自由创造是人类最珍贵的特性。

知识链接

自由创造

自由创造不是随便、任意地创造,也不是像西方现代某些画派随心所欲地自由创造,这里所说的自由是对必然性认识的把握。自由创造即按照人类认识到的客观必然性,也就是按照客观规律去改造自然。人的认识是由浅入深、由低级向高级发展的,人的自由创造也是一步一步发展起来的。由原始社会生产的粗糙的石器,到近代生产的精美的产品,都是自由的创造。

人类的自由创造是怎样成为美的呢?人类在生产过程中是按照预先想好的目的、计划去积极改造自然,使其日益符合人的意志和愿望。在被加工、被改造的自然物上,体现出人的本质力量,同时也深深打下了人类的印记,表现着人类的物化劳动,表现人类的目的和需求,表现出人类改造自然的创造力量、智慧和才能,如拔地而起的摩天大厦,在地下飞驰的地铁列车,在蓝天遨游的宇宙飞船……所以,人类能在非自然创造的对象中、产品中"直观自身",也就是说,被创造对象的感性形式特征上表现了人的创造活动的内容。人类在被创造对象身上,不仅看到它的使用价值,并且看到了自己意志的体现,看到了自身的智慧、力量和技能,从而引起了人内心无比喜爱和愉快的情感,这时,人类从其中感到了美。

人类是按照美的规律来塑造物体的。马克思在《1844年经济学哲学手稿》中指出:动物只是按照它所属物种的尺度和需求来进行造型,而人类则懂得按照任何物种的尺度来进行生产,并且随时随地都能用内在固有尺度衡量对象,所以,人也依照美的规律来塑造物体。这句话既说明了人类也依照美的规律来塑造物体的根本含义,也进一步说明了人类是怎样通过劳动来生产美的。这里提到的"尺度",指的是法则或标准。由于动物的劳动是本能的,只是直接满足肉体的需求,所以动物并不能自觉地掌握客观事物的规律,而只能按照其物种的本能所规定的一种"尺度"进行劳动。例如蜜蜂筑巢、蚂蚁造穴,只能按照它们物种本能的尺度来筑巢和造穴,而且这种筑巢和造穴,完全是不自觉的,没有任何预先的目的。因此,劳动的结果没有任何实现了目的的喜悦,无所谓美不美。而人类则不同。首先,人的劳动是有意识地改造客观自然,并在劳动中自由地实现自己的目的:人类知道自己的目的,并以这个目的来规定人类活动的样式和方法。其次,按美的规律造型,所谓美的规律,一是指人类要懂得按照任何物种的尺度来进行生产,即不受任何限制、按照客观事物的规律来生产;二是人要懂得用内在固有的尺度衡量对象,指的是对象的内部规律和主体的内在精神需要,即按照自己的目的改变对象,实现自己的本质所获得物质上的满足而带来的精神上的愉悦和享受。再次,在这一改造过程中,有意识地掌握客观世界的规律,和有意识地实现主观目的,这两者始终是统一在一起的。当人类的生产使被改变的对象成为体现自己的意志、目的和全部本质力量的物质载体,人从文化的对象即自己所创造的世界中,得以直观自身,看到自己的智慧、力量、技能和灵巧,从而获得审美的愉悦和快感。因此,劳动不仅改造了世界,而且也创造了美。正因为这样,人的劳动是"按照美的规律来塑造对象"。

(二)美与真、善

在现实生活中,真、善、美是常常结合在一起的。法国启蒙思想家狄德罗说它们是些"十分相近的品质"。因此,它们之间的关系往往不容易弄清。人们或者认为美与真、善无关,或者认为美与真、善原本就是一回事。其实,真、善、美之间既有密切的联系,又有确定的区别。

1. 真与美

所谓真,是指符合客观事物规律性。真是美的基础。真并不就是美,美必须以真为前提。人类要想达到预期目的,就必须使自己的活动符合客观世界的规律,从而形成真的范畴。比如,我们要制作一个美的茶杯,必须以对瓷土性能、成型上釉、绘制烧制的规律的认识和掌握为前提。而美,作为人类的本质力量,创造激情的物态凝定,正是对人的合规律性与合目的性的实践活动及其创造成果的一种肯定。因此,美必须以真为前提。法国古典主义者布瓦洛说过,"只有真才美,只有真才可爱。"人只有认识和掌握客观规律才能进行能动创造,生活形象和艺术形象只有符合自然和社会的发展规律才是美的。

真并不就是美,真是科学认识的对象。科学认识运用抽象的概念、推理、公式去把握和反映它,以形成真理,它自身无所谓美丑,一个公式、一个概念,它只是真。还玉成其美,只有当那些客观规律在被人们把握和运用中变成具体可感的形式,表现出人的创造性的智慧和才能时,才能成为人们的审美对象,才能唤起人们的美感。例如,平衡、对称作为客观规律，并无所谓美丑，但当人们把这些规律运用到建筑或工艺美术中去，变成具体存在的亭台楼榭、精美的图案花纹，就会觉得美。美是欣赏的对象，它不要求人们对它进行理论的概括，而是唤起人们情感与认识相统一的审美愉悦。

2. 善与美

所谓善，是指事物对社会的功利性质，也就是指符合人的目的性。在实践中符合人的需要、目的、利益的东西就是善，反之就是恶。从价值的角度看，善既是美的前提，又是美的归宿，因为人类改造世界的实践活动，最终都是为了实现和满足社会、阶级和集团的利益。与人类的实践需要无关的东西，甚至与人的目的相背离的事物，就无美可言。

善是美的前提。美虽然依赖于自然界，以真为基础，但必须通过主体实践的改造，使其符合人的需求，从而实现人的目的，才能成为美的。美最初都依附于人的实践有用的事物，那些与人的实践有害的事物本质上是不能成为美的，美必须是善的。鲁迅在评述普列汉诺夫的美学观点时说："一切人类所以为美的东西，就是于他有用——于为了生存而和自然以及别的社会人生的斗争上有着意义的东西。"显然美的事物是与社会的功利有关，与人类生活的发展进步有关，美是一种肯定的有积极意义的生活形象，合目的性是美的前提，所以美依赖于善，但美不就是善。善直接与人的功利目的联系着，经常是人的欲望需求，利益的对象，而美与人的功利目的却无直接联系，不是一个直接满足人的某种实际需求的对象。徐悲鸿的《奔马》不能骑，齐白石的《虾》不能吃，美只是认识和欣赏的对象，美的功利性潜伏在审美的愉悦里。美的功利性主要是表现在给人以美的享受，鼓起人向上的信心和热情，推动人更好地去进行实践活动。

总之，美不能离开真和善，但又有不同。只有当掌握了主观世界的规律，也就是真，并把它运到实践中去，达到了改造客观世界的目的，实现了善，并且表现为具体的形象才能有美存在。美是以感性自由形式表现出来的真与善的统一。美不但具有真与善，合规律性与合目的性相统一的社会内容，而且具有感性存在的自由的丰富多彩的形式。真、善、美的统一，其实质是人与自然和谐、交融的统一。

（三）美的特征

任何事物都有它与众不同的特点，美亦如此，美具有如下几个特征。

1. 美的形象性

美的事物都以具体的感性形象出现，没有形象就没有美。无论是自然美、社会美还是艺术美，都能以感性形象为人们的感官所感知，具体形态都是可见、可闻、可触、可感的，其内容都要通过一定的色、声、形等特质所构成的外在形式表现出来。自然美与形象是联系在一起的。我们说红日美，是因为它喷薄欲出的形态我们抬头可见。我们说大熊猫美，马上会想到那白茸茸的绒毛、黑乎乎的眼圈和耳朵，一副稚气可掬的神气。桂林山水素有"甲天下"的美誉，但如果我们只是读地理教科书上对它地形地貌的介绍，则无法引起审美感受，只有亲身荡舟漓江，观望两岸的秀岩叠彩，才会感到从来没有像桂林这样奇、这样秀的山，像漓江这样清、这样静的水，因为此时桂林山水就在眼前,是具体可感的形象。社会美也是和形象连在一起的。心灵美本身是抽象的,但一个人的心灵美,其实指的是心灵表现的外在行为的美。之所以人们觉得革命者夏明翰心灵美,是因为他以自己的行为给人们展示了"砍头不要紧,只要主义真。杀了夏明翰,还有后来人。"这样一个视死如归的崇高形象。一家遭受火灾之后,千家万户热情支援的风尚是美的,这种美也表现为问饥问寒、送衣送粮、协助重建家园等一系列感人的行为。艺术美就更富有形象性了,《红楼梦》之所以具有经久不衰的艺术魅力,就是因为它给我们描绘了一幅中国封建末世的真实的、具体的典型图画,创造出了几百个生活在三大家族的栩栩如生的人物形象。拉斐尔的《西斯廷圣母》之所以直到今天人们还觉得美,是因为画家以柔和的笔调、圆润、优雅的用线和色调,创造出了富有女性温柔、秀美和善良的典型形象。贝多芬的《田园》交响乐之所以至今还令人陶醉,就是因为他用独特的节奏和旋律,在人们心灵的世界里展现出一幅超尘绝俗的林中鸟语、溪畔水流的美妙动人的田园风光。因此,美只能在具体形象中体现出。

形象是具体的、生动的、千变万化的,因此美就不可能千篇一律、万古不变、机械或雷同,而是个性鲜明、绚烂多彩、异彩纷呈的。美是具体可感的形象,但并不是一切具体可感的形象都是美的。美是指那些肯定了人的本质力量的形象,丑也有其可感性特点。但它们对人的本质力量不是肯定,而是否定;不是积极的,而是消极的。这种形象的内涵性质是决定美丑的界石。《红楼梦》中胸无点墨的浪荡公子薛蟠,行酒令时胡诌一通,"一个蚊子哼哼哼,两个苍蝇嗡嗡嗡",这种粗鄙的酒令虽然有形象,但毫无美感,这是人所共知的。总之,人们的一切审美感受都产生于形象,想象是审美的起点,当然形象并不为美的事物所专有,它是构成美的重要条件之一。

2. 美的感染性

所谓感染性,是指愉悦人、感染人的特性。这是因为美的事物以自由的形式肯定人的实践活动,人在对美的事物的凝神欣赏中,看到了自己的本质力量,心里会自然洋溢起一种难以名状的喜悦,精神振奋,心情舒畅。任何美的事物,绝不是以理教人,而是以情感人,激励人,愉悦人,陶冶人。试想,当我们置身于泰山之巅观日出,或在西子湖畔漫步,或在漓江之上泛舟,或在云南石林之中徜徉……怎么能不产生清新愉悦之感和对祖国美丽河山的热爱之情呢?当听到庄严悲壮的《黄河大合唱》,难道你不会感到周身热血沸腾,仿佛灵魂受到了洗礼吗?当读完《欧阳海之歌》,你难道不为英雄的壮举充满崇敬之情吗?这些都说明美具有强烈的感染性。

美的事物能引起欣赏者强烈的美感,而美的品级越高,其审美愉悦的程度就越强烈。因此,人们往往用对象引起的愉悦感来表达它的美。莱辛把这种手法称为,从美产生的结果来表现美。例如荷马对海伦的描写:海伦是个绝色女子,由于对她的争夺,希腊人和特洛伊人进行了一场旷日持久、灾难深重的战争。海伦的相貌长得如何美呢?荷马并没有直接地描述,而只是写当她出现在特洛伊国的长老面前时,那些尊贵的长老们窃窃私语,"特洛伊人、希腊人为她死了那么多的人,流了那么多的血是完全值得的。"通过这样的描写,海伦美的形象不就跃然纸上了吗?

经过高度集中的艺术美比分散的现实美具有更强的感染力,所以人们在艺术欣赏中常常获得更多的审美教育,甚至会达到忘我的境地。托尔斯泰认为艺术的作用主要就是感染,正道出艺术观赏的愉悦、感染性的特征,所谓"唱戏的是疯子,看戏的是傻子",而人们又心甘情愿地去当"疯子","傻子"正是艺术美所具有的那种勾魂摄魄的力量所致。美的感染性是美本身固有的特点,它既不单纯表现在内容上,也不单纯表现在形式上,而是从内容与形式的统一中体现出来的。例如,莲惹人喜爱,因为其"出淤泥而不染""中通外直""不蔓不枝"等自然属性,使人联想到的是人高雅、正直的品格。

3. 美的客观社会性

美不是主观的,它不取决于审美主体的主观意志。美是客观的,但又离不开人类社会生活,它是一种客观存在的社会现象。首先,美的社会性表现在它对社会生活的依赖。美虽然可以离开某个具体的欣赏者的感受而独立存在,但却不能离开社会实践的主体——人,不能离开人类社会。美只有对人类社会才有意义。山川草木、日月星辰在人类之前已经存在,但那时无所谓美丑,因为那时的自然还没有和人类组成审美关系,还不属于社会的事物。其次,美不是个别人的私有物,它应该得到社会的认可。美对全人类开放,一个事物美不美,并不以个人的意志为转移,整个社会才有资格认为什么是美的,什么是不美的。比如,当我们说天安门城楼是美的时,就不仅在于它雄伟对称的外形,而且更由于它是全社会公认的伟大首都的象征。当我们说五星红旗是美的时,也不仅在于它鲜艳协调的色调,而且更因为它代表着光明、团结和胜利,能使人们一见到它就会油然升起一种自豪之情。像这样的美是任何一个人都不能否定的。可见,美必须具有社会性。

4. 美的功利性

美是社会实践的产物,社会实践是有目的性和功利性的。所谓的社会功利性,是指客体对象对主体人的社会实践和生活实践有益的、有用的特性。从价值论的视角来看,这里言及的社会功利性,是指客体对象能够按照主体的内在尺度满足主体的某种物质需求或精神需求,对主体的发展具有肯定性的效应。恩格斯说过:"每一个社会的经济关系首先是作为利益表现出来。"所以,"利益"原则亦是探讨美的特征的重要尺度。首先,美的社会功利性表现在"美"这个词的内涵上,它与有用、有益相连。汉代许慎《说文解字》一书中说:"美,甘也。从羊,从大。羊在六畜主给膳也,美与善同意。""羊大则美,故从大",从"美"字自身结构来讲,"羊"和"大"是指躯体肥壮庞大的羊,肉可果腹,皮可御寒;这里言及的"甘",主要是指肥硕的羊肉口味鲜美,给人以味觉上的美的享受。"美"字所包含的最初的意思:第一,视觉上的,对于羊的肥胖强壮的体形的感受;第二,味觉上的,对于羊肉肥厚多油的感官上的感受;第三,触觉上的,羊毛、羊皮作为防寒必需品,能使人产生一种舒适感;第四,经济上的,肥胖强壮的羊具有高度的经济价值,即交换价值,能使人产生一种喜悦感。可见,美最初是和功利联系在一起的;大量出土的文物和考古文献证明,人类最初的审美活动,与制造工具紧密相连。他们从制造极简陋的石器,即用于捕捉野兽和防御外族的石斧、石刀、石球、箭镞等都是出于功利目的,在此基础上逐渐追求形体的规则、有序,色彩的光洁、悦目,按照美的规律来塑造物体。不过,这种客体对象的外在形式美必须建立在有用、有益的基础之上。

四、美感的产生及其认识论本质

(一)美感的一般概念

美感,有狭义和广义之分。狭义的美感,专指审美感受,即具有一定美学观点的审美主体,在接受美的事物刺激后所引起的感知、理解、想象和情趣等综合因素的一种复杂心理现象。广义的美感,即审美意识,包括人的审美意识的各个方面和各种表现形态,如审美情趣、审美能力、审美观念、审美理想、审美感受等。审美感受是审美意识的核心。我国著名美学家朱光潜,1932年在他的《谈美》一书中谈到"我们对于一棵古松的三种态度"时,十分形象地解释了美感问题,可以帮助我们理解美感的一般概念。他说,植物学家知觉到古松是一棵针状叶、球状果、四季常青的显花植物;木材商知觉到古松是一棵有某种用处的能值多少钱的木料;画家却什么都不管,只管审美,他所知觉到的只是一棵苍翠挺拔的古树。在这里,我们可以看到植物学家的态度是科学的,木材商的态度是实用的,而画家的态度是美感的。

(二)美感的产生和形成

1. 从动物的快感到人的美感

美感不同于快感。美感是人区别于动物的快感而特有的一种情感反映,但它又是由动物的快感进化而来的。因此,研究快感是研究美感的基础。快感与痛感相对应。快感是生命本能欲望的自由展现,而痛感是这种自由展现的阻碍。动物的本能欲望使之追求快感而力避痛感,快感的指向是它符合动物主体的目的,如食欲促使它去寻找食物,排泄欲促使它排泄废物,运动促使它生长发育,性欲保证物种的无限繁衍。但是,快感的主体是无意识的,它不认识快感的目的。而美感主体是有意识的,它的行为不仅符合目的,也能意识到其目的。这是美感与快感的根本区别,也是从动物的快感向人的美感升华的动因。

2. 美感的形成与审美力的升华

为什么动物快感会向人的美感升华?那是因为人具有动物所不具备的社会实践性和意识性,即人的本质力量。人的这种"本质力量"促使人在其生命历程中形成一种"审美力",它是人的审美力形成的一种动力;而美感的形成,则是其审美力升华的起点。正如马克思所揭示的,人的本质力量在其审美力升华中的能动表现,是人的有音乐感的耳朵,能感受形式美的眼睛等"五官的感觉",以及所谓精神感觉、实践感觉(意志、爱等)等"感觉的人生"。人的本质力量的存在,"人的感觉、感觉的人性"的存在是人的审美力升华的根本动因,它促使人的审美力的不断升华:第一,人的本质力量决定了人具有"人的五官感觉",即造就了美感和审美能力的生理学基础,这是人的审美力升华在生命活动中的最低层次的展现。第二,"人的五官感觉"向"感觉的人性"的升华,即马克思所谓的"精神感觉、实践感觉(意志、爱等)",这是人的物质审美需求向精神审美需求的升华。第三,意志、爱、伦理等"感觉的人性"由感性到理性、由低俗到高尚的升华,是向审美需求和生命质量升华的最高层次。

上述审美力的层层升华,是一种由低级向高级发展的生命活动过程,这些过程是人类进化的根本标志。人类在其进化过程中,各种器官组织系统和性状都沿着有助于增强美感升华的方向发展,力避种种阻抑美感升华的器官组织和性状的发展,并力求使之退化和消亡。正如马克思所说,"人也按照美的规律来建造""人以一种全面的方式,也就是说,作为一个完整的人,占有自己的全面本质"。这是"人"生来具有的按照美的规律来建造客观世界,也同时建造自身的一种天赋能力,即一种自然向人生成的能力。

（三）美感的认识论本质

马克思认为,美感是一种认识,是对美的认识、反映;美感认识包含有情感的认识,是认识与情感的统一、理性与感性的一致。美感是一种普遍的社会心理现象,是指客观存在的诸多审美对象在人的头脑中的一种创造性的反映。马克思指出,人不仅像在意识中那样理智地复现自己,而且能能动地、现实地复现自己,从而在他所创造的世界中直观自己。这里,马克思主义强调社会生活在本质上是实践的。实践,是人类特有的认识和改造外部世界的物质的感性活动。这一活动,规定着社会生活和人的本质,也必然最终规定美和美感的本质。

美感是人在社会实践中产生的,人能够在自己创造世界的过程中,同时改造自己的主观世界,人们在对客体欣赏的同时,实际上就是对自身的欣赏。与此同时,客体在人们对其不断地改造后,其性质也在不断地改变,成为社会性的凝结着人类智慧和才能的创造对象。所以,美感是作为实践主体的人对自己本质力量的自我观照。美感根源于人类社会的实践,美感的本质是人在对象世界中直观自身所产生的精神愉悦。

第二节 美的基本形态与基本范畴

一、美的基本形态

美学不仅研究美的本质和特征,还要对美的形态做进一步的研究。客观世界是极其丰富的,美的形态也是千差万别。从哲学的角度看,美的形态大致可以分为两大类,即现实美和艺术美。现实美包括自然美和社会美,艺术美包括各种艺术形态的美,它是现实美的一种审美反映,是上层建筑的组成部分。

（一）自然美

1. 自然美及其本质

自然美是指具有审美价值的客观自然界中自然事物之美,是自然界原有的感性形式引起美感的,如日月星辰、山水花鸟、庐山的瀑布、黄山的奇峰、险峻的华山等自然景观。自然美又可分为两大类：一类是未经过人类加工改造过的自然美，如湖南的张家界、四川的九寨沟，这部分自然景观和社会生活的联系是以自然形式美为中介的，以它所特有的自然风貌，使人感到愉悦并获得美的享受。另一类是经过人类加工改造过的自然美，又可分为一般加工和艺术加工两种。属于一般加工的有山川绿化、江河治理、珍禽异兽的驯养等。属于艺术加工的有经过精心构思的园林景观、盆景、插花艺术等。这类自然事物之美，或多或少地打上人类劳动和智慧的印记，其社会内容直接或间接地显露出来，因此体现了人的本质力量。自然美是以人们的社会实践作为中介，是人与自然相互作用的产物。自然美是人化自然的内容通过宜人的自然性的形象显现，它是人化的社会性与宜人的自然性的有机统一体。

2. 自然美的特征

（1）自然美的寓意和象征性：车尔尼雪夫斯基说过，"构成自然界的美的是使我们想起人来（或者预示人格）的东西，自然界的美的事物，只有作为人的一种暗示才有美的意义。"自然美具有与人类社会生活相似的一些特征，往往成为生活的一种特殊形式和表象。雪景的美离不开它自身特定的素质，它洁白无瑕，给人一种纯洁感；雪花飞舞时多姿多态，有时轻盈自如，有时如海浪排空，漫天翻卷。这种自然素质和人类生活发生联系，才成了人类生活的暗示和象征。宋朝诗人周敦颐赞美莲花"出淤泥而不染，濯清涟而不妖，中通外直，不蔓不枝，香远益清，亭亭净植，可远观而不可亵玩焉"。莲花这种不染、不妖、亭亭玉立、清香四溢的自然特征，显示出令人神往的自然美，给人以高洁、悦目的审美感受，人们赋予其高尚的品格并观照自身。

（2）自然美的多变性：自然美是"自然的人化"，自然物既受自然内部变化规律所支配，又受人类社会实践的影响，使自然物呈现出不同的审美特性。由于人们观赏自然事物处在不同的时空条件，有远近、四季、朝暮、阴晴的变化，所以对同一个审美对象就会产生不同的审美感受。我国古代画家从不同季节观察山、水、云、木的变化，总结出不同的美感。例如，山景四时是"春山淡冶而如笑，夏山苍翠而欲滴，秋山明净而如妆，冬山惨淡而如睡"。水色是春绿、夏碧、秋青、冬黑。云气四时是春融怡，夏蓊郁，秋疏薄，冬黯淡。林木四时是春英、夏荫、秋毛、冬骨。自然美的丰富多彩，还可以从自然事物与人的不同联系去分析，同一自然事物，由于人们的欣赏角度不同，可获得不同的美感。黄山"耕云峰"上有块奇石，如从皮蓬一带观看像鞋子，而在"玉屏楼"前右侧去欣赏却像一只松鼠，面对"天都峰"仿佛正要跳过去，因而又称"松鼠跳天都"。

总之，由于自然事物的运动变化，自然对象与人的不同联系，表现出丰富多彩的自然美，体现出它的易变性，给人以不同的审美感受。

（3）自然美的两重性：由于自然事物反映社会生活的不确定性，决定了同一自然事物具有美和丑的两重性，这是自然美的一种特殊审美特性。以青蛙为例，车尔尼雪夫斯基在《生活与美学》中写道，"蛙的形状就使人不愉快，何况这动物身上还覆盖着尸体上常有的那种冰冷的黏液，因此蛙就变得更讨厌了"。但是在我国诗人和画家笔下，青蛙青衣披体、活泼可爱的形象却显得很美。青蛙在水中游泳动作敏捷轻快，不仅是人们欣赏的对象，而且是模仿对象。例如，宋代词人辛弃疾在《西江月·夜行黄沙道中》

中有"明月别枝惊鹊,清风半夜鸣蝉。稻花香里说丰年,听取蛙声一片"的传世佳句,可见,他是把蛙与蝉、鹊并列,作为审美对象写入词中的。青蛙的美丑两重性,是由于它的多种属性和人类社会生活发生了不同联系,它的黏液使人想到尸体;它的鸣叫使人想到丰收;它活泼的体态又与人活跃敏捷的动作相似,所以仁者见仁,智者见智了。即使是同一自然事物的同一属性在不同条件下也可以出现差异。如老舍的小说《月牙儿》中,同一个"我"在同一个院里看月牙儿,由于心境不同,所看到的月牙儿的美就不同。有时看到的是"一点点微弱的浅金光儿";有时看到的是"老有那么点凉气,像一条冰似的";有时看到的是"比什么都亮,都清凉,像块玉似的";有时看到的是"清亮而温柔,把一些软光儿轻轻送到柳枝上"。自然事物的美丑两重性根源于人类社会生活的多样性。由于自然属性在人类社会中作用不同,从而产生不同的审美评价。如果离开了自然与人类社会生活的联系去理解,就失去了客观依据。

自然美侧重于形式美是自然美的重要特征。审美对象都是内容和形式的统一体,但是自然美具有形式胜于内容的特点。自然美的内容一般来说,比较隐约模糊,只有在特定情况下,人们才能明确道出它的内容意义。比起内容,自然美的感性形式往往给人以鲜明、深刻、清晰的印象,人们从自然事物的色彩、线条、形体、声音等形式美方面得到美的享受,如观赏旭日东升、霞光万道、夕阳西下、落霞满天的景色,别有情趣;聆听瀑落深潭、惊涛击岸、泉水叮咚、流溪淙淙、风起松涛、雨打芭蕉、幽林鸟语、寂夜虫鸣等大自然的声音,都给人以音乐般的享受。我国著名风景区都有其独特的形式,如高耸入云的山峰、雄奇险峻、丛石嶙峋、拔地参天;蜿蜒曲折的河川、清流激湍、碧波荡漾、苍松翠柏、挺拔刚健;杨柳婆娑、婀娜多姿等,这些独特的自然特征各具特色,或雄、险、奇,或秀、幽、静,形式美在这里起着决定性作用。所以人们在欣赏自然美时,往往侧重其形式,而把功利放在次要的位置。猪虽然全身都是宝,但是人们都不以为意;而蝴蝶的幼虫对农作物危害很大,但它那斑斓的外形却让人们赞美欣赏。

当然,自然美以形式取胜,侧重于形式美,也有一个发展的过程。在人类发展的初期,自然美的内容往往胜于形式,以内容取胜。在原始人看来,只有那些能够给人带来直接的物质利益的自然事物,才是美的。显然,自然美的内容价值就是它的物质功利性。但是,随着社会生产力的发展,人类物质文明和精神文明的提高,自然美越来越成为人们独立观赏的对象,人对自然美的欣赏渐渐地抛弃了以内容为主的观点,转而以形式为主,形、质、色、声等符合形式美的,人们就认为它是美的,很少考虑它的功利性。花,被人们称为美之骄子。人们欣赏花的美,如玫瑰、百合、仙人掌、橄榄、君子兰、金达莱、石榴……并不考虑它们对人有什么实用价值,而往往是由于它们具有绚丽的色彩、宜人的芳香,人们侧重从形式上鉴别、品评自然美,这是人类物质文明和精神文明发展的必然结果。

总之,我们判断一个自然现象美不美,常将其内容摆到次要地位,而重点考虑它的形式是否美,把注意力集中到形状、线条、材质、姿态、比例、对称、色彩、声音等自然属性方面。

知识链接

"自然的人化"

"自然的人化"是马克思在《1844年经济学哲学手稿》中提出的一个深刻思想,是马克思主义美学的基石。马克思说:"当现实的、有形体的、站在稳固的地球上呼吸着一切自然力的人通过自己的外化把自己现实的、对象性的本质力量设定为异己的对象时,这种设定并不是主体;它是对象性的本质力量的主体性,因而这些本质力量的活动也必须是对象性的活动。"显然,马克思在这里强调的是在"自然的人化"过程中,一方面,客体自然成为人的自然,成为一种社会存在,自然实现着人的目的,体现着人的本质,自然感性形式积淀了社会理性内容,这时便成了美。另一方面,人类自身五官感觉的人化,形成人所特有的美感能力,是人类社会劳动实践过程中和客体人化的交融产物。总之,"自然的人化"不仅是指对客体的改造,也包括对主体的改造,是同步进行的双重历史实践进程。"自然的人化"造就的是具有社会客观性的"人化的自然",而绝不是客观世界的主观化。

3. 自然美的欣赏

人类对自然美的欣赏,从我国历史来看,大致经历了致用、比德和畅神三个阶段。

致用阶段:说明人们最初对动植物的爱好都是从实用功利性出发考虑的。善与美不分,是人类初级阶段的审美现象。

比德阶段:比德审美观的出现,说明人们已开始摆脱物质直接的实用功利观,而把自然美的形态同人们的精神生活、道德观念联系起来,在审美历史长河中,这是一次飞跃。屈原的《九章·橘颂》对橘树的绿叶素荣,质朴无华,坚挺独立,傲霜不凋的特征做了生动传神的描绘,作者借橘树,表达对人高尚情操的赞颂。

畅神阶段:所谓畅神,就是人们通过观赏自然美达到精神愉悦,这是人们对自然事物审美认识的又一次新的飞跃。我国魏晋南北朝时期,人们认为自然美的魅力不仅在比德上,而在于能陶冶人的情操,使主体精神愉悦,心情舒畅。在这一阶段,人们把自然山水作为独立的审美对象,涌现出大量的山水诗画。

对自然美的欣赏,可丰富我们的知识,开阔眼界,增添生活的情趣,充实人的精神生活,增进身心健康。通过欣赏大自然的美,可以激发我们对伟大祖国的热爱。美育教育中,自然美是一个重要组成部分。

(二)社会美

1. 社会美及其本质

社会美是指社会事物、社会现象和社会生活中的美。它来源于人类社会实践。人们在向自然界索取物质资料的过程中,不仅和自然界发生关系,人与人之间也彼此结成一定的社会关系,所以人类社会实践既是改造自然的生产活动,也是改造社会的社会活动。在这一过程中人的本质力量得到充分显现,从而创造出社会美。社会美的本质是人的本质力量对象化在所创造的社会事物上。在现实美中,社会美是美存在的最直接、最大量的形式。

社会美表现在人类活动的许多方面,但社会美的核心是人的美。劳动不但创造了世界,同时也创造了人本身。人是劳动的产物,人的美也就成了人们审美对象的一个重要方面。人的美包括外在美和内在美两部分。

外在美是指人的外形美,包括人的形体、相貌、服饰、行为和风度等。人体美介于自然美和社会美之间,就人体的生理形态而言,如相貌、形体、肤色等,基本上属于自然美的范畴;而就人体所体现的主体性格、精神状态而言,又属于社会美的范畴。但由于人体所能体现的思想性格因素毕竟是有限的,因此,人体美基本上属于自然美,是自然美的一种高级形态。人体作为自然对象,比较集中地体现着比例、均衡、对称等形式美因素。人体姿态动作美也是人体美的重要表现,人的动作和情态是相互联系的,人的一生除卧床外,都是在坐、立、行中度过的。坐、立、行的姿态影响着人的健美体态的形成,关系着各组织器官的正常发育,也是人的外表仪态的具体表现。装饰美是在人体的自然基础上的修饰加工。装饰有发饰、面饰、服饰等。人们在修饰加工时,要根据每个人的特点扬长避短,注意装饰的自然性、整体性、时代性和民族性。人们修饰打扮的目的在于弥补不足,突出优点,使人更加健美。风度美是指人的风采气度,是人们对人体形态、举止、言谈、装饰的一种肯定的审美尺度。风度美在形态上也是多种多样的。不仅因时代、阶级、民族而异,也因人而异,不同职业也有不同风度。风度美并非单纯的外在美,它比外在美含蓄,能够呈现一个人的精神世界,是人的精神状态、个人气质、品德和文化素养的综合表现,是人的外在美的高级表现形式。在现代社会中,人们普遍比较重视风度美,这是文明的表现,是人们在完善自我。

内在美是指人的内心世界的美,是人的思想品质、道德情操方面的美,也称心灵美、精神美或人格美。内在美是人的美的本质和精髓。人和动物不同,人可以根据客观规律进行自由的创造性劳动,人还有自己特有的精神生活,有思想、有理想。心灵美最集中地体现了人的本质力量,显示出人在自由创造中的智慧、才能、勇敢、刚毅的品德。心灵美通过社会实践表现为具体的感性存在,并被人所感知。若表现在个人和国家关系上,就是热爱祖国,要维护国格、人格、民族气节。在处理个人和集体关系时,要热爱集体、公而忘私,遵守纪律和社会公德。在处理人与人之间关系时,要诚实正直、宽以待人、光明磊落、胸怀坦荡。在个人修养方面要严于律己、言行一致、奋发图强、自尊自重,还要有高尚的审美理想和审美情趣等。

人的外在美和内在美是相互联系的,两者之中,内在美则是最根本的。罗丹说过,"一个人的形象和姿态必然显露出他心中的感情,形体表达内在的精神。"人的相貌姿态虽然属于外在美,但并非与内在美无关,人的表情、动作、语言往往是人的内在精神境界的反映。

2.社会美的特点

(1)社会美侧重于内容:社会美的特点是相对于自然美而言的,它们的最大区别是自然美以形式取胜,社会美则以内容取胜。社会美与人类社会的联系最直接,最密切,是对人类社会实践的积极肯定,从而最能体现人的本质力量。所以,我们考察社会美时,主要看其内容是否合乎社会发展的规律性。在生产斗争、阶级斗争和科学实验中,符合规律性的社会事件和行为都是美的。社会美重在内容,但要正确地把握这一特点,仅靠感官去感知是不够的,必须通过理性思维去揭示社会具体形象中所包含的社会理想的美。

(2)社会美具有显著的社会功利性:社会美是以善为前提和基础的。善是指客观事物与主观目的相符合。符合大多数人的利益,对人类社会进步有积极意义的便是善。善是在道德领域内判断好坏的尺度,但是善不等于美,因为抽象的道德无所谓美,只有体现在具体的行为中才表现为美的形象。雷锋的言行很平凡,但他那种助人为乐、艰苦朴素、言行一致、公而忘私的行为是善的,因此雷锋精神是美的。

(3)社会美还具有相对稳定性和确定性:自然美随着自然界阴晴和四时变化呈现出易变性。社会美则不同,社会制度具有相对稳定性,因而与社会制度相适应的社会美的变化也就比较缓慢。在社会生活中美与丑是并存的,既有舍己为人、浴血奋战的英雄人物,也有贪生怕死的小人,美与丑极其分明,表现出社会美的确定性和稳定性。

(4)社会美还具有时代性、民族性和阶级性:车尔尼雪夫斯基告诉我们,"每一代的美都是而且应该是为那一代而存在:它毫不破坏和谐,毫不违反那一代美的要求;当美与那一代一同消逝的时候,下一代就将会有它自己的美、新的美,谁也不会有所抱怨。"社会美随着社会实践的发展而变化的。古代人类将用于打击的石器看作美的,而现代人的审美观大大发展了。社会美渗透在人与人的关系之中,在阶级社会中受到阶级关系的制约,因此它的判断标准和一定的阶级社会的伦理道德相联系。我国封建社会以女子缠足、男子梳辫为"美",正是反映了封建社会畸形的审美观。不同历史时期审美标准也不一样,我国春秋战国时期看重的是妇女的线条美,以"窈窕淑女"作为女性美的标准;而盛唐时的妇女以形体丰满为美,"丰肌秀骨"是妇女人体美的标准。

总之,社会美是以人的美为中心的一种美的形态。社会实践的主体是人,没有人的美也就没有社会美,因此,人的美是社会美的最高体现。再进一步讲,没有人的存在,也就没有自然美和艺术美,所以人的美是美中之精华。

(三)艺术美

1. 艺术美的本质及其根源

艺术美是指艺术作品之美。艺术家按照一定的审美理想、审美观念、审美趣味,对现实生活中的自然事物和社会事物进行选择、集中、概括,通过一定的物质材料和艺术技巧,将头脑中所形成的审美意象物化出来,成为艺术美。艺术美是美的重要存在形态。研究人对现实的审美关系是美学的根本问题,美是美学研究的基本范畴之一。人对现实的审美关系,集中反映在艺术美中,所以艺术美是美学研究的主要对象。

艺术美来源于社会生活,艺术家进行艺术创作,首先要从社会生活中去提炼素材,社会生活是艺术创作的前提和基础。艺术家从社会生活中汲取的营养越丰富,艺术的构思和想象就越自由,越富有创造性。艺术美并不是生活形象的简单再现,而是在艺术作品中渗透了艺术家的激情。艺术家的激情来自社会实践。我国著名音乐家冼星海,早年在巴黎留学时曾写过一首名叫《风》的乐曲,演出时备受称赞,成功的奥秘在于当时他被生活逼得走投无路,住在巴黎一间破旧不堪的房子里。巴黎的冬天相当寒冷,由于没有棉被,他无法入睡,猛烈的寒风穿过破碎的门窗,使他全身打战,他的心也跟着猛烈撼动,此时,一切对人生的、祖国的辛酸苦楚都涌现出来。于是他借风述怀,完成了这个作品。可见,艺术家只有在实践中有强烈的激情,才能创造出真实感人的作品。艺术家的技巧也要随着社会生活的发展变化而不断提高。

2. 艺术美的特征

艺术美是美的典型形态。典型性是艺术作品通过个别艺术形象表现出某些普遍性、代表性的东西,借助典型达到对事物本质规律的把握。典型化过程实际是对掌握的素材进行提炼、概括、加工的过程。一方面把分散的美的要素集中起来,使之表现得更加强烈;另一方面把与美混杂在一起的杂质去掉,使之更加纯净。鲁迅说,他的人物模特没有专用过一个人,往往嘴在浙江、脸在北京、衣服在山西,是一个拼凑起来的角色。艺术的典型性说明艺术中的美要比生活原型更美,更富有理想性,因此具有更高的审美价值。

艺术美不受时间和空间的限制。现实美总是处在活动状态中,其中自然美对环境的依存性就更大。牡丹花开之时清香四溢,艳丽多姿,但是花期一过就枯萎凋零;昙花贵在一现。而艺术美则不然,它经过艺术家的加工使现实美凝结在艺术作品中,成为具有固定形式的艺术形象。牡丹经过艺术家的笔墨呈现于画面之后,人们可以随时欣赏,不受时间限制。艺术美在空间上更具有普遍性,人们可以从艺术作品中欣赏到不同时代、不同地域的生活美。我国宋代风俗画《清明上河图》可以使人们观赏到清明时节宋代都市生活的典型风采。艺术美不受时间和空间的限制,所以可以久远流传下去。

艺术美是主观和客观的统一。我国美学界很早就提出意境说。"意"是指作者的情趣哲理,"境"是指外界环境、景象,意境即情与景、心与物的交融与统一。画家在创作时,必然在作品中渗透着主体的丰富情感。在意境形成过程中,境是基础,意和情是主导。画家作画要以自然景色生活的原型为基础,但是艺术作品中出现的景,已是反映作家特定情感的景或情中之景了。石涛用李白《黄鹤楼送孟浩然之广陵》的诗句作画,展现在我们眼前的画面是景中有情、情景交融的艺术境界。这幅充满送别时情感的景,表现了对挚友的怀念,使欣赏者从中获得美的享受(图2-1)。

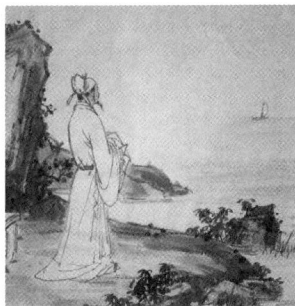

图 2-1 石涛以《黄鹤楼送孟浩然之广陵》的诗句作画

艺术美比生活原型更富有理想性和创造性。艺术家在创作中充满对生活理想的追求和向往,如文艺复兴时期拉斐尔的《西斯廷圣母》,他塑造了一个世俗圣母的形象,把神人格化,曲折地表达了画家对那些为正义事业不惜牺牲自己的人们的颂扬;我国《梁山伯与祝英台》生前未能结为夫妻,死后化为蝴蝶比翼双飞,都说明了艺术作品的理想性。艺术美还体现出艺术家特有的风格、独到的见解和新颖的构思。毕加索名画《格尔尼卡》是作者用变形手法描绘德国法西斯轰炸西班牙小镇的惨景,人们看这幅画会产生恐怖、阴森、痛苦、愤怒的情感,以控诉法西斯的暴行。这正是作者独特构思要达到的艺术效果。

现实丑和艺术美现实生活中既存在着美,也存在着丑,人类社会就是在美和丑的相互对立的矛盾中前进的。作为反映社会现实的美的艺术,要歌颂美的事物,但对丑的事物也不能回避,生活中丑成为艺术描写的对象,要通过对丑的事物的揭露、鞭挞达到对美的间接肯定,使现实丑转化为艺术美,让人们在丑的形象中感受到美。艺术家表现生活中的丑不是赤裸地展现丑,而是通过典型的手法,经过一定的艺术加工化丑为美或用美丑对照的方法,以丑衬美,去否定丑、肯定美。化丑为美,是艺术家用美的理想去描绘丑的事物,用艺术的手法使丑的形象成为艺术形象。我国昆曲《十五贯》中的娄阿鼠,是个鼠盗之辈,但是通过艺术家精湛的表演,把鼠盗的形象活灵活现地表现出来,给人以美的享受。所以,丑在艺术美中并不是个讨厌的角色,我国有"无丑不成戏"之说,传统戏剧中丑角有一套唱腔、脸谱、身段及舞蹈动作,以把丑角表现得淋漓尽致。用美丑对照来表现丑、肯定美,也是艺术家常用的方法。雨果在《巴黎圣母院》中,一方面揭露克洛德丑恶的心灵,另一方面衬托出卡西莫多品质的高贵。就卡西莫多本人来说,他也是采取美丑对比方法,他长得极其丑陋,但是他心地善良,作者通过他外貌的丑,衬托出他心灵的美,从而获得极好的艺术对比效果。

总之,生活中的丑虽不能激起人们的美感,但生活中的丑可以成为艺术描写的对象。生活中的丑获得和谐优美的艺术表现形式,就构成具有审美价值的艺术品。

（四）科技美

科学技术作为第一生产力,从整体上改变着人与自然的关系,带来了生活方式的深刻变化。近代以来,人类的科学和技术活动创造了无数奇迹,伴随人类大踏步地从农业时代经过工业时代而进入信息时代。在此过程中,科技逐渐地进入审美欣赏视野,动摇了传统美学的既成规范,提出了崭新的美学课题。

1. 科技美的含义和特点

科学技术是人们认识自然、改造自然的特殊产物,也是人类智慧水平与文明状况的尺度。就其本质而言,科学技术体现着人类生活实践的本质力量,标志着人类对自然规律的认识及运用、通过生活实践实现自己的目的以获得自由的程度。从这个意义上说,科学技术的本质与美的本质是一致的,科学技术领域也是美的领域。

科技美包括科学美和技术美。人们在进行科学研究和技术革新的时候,其目的不仅在于求真,而且包含求善、求美。科学美是人类的科学活动及其成果呈现为审美对象的结果,主要表现在科学研究的过程之中和科学研究的成果之中,特别是科学理论和公式之中。科学美具有真理性、简约性和体系性三个特点。技术美是人类社会实践特别是工业生产的产物,是人们在物质生产和产品设计过程中,运用科学知识和艺术手段对客体进行加工所形成的审美形态。从一定意义上说,科技美是美本质的典型体现,是人类在更深层次上按照自己的目的遵循客观规律进行的伟大自由创造。

2. 科学美

科学美是从美学与科学相结合的角度,将美学应用于自然科学领域。最早提出"科学美"概念的是法国科学家彭加勒。他认为,科学家研究自然,并非因为它有用处,而是因为它是美的。这种美不是浅层的质地之美或者表象之美,而是比较深奥的美。科学是一种"理性之美",是在探究自然界深层规律和内在本质中所显现出来的美。也就是说,科学美来源于自然美,它的实质在于反映自然界的和谐。科学美与艺术美一样都是构建于自然美基础之上的,是美的一种高级形式,是人类按照美的规律创造的成果。

科学美从形态上可分为科学事实美、科学理论美和科学实验美三方面。

科学事实美是自然界和谐的结构和运动形式等客观存在着的科学研究对象的美。它是一种内在的美,常人也许并不能轻易地感受到,而科学家却能感受到它的迷人。比如,物理学家研究针尖上原子的排列,昆虫学家分析蚊子眼睛的结构,都能感受到研究对象身上的一种对称美。

科学理论美是以尽可能少的基本假设,运用明晰而严密的逻辑工具推演出具有普遍深远意义的结论,得出简单、对称的方程和公式,做出精彩的科学预见。比如,古希腊欧几里得平面几何可以说是科学理论美的典范。

科学实验美指科学实验设计及其实施过程中的科学美。这种美让人体会到严谨、准确、简洁、有序的魅力,如李政道、杨振宁的"在弱相互作用下宇称不守恒"假说的实验就是精彩例证的典范。

从以上科学美的分类中我们可以总结出如下几点科学美的特征:①和谐。科学美的实质是反映自然界的和谐。看似纷繁复杂的自然界,实质上是有规律可循的。自然界的基本特点是形式的多样性与本质的统一性,外在的复杂性和内在的单纯性。科学研究就是要力图把握自然的统一与和谐,那么它既是"真"的,也是"美"的。科学的最高境界就是真与美的统一。比如,欧几里得的几何学、爱因斯坦的相对论、普朗克的量子论等都被人们称为"科学的艺术品"。②简单。自然事物与现象总是纷繁复杂的,但其规律与本质是相对简单的。事实分解得越简单、越清晰,越容易使人从总体上和规律上把握自然,因此在某种意义上,科学致力于追求"简单性"。③对称。自然物质形态及其运动图景具有广泛的对称性,自然界的原子、分子、生物结构都具有对称美。这种美给人以均衡、稳定的美感。如空间对称、形状对称、守恒对称等,还有生物学上的遗传与变异、化学上的合成与分解、物理上的电场与磁场等都因美的形式而受到赞赏。④新奇。科学理论在原则上是向人们提供关于自然界的新知识,如果科学理论阐明了人类知识背景所没有的知识,提出了前所未有的科学假说,并能在前人基础上获得新的成果,那么这种重大的新奇理论将推动科学向更高一级发展,其审美价值就更大了。

3.技术美

技术美是人类社会实践,特别是工业生产的产物,是人们在物质生产和产品设计过程中,运用科学知识和艺术手段对客体进行加工所形成的审美形态。技术美是技术美学的最高范畴,它是技术活动和技术产品所表现的审美价值,是一种综合性的美。关于技术美,李泽厚认为"前进的社会目的性成了对象合规律(如桥造得巧、飞机有气势)的形式","飞机、大桥是为人服务的,但它所以能建成,却又是符合规律性的,这就是技术美的本质"。比如,在静静的剑河上,有一座古老的木质桁架桥——"数学桥",已有 250 多年的历史,它展示了现代钢梁的雏形,其桥身相邻桁架之间均构成 11.25°的夹角。在 18 世纪,这种设计被称为几何结构,所以得名"数学桥"。

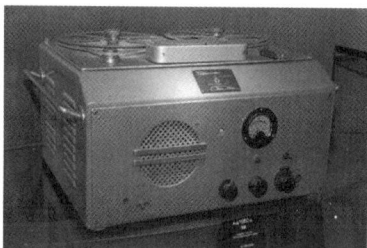

图 2-2　G 型磁带录音机

技术美主要指机械工业技术产生的"美"。其产品特征的主要表现:首先,技术美是实用价值对外化。这种外化表现为产品通过功能效果使人在生理及心理上感到愉悦。同时,通过自身色彩、质感和造型等外观物质手段来满足人们的审美要求。也就是说,产品的外观物质是由产品自身功能决定的。其次,技术美是功能与形式的统一。意大利建筑家奈尔维认为:一个技术上完善的作品,有可能在艺术上效果甚差。比如,1950 年,日本索尼公司生产了 G 型磁带录音机(图 2-2),在技术上这件产品无疑是相当先进的,但乍一看,就像是实验室的原型机,那么,这样的产品自然没有技术美可言了。再次,同一件技术产品随着时代的发展,人们对其审美要求也会不同。比如,20 世纪 80 年代和 20 世纪 90 年代的电视机,其技术含量差异不大,但后者的产品造型更能满足人们的审美情趣。最后,技术美是一种非常普遍性的共同美。技术美是一种技术手段在对象物上的反映,是以实用为目的的产品在使用过程中发挥功能并自然流露,被人们感受,符合秩序、规律的审美愉悦,其具体表现手段主要是在产品造型、色彩质感等方面。工业产品的批量化生产使技术的体现更加广泛,使更多人能够感受到先进技术的发展,这也是一种人文美学的体现形式。人性化设计是现代工业产品设计的出发点,因此,人性化永远是技术美的灵魂。

人们对审美形态即美的产品的需要可以形成人的行为的内在动机,成为人们从事审美创造的动力。客观世界的审美创造是人的审美教育的前提和物质基础,促进人的审美理想向真善美相统一的新境界不断升华。

二、美的范畴

美的事物与现象都有着无限多样的表现形式。关于美的基本范畴,一般归纳为优美、崇高、悲剧性、喜剧性等形态。

(一)优美

1.优美的本质特征

优美,是审美主体在观照具有审美价值的客体对象时,主客体之间所呈现出来的和谐统一的美,是美的基本范畴之一。一般来说,美有广义与狭义之分。广义的美泛指具有审美价值的客体对象;狭义的美是指相对于崇高的美的范畴,即优美,是美的一种存在形态。

优美,又称秀美,在我国古典美学中亦称阴柔之美,其客体对象所蕴含的理性内容呈现为合规律性与合目的性,即所谓的真与善的和谐统一;其客体对象外在感性形象上,则体现出对称和均衡、比例和尺度、节奏和韵律等形式美法则;审美过程中主体面对具有审美价值属性的客体对象,不必通过理智或情感"强制"主体,客体合规律性与合目的性的理性内容,合乎形式美法则的感性形式,易于被审美主体所捕捉、观照。用里普斯的话说:"凡不是猛烈地、粗暴地、强霸地,而是以柔和的力侵袭我们,也许侵入得更深些,并抓住我们内心的一切,便是'优美的'。"翻开中国或西方美学史,古代或中古时期的美学家很少使用优美这一美的范畴,直到18世纪英国美学家伯克才首次把优美作为一个美的范畴,并论述了优美的本质、特征。尽管如此,在人类最初的审美实践活动中,最早发现和把握的具有审美价值的客体对象则是优美,在美学编年史上,美学家最初探讨美的本质特征,则多限于狭义的美,即优美。

2. 优美的存在形态

优美,作为一种美的存在范畴,有不同的层次和类型。

自然界中的优美,是以客体本身的外在形式美呈现出来的。千姿百态的自然景观,以其自身的形、色、光、音等素质表现出实践主体"无目的的合目的性"的活动与自然规律的和谐统一,使人感受到大千世界的优美。例如,我们在游览长江三峡时,你会看到八千米的瞿塘峡,两面巨岩,倒影如墨;中间曲折,却像有一条闪光的道路,上面荡着细碎的波光;近处山峦,则碧绿如翡翠,长江三峡优美景色使人感到赏心悦目,轻松愉快,对大自然的赞叹油然而生,它是以其形式美来感染审美主体的。

社会领域中的优美,则是以真与善的和谐统一为特征,它侧重于内容。人是社会领域中的主要审美实践对象,一个人只有当内心世界与外在形体之美达到和谐统一时,才是一个优美的人。德谟克利特就曾指出:"身体的美,若不与聪明才智相结合,是某种动物性的东西。""那些偶像穿戴和装饰得看起来很华丽,但是可惜!它们是没有心的。"

艺术中的优美,是现实生活中具有优美价值的客体对象,经过艺术家按照美的规律进行提炼、加工、改造,塑造出更为集中、更为精炼、更具有典型意味的优美作品。在艺术创作过程中,由于艺术家的审美理想、审美观念、审美趣味渗入作品中,黑格尔说:"艺术理想的本质就在于这样使外在事物还原到具有心灵性的事物,因而使外在的现象符合心灵,成为心灵的表现。"正因为既表现人们的感情,也表现人们的思想,所以艺术中的优美更具感染性,给人以更强烈的美的享受。

优美与崇高不同,它不是以一方的胜利、一方的失败而告终,而是呈现为矛盾双方交融无间、浑然一体、和谐统一的状态。这种和谐体现在主客体的关系中,表现为二者的浑然交融。如古希腊《雅典娜神像》和希腊化时期的《米洛的维纳斯》,提香和鲁本斯的形体画,莫扎特、舒伯特乐曲中轻松舒展的旋律,无不显示着人类的本质力量,精神和情感的和谐统一,完美化与理想化的交融一体的柔性美。

(二)崇高

1.崇高的本质特征

崇高,是与优美相对应的另一种美的存在形态,是美学的基本范畴之一。具有崇高价值属性的客体对象,是关照主体的合目的性与客体对象的合规律性相互矛盾,真与善相互对立,形式与内容相互冲突,表现为观照主体在与客体对象动态的对立、冲突和抗争的实践活动中,预示着善将战胜恶,真将战胜谬,主体与客体、内容与形式、真与善最终趋于和谐统一,是一种动态的美。

崇高美的一种具体形态,也是人的本质力量肯定性对象化,不过,与优美相比较,具有崇高价值的客体对象所显现出来的人的本质力量,是人类与客体对象斗争的艰苦性、意志的坚忍性和不屈不挠的本质力量的显现。而且人类在实践活动中遇到的考验越是严峻,经历越是艰难困苦,其斗争的程度越是严酷、激烈,就越能激发、表现出人类自身的本质力量。崇高,正是人的本质力量与外在客体对象斗争、冲突中的感性显现。尽管客体对象巨大的体积、强悍的力量暂时压倒主体,给主体以巨大的威胁,但实质上主体面对具有崇高价值的客体对象,调动自身内在的本质力量,与其拼搏、抗争,在人类改造、征服客观世界的实践活动中,使真与善、内容与形式实现和谐统一。

崇高的产生有其历史要求和历史条件,即作为社会实践活动的主体,首先要理解现实客体的历史要求,其次还要征服和掌握它,而且这种要求必将趋于实现。崇高以现实客体压抑实践主体为特征,当受到压抑的实践主体充分激发起其本质力量,进而征服、掌握客体时才产生。因此,崇高不是主客体的和谐统一的静态美,而是双方在对立、冲突之中趋向统一的动态美。

2.崇高存在的形态

崇高,这一美的范畴的表现形式,通常保留着实践主体与审美客体之间艰巨曲折斗争的印记,它同优美一样,也存在于自然领域、社会领域和艺术领域之中。

在社会发展早期,人类对于风雨雷电、火山地震、海啸山崩等自然现象无不感到惊奇和恐惧。由于那时人类还无法理解和支配这些自然现象,更谈不上将其作为审美对象来看待,只好当作神灵和偶像来膜拜。只有当人类的实践发展到能够征服和掌握这些自然现象时,原本令人畏惧的事物才可能转变为人们的审美对象。虽然,崇高的对象被人们在一定程度上所征服和掌握,但它们还以其巨大的体积和似乎不可抗拒的力量与人类抗争,从而引起人们惊叹和崇敬的情感。例如,高山、大海、荒漠、火山、滑坡等在人类长期实践中被逐步认识、掌握和战胜,但在征服的过程中,保存和表现着人类与其斗争和抗衡的痕迹与印记。即便那些尚未被征服的自然现象,由于存在着终将被认识、被征服的必然趋势,在某种意义上也间接地显示出人类的本质力量,从而也就能成为具有崇高品格的审美对象。

社会生活中的崇高,是崇高领域中的首要内容。辩证唯物历史观认为,社会生活在本质上是实践的,其本身就是人们改造现实的艰巨斗争过程。因此,在社会生活中,崇高主要体现着实践主体的巨大力量,更多地展示人类征服和掌握客体的矛盾和冲突。那些体现着历史前进的进步力量及其代表人物,正是社会崇高的本质所在。社会进步力量要想取得胜利,需经过反复曲折的斗争,甚至要付出牺牲生命的代价。恰恰在这一过程中,表现出了实践主体力量的现实的或潜在的威力以及终将获胜的必然性。在这里,英勇、豪迈、伟大、英雄主义等,成为崇高的同义词。敌人越是凶险,胜利便越光荣;只有遭到反抗,才能显出力量。我国《山海经》中载:"夸父与日逐走,入日;渴,欲得饮,饮于河、渭;河、渭不足,北饮大泽。未至,道渴而死。弃其杖,化为邓林。"夸父的形象是崇高的,因为他的追求体现了人类征服和支配自然的内在要求和本质力量,同时又是通过艰巨而严酷的斗争表现出来。从这个角度来说,历史和现实中的崇高人物,也往往是悲剧性的人物。中国历史上的陈胜吴广起义,水泊梁山一百单八将,推翻明朝的李自成,洪秀全领导的太平天国农民运动,这些虽然都失败了,但谱写了悲壮崇高的篇章。

社会生活中的崇高,与自然领域中的崇高有着不同的美学特征:在严峻的实践斗争中,由于矛盾的激化,造成斗争的艰巨性。人的实践也在这种条件下显示出极其伟大的力量。这种崇高对于提高人们的精神境界,提高人们在实践斗争中的信心和勇气具有重要的意义。

艺术中的崇高是观念形态的美,是第二性的,它是对社会生活中的崇高和自然界中的崇高进行加工、改造,按照美的规律进行再创造的产物。所以,艺术中的崇高较之社会生活中的崇高和自然界中的崇高更集中、更典型、更具有普遍性品格。如1830年7月,复辟的法国波旁王朝被人民推翻了,人民的英勇行为深深打动了画家德拉克洛瓦,他于当年就完成了公认的优秀作品《自由引导人民》。这幅画上,一个寓意性很强烈的形象——举着三色国旗的半裸的"自由神",鼓舞大家迎着风暴前进。整个画面虚实、动静掩映,再加上烟雾弥漫的背景营造了一种悲壮气氛。此画既有战场的现实感,又借助人物的动势和高涨的奋战情绪,展示遍地烽烟的宏大气魄,反映出这场革命的进步性质。

总之,崇高是受压抑的实践主体面对与之相冲突的客体对象,激发出巨大的本质力量,在征服、把握、驾驭客体对象的动态过程中,所呈现出来的一种以力量与气势取胜的美,在社会领域或艺术作品中,崇高与悲剧性密不可分。

（三）悲剧性

1. 悲剧性本质及特征

悲剧性又称悲或悲剧。作为审美范畴中的悲剧,并不仅限于戏剧类型的悲剧,还存在于正剧、喜剧和小说、诗歌、绘画、雕塑、音乐等其他艺术样式中,也广泛地存在于历史和现实的社会生活之中。亚里士多德认为悲剧性的特殊效果在于引起人们的"怜悯和恐惧",唯有"一个人遭遇不应遭遇的厄运",才能达到这种效果;黑格尔认为悲剧的特性源于两种对立理想和势力各自凭借足以自我辩护的理由所展开的冲突,这种冲突以"同归于尽"的结局达到在"永恒正义"前的和解;车尔尼雪夫斯基在现实生活中考查悲剧性,认为悲剧是人的伟大的痛苦或者是伟大人物的灭亡;鲁迅说"将人生的有价值的东西毁灭给人看"是悲剧性;恩格斯认为悲剧性冲突的实质是"历史必然的要求与这个要求实际上不可能实现"。悲剧性的美学本性,在于体现人的本质力量的实践主体暂时被否定,而最终被肯定。根据马克思主义关于悲剧性的观点,悲剧性的定义可概括为:客观世界中作为实践主体的肯定性社会力量在斗争实践中遭受失败甚至毁灭,集中反映了社会冲突及其结局的一种特殊表现形态;冲突的最终结果是悲剧性的,美与善的力量遭到挫折,但由悲剧性结果所引起的心理效果却不是消极的,而是积极的。

作为审美范畴的悲剧美虽然来自生活,却是艺术家审美意识的物化形态,是艺术加工的结果,可以直接体现审美意义。总之,悲剧性是指具有正面素质的人物和积极的有价值的事物,在社会历史的必然性冲突中受侵害、被毁灭,这个过程及其结果使人产生强烈的痛苦,但又被正面人物的牺牲精神、斗争勇气与理想力量,被更强烈的历史感与宇宙感所征服,因而由痛感转化为快感,引起情感深层的激荡、振奋所呈现的一种特殊形态的美,即悲剧美。

2. 悲剧的存在形态

悲剧性的表现形态虽然多种多样,但美学家们曾做了各种不同的划分。从悲剧艺术的角度来考虑,悲剧性曾划分为命运悲剧、性格悲剧和社会悲剧。此外,有的把悲剧性表现形态分为神秘悲剧、宗教悲剧、英雄悲剧、道德悲剧,有的则分为启真悲剧、扬善悲剧、壮美悲剧。在这里,我们根据悲剧性矛盾冲突的特点,把悲剧性区分为新生事物的悲剧性、旧事物的悲剧性和普通人物的悲剧性三种。

旧事物的悲剧性是当一种社会力量和社会制度开始与社会历史进程相矛盾,但又尚未完全丧失其存在的条件时,它的代表人物也就有一定的悲剧性。这是旧事物悲剧性的一种表现。马克思主义认为:"当旧制度本身还相信而且也应当相信自己的合理性的时候,它的历史是悲剧性的。当旧制度作为现存的世界制度同新生的世界进行斗争的时候,旧制度犯的就不是个人的谬误,而是世界性的历史谬误。因而旧制度的灭亡也是悲剧性的。"旧事物的悲剧性,产生于现存传统制度内部的矛盾冲突之中。拉萨尔写的《济金根》中的代表人物济金根,作为封建旧制度内部骑士阶层的代表,主张德国统一。这与16世纪德国的历史必然要求——推翻封建诸侯割据,统一国家是一致的。但是由于历史条件的限制以及自身的局限性,骑士阶层得不到新的社会力量的支持,而且他们由其本质所决定不愿意与新生力量联合起来进行斗争,最后遭到了失败。

新生事物的悲剧性代表着历史进步必然要求的新生事物在诞生时一般还不够强大,不能立即实现其理想和要求;另外,由于新事物或新生力量本身还缺乏经验,有错误和缺点。在这两种情况下,新生力量在社会斗争中往往会被旧势力摧毁或压倒,形成丑恶压倒美善的悲剧性。在这种悲剧性冲突中,尽管新生事物的代表在一定历史条件下被毁灭了,付出了惨重的代价,但最终结果不是消除而是加强了新生事物终将取得胜利的信念,激发了人们对人类社会不断前进的乐观愿望。新生事物的悲剧性通过丑对美的暂时压服,突出地展示了美必然胜利的客观规律。这种悲剧性的审美特征是一种崇高美。

普通人物的悲剧性中所指的普通人物既不是新生力量,也不是旧制度的代表者,他们是社会中最广泛存在的所谓的"小人物"。他们缺乏反抗旧制度,进行社会变革的勇气和理想。"历史的必然要求"表现为劳动人民对劳动生活的正当要求,但在旧制度中,这些"小人物"的合理要求得不到实现,普通人物的悲剧性由此产生了。其结局多为不幸、苦难或死亡,通过这些悲惨的结局,使人体验到"小人物"的悲剧性,因而给人以深沉的悲悯、同情心,激发强烈的苦、愁、仇的情感交织。这种悲剧性是三种悲剧性中最普遍最常见的,它通过"将人生的有价值的东西毁灭给人看",从而揭示了这种悲剧性的真正内涵,如《祝福》中的祥林嫂、《外套》中的小官吏亚卡基·亚卡基耶维奇、《骆驼祥子》中的祥子等就是这种悲剧性的典型。

(四)喜剧性

1.喜剧性的本质特征

喜剧性作为美学范畴,亦可称为滑稽。它的典型形态是艺术中的喜剧、漫画、相声等。有的以喜剧包含滑稽,有的以滑稽来包容喜剧,实质上二者都以可笑为特征,作为美学范畴中的一类,在审美本质上是同一的。

喜剧性的本质特征侧重于在对丑的直接否定中突出人的本质力量的现实存在。当实践主体在矛盾斗争中已经处于主导地位,而已经失去存在根据的事物仍然坚持要以往昔的强大威严的外观而存在,就以其触目的不协调的形式引人发笑,从反面肯定了实践主体的胜利,也即以其独特的形态显现了人的本质力量。喜剧的审美特征,是引发人们在恶的渺小空虚和善的优越的比照中,看到自身的胜利和威力,引起一种对于对象轻蔑嘲笑的审美愉悦。喜剧所引起的审美效果具有鲜明强烈的娱乐性。

2.喜剧的存在形态

喜剧性的存在形态是多种多样的,作为具有审美价值客体对象的喜剧性,广泛地存在于社会生活和艺术领域中,其表现形态大致可分为喜剧、闹剧、滑稽、幽默、谐谑、揶揄、打诨、讽刺、冷嘲等。这里我们简要地评述喜剧、滑稽、幽默、讽刺等几种喜剧性的存在形态。

喜剧同悲剧一样,体现的冲突、矛盾都具有社会性。它通过对陈旧的或过时的生活方式的揭露、批判,以使人发笑的方式来体现历史发展的过程。喜剧有下列几种类型:其一,肯定型喜剧。肯定型喜剧是对于自身的或正面事物的非本质的丑的嘲笑,直接显示出现实对实践的肯定,肯定了生活中的美和美的思想。例如,《阿凡提的故事》通过刻画阿凡提一系列滑稽可笑的言谈举止,反衬出阿凡提的聪明、智慧和灵活机智。其二,否定型喜剧。否定型喜剧是通过对旧事物丑的本质的揶揄、嘲讽和彻底揭露,间接地显示出现实对实践主体的肯定。它的特征是把丑的内容用美的形式掩盖起来,像《钦差大臣》中的赫列斯塔科夫、《儒林外史》中的严监生等形象,都是通过对丑的否定而产生喜剧性效果。无论是肯定型还是否定型喜剧,都是社会生活各个方面的矛盾及其相互作用的特定表现形式,都是人的本质力量在社会实践中的特殊形态的感性显现。它们都以内容与形式的尖锐矛盾及形式的虚假性而引人发笑,从不同的方面表现着喜剧性审美现象的共同本质，即以对丑的否定来肯定美。

滑稽的主要对象是人，不是无机物和自然界。滑稽对象往往以违反常规、形式怪异、形态扭曲、举动乖戾等引人发笑。人们是从美与丑、善与恶的对比中，感受到自身的力量，从而产生对滑稽对象的无比优越感，引起对滑稽对象的轻蔑和嘲笑，并在这种笑声中获得审美愉悦。丑是滑稽中的一个不可缺少的基本因素。车尔尼雪夫斯基曾说过："丑是滑稽的根源和本质。"这说明丑确实是与滑稽密不可分的。卓别林的喜剧《大独裁者》中独裁者的滑稽，使人们认识了他妄想称霸全球的丑的本质。这是一种滑稽，即丑的事物极力表现为美的东西。另外一种滑稽是将美的事物中非本质的"丑"表现出来，这种滑稽有着歌颂、赞美和肯定意味。《淘金者》中淘金者的滑稽表现了生活的情趣和劳动的艰辛，使人产生同情、认可的审美效果。

讽刺是以真实而简练的手法，把社会生活中丑、恶的东西无情地揭露出来，使人们在否定丑、针砭丑的过程中得到情感和精神的愉悦。其中有两种不同性质的讽刺，一种是对敌人的揭露和批判，一种是对人民内部的缺点和错误提出尖锐的批判。前者通过对腐朽、丑恶的事物进行辛辣地讽刺，撕掉它们伪装的假面具，暴露其丑恶的本质，起到教育人民、打击敌人的作用。如鲁迅的《"丧家的""资本家的乏走狗"》把反动文人讽刺为"媚态的猫"、丧家的资本家的"乏走狗"，毫不留情地撕破丑态伪装，激起人们对丑恶事物的仇视、轻蔑，从而产生斗争的激情。后者则主要是为了帮助被讽刺者改正错误，提高认识。一般侧重于说服教育，而不是丑化，大多采取善意、热情友好的态度。比如有一幅漫画《对自己和对别人》，画中人手持鸡毛掸子，对自己是满面春风，用有毛的一端轻轻拂拭；对别人则是面带怒色，挽着袖子，执着鸡毛掸子的另一端，活脱脱地刻画出一种对人对己持不同态度的不良现象。

幽默同讽刺在实际社会生活中难以严格分开，但是幽默仍有其一些特点。一般来说，讽刺侧重于对社会否定性现象的揭露、批判；而幽默则在反映生活中的否定现象的同时，也反映生活中的肯定现象。它比讽刺显得轻松、活泼、风趣，更带有愉悦、娱乐色彩，或带一点淡淡的苦涩。笑是幽默的效果，幽默使人产生会心的微笑、同情的苦笑或戏谑的讥笑。在社会生活中，特别是在艺术作品中，人们往往把幽默作为开发喜剧性内容的一种特殊手段。艺术家常常采用双关、反语、对比、隐喻等修辞手法来加强幽默效果，从而在创造喜剧性效果、深化主题等方面发挥积极的作用。例如，萧伯纳是个出了名的瘦子，有一次，一个肥胖的资本家嘲笑他说，"一见到你，我就知道世界正在闹饥荒。"萧伯纳笑了笑说："一见到你，就知道世界正在闹饥荒的原因。"一句话，就一针见血地揭露了资本家的剥削本性。

在现实生活和美的广阔领域中，美的范畴远不止优美、崇高、悲剧性、喜剧性这四种基本形态，而且各类美的范畴之间又存在内在联系，相互渗透，相互转化，有时悲剧性中含有喜剧性因素，有时优美又可转化为崇高。所以在学习、把握这些美的基本范畴的时候，要注意具有审美价值的客体对象整体性和多样性的特征，既要注意各类范畴之间的质的规定性，又要注意它们之间的内在联系，既要分而视之，又要合而审之。

第三节 形式美及其法则

形式美法则是人类在创造美的形式、美的过程中对美的形式规律的经验总结和抽象概括。主要包括：对称和均衡、比例和尺度、节奏和韵律、多样和统一。研究、探索形式美的法则，能够培养人们对形式美的敏感，指导人们更好地去创造美的事物。掌握形式美的法则，能够使人们更自觉地运用形式美的法则表现美的内容，达到美的形式与美的内容高度统一的目的。

一、形式美的概念

形式美指构成事物的物质材料的自然属性（色彩、形状、线条、声音等）及其组合规律（如整齐一律、节奏与韵律等）所呈现出来的审美特性。

（一）美的形式与形式美

形式美是一种具有相对独立性的审美对象。它与美的形式之间有质的区别。美的形式是体现合规律性、合目的性的本质内容的那种自由的感性形式，也就是显示人的本质力量的感性形式。形式美与美的形式之间的重大区别表现在：首先，它们所体现的内容不同。美的形式所体现的是它所表现的那种事物本身的美的内容，是确定的、个别的、特定的、具体的，并且美的形式与其内容的关系是对立统一、不可分离的。而形式美则不然，形式美所体现的是形式本身所包容的内容，它与美的形式所要表现的那种事物美的内容是相脱离的，而单独呈现出形式所蕴含的朦胧、宽泛的意味。其次，形式美和美的形式存在方式不同。美的形式是美的有机统一体不可缺少的组成部分，是美的感性外观形态，而不是独立的审美对象。形式美是独立存在的审美对象，具有独立的审美特性。

（二）形式美特征

1.形式美具有相对独立性

人们对美的感受都是直接由形式引起的，但是在长期的审美活动中人们反复地直接接触这些美的形式，从而使这些形式具有相对独立的审美意义，即人们只要接触这些形式便能引起美感，而无须考虑这些形式所表现的内容，使人们往往暂时"忘掉"它表现的事物的内在本质意义，甚至"忘掉"事物与人的功利关系，仿佛美就在形式本身。例如，有些美的对象形式胜于内容，人们通常把这类美作为形式来欣赏。自然美就具有形式胜于内容的审美特征，有些艺术表演也侧重于形式，如花样滑冰、花样游泳，俗称冰上或水上芭蕾。一般来说它们并不表达什么十分确定的内容，而是表演者的舞姿、旋转、跳跃等优美动作，使人们倾倒，这里人们主要欣赏的是动作与力的美，并不刻意追求其中蕴含的意味。又如有些美的形式相对突出，而美的内容较为朦胧、模糊时，审美主体也可以不去深入追究美的内容实质，而只鉴赏其美的形式。对我国传统戏曲中的趟马、起霸、走边、亮相等程式化的舞蹈动作的鉴赏就是如此。还有些艺术作品是从具体物象中抽象化了的形式美，如一些装饰性的绘图、花边，建筑物上的飞檐斗拱、雕龙画凤、装饰图案、玉石栏杆等，都经过长期的历史积淀，其原来包含的社会观念已不为人们所注意，而成为一种供人们独立鉴赏的特殊的审美对象。又如波浪形的线条，人们既看不到汹涌的波涛，又没有层层涟漪，然而人们在它们那些有组织、有层次的连续结构关系中，仍然能够欣赏到它的图案美。另外，还有一些美的对象，内容与形式不一致，内容不但无益甚至有害，而人们却把它作为美的对象来欣赏。例如，蝴蝶常常被人们视为美的化身，其实蝴蝶是农作物的害虫，给人类带来灾害，但是因为它有着华丽的外表，靠着它那漂亮的"服饰"、翩翩的风度、斑斓的色彩，成为人们普遍承认的美。

形式美之所以具有相对独立性，其原因是多方面的。从美的客体对象来看，一般来说，美的客体对象，其内容总是处于主导地位，内容决定其形式，形式要受内容所制约。但是，内容对形式的制约关系，并非时时处处都那么直接。从一般意义上说，只要形式不损害内容，形式就可以有多种多样的存在方式，这就是形式的相对独立性。从审美的主体方面来说，一个美的对象之所以会具有巨大的力量，其主要原因在于内容的感人至深。但是，从人们对一个对象的欣赏过程来看，人们首先接触到的却是客体对象的形式，然后以形式为中介，进而去感受它的内容。如一个人的美总是包含心灵美和形体美两个方面，而人们对这个人的感受，总是最先从这个人的形体开始，再慢慢接触到其美的心灵。对艺术的欣赏也是如此，人们看到一个艺术作品，最先进入审美视野的是其色彩、形体等外在形式的美，然后才深入地领会作品的内容。正因为形式美在人们欣赏美的客体对象中有这种特殊的作用，所以形式美具有相对独立的审美特征。

2. 形式美具有抽象性

形式美是人们从众多美的形式中概括抽象出来的某种共同特性，一般只具有朦胧的审美意味，是因为形式美独立地成为人们的欣赏对象，是经历了一个从美的形式逐渐脱离美的内容而独立的发展过程的。在这个过程中，人们在头脑中形成了某种特殊的形式感，这种形式感又反过来促进形式的特性和规律摆脱具体的事物而获得更自由的表现，从而使事物的具体形式逐渐演变为抽象形式，如图案化、格律化、规范化的演变，都是具体形式向抽象形式的演变。原来属于具体事物的形式，变成了单纯的色和线等形式因素的有规律的组合。这种色和线的有规律的组合，对于具体事物的形式来说，就是抽象的。如鱼纹和鸟纹图案，人们很难确认它们是哪种个别的、具体的鱼和鸟的形状。还有最明显的、最为人们所熟悉的中国现代的文字，也是从象形文字逐渐抽象化的结果。

正因为形式美具有抽象性的美学特征，给审美主体的审美感受具有不确定性，人们欣赏形式美时，不像欣赏一个具体的美的事物那样，能给人一种比较确定的意味，如人们对以红色为主的图案，一般会产生一种热烈而兴奋的情绪，但这种情绪是不确定的,只有当这种红色在一定的环境中表现在某一具体事物上时,它的审美意味才是确定的,如红旗、红花、红灯、红衣服等。然而,正因为形式美具有抽象的特性,所以它具有极大的适应性,它适应表现各种事物的美。

3.形式美具有时代性

形式美的各种表现并不是凝固不变的,时代的发展变化总是不断地赋予它新的因素,它总是不断地随着时代的变化而变化,不断地汲取时代的养料,适应内容的变化而进行形式上的更新,这就使形式美成为时代精神的集中体现,体现出时代的灵魂。例如,"环肥燕瘦""三寸金莲"反映了不同时代人们不同的人体美标准。再如,在我国,黄色从唐代起便作为帝王专属的颜色,是高贵身份的代名词,而现在,黄色在特定情况下可指某些不正当的现象。所以说,形式美在不同时代、不同民族、不同社会中存在差异和变化,会随着时代的发展,赋予其新的内涵。

二、形式美的构成要素

形式美的构成需要有一定的自然物质材料,否则人们无法感知它的存在。一般来说,这些物质材料是指社会生活、自然界中各种形式因素(色彩、形体、声音等)的自然属性以及这些因素组合的规律(对称和均衡、比例和尺度、节奏和韵律、多样和统一等)所呈现出来的审美特性。作为人们可感知的,具有审美意义的器官主要是眼睛和耳朵。视觉和听觉就是一定的客观物质对象作用于人们的眼睛和耳朵而产生的。视觉和听觉所感知的都是波动,眼睛所感知的是光波,由于不同波长的电磁辐射所引起的反射,使我们感受到不同的色彩;由于物体在不同表面上反射和透射不同光波,人们还可以感知事物的不同形体。耳朵可以感知的是声音,声音是以声波作用于耳内的鼓膜引起振动,通过听觉神经传导到大脑的一种信号。所以色彩、形体、声音具有独立的审美意义,是形式美构成的自然物质因素。

(一)色彩

色彩是构成美的客体对象不可缺少的因素,也是形式美的重要物质因素。人们对色彩的辨别是认识世界的重要依据。色彩还能向人们传达一定的感情意味,引起人们的情感反映。但是作为审美对象的色彩,它的物理本质是电磁波,人眼能感知的光波范围是 390～770 nm 的电磁波,不同波长的电磁波作用于人的视觉系统,遂使人们感受到不同的色彩。色彩有红、黄、蓝三种基本色(俗称三原色),再经过这三种基本颜色相互调配,可以调配出各种各样的色彩来。色彩是构成美的世界的主要因素,马克思曾说过:"色彩的感觉是一般美感中最大众化的形式。"

色彩在形式美中的作用如下。

1.具有视觉效果

色彩是人们辨认客观事物的重要依据。人们可以根据不同的色彩将各种事物区别开来。人们看黑白照片或黑白电视时,就很难将这些各种事物识别出来,而看彩色照片或彩色电视时,就容易识别出来。另外,色彩对信息传递起着重要的作用,信号灯、指示标志等就是靠特殊的色彩来传递信息的,如红绿灯、红色消防车、绿色邮车、红黄牌警告,以及在一些现代化工厂把色彩标志作为一种通过视觉来传达某种指令的信号等。除此之外,不同的色彩往往给人以冷暖、轻重、宽窄、大小、厚薄、远近、动静等不同感受。如红、橙、黄色给人以温暖、热烈的感觉,称为暖色;绿、蓝、紫色被认为是冷色,黑、灰、橙色给人以重的感觉,白、绿、蓝色给人以轻的感觉。深色给人以狭小的感觉,浅色给人以宽大的感觉。深色使人感到厚、近,浅色使人感到薄、远。在绘画中就经常运用这种色彩造成不分层次的视觉效果。如远山灰、近山青、前山深、后山浅。色彩还有质感和量感效果,用不同的色彩可以表现出穿着服装的不同质地,用不同的色彩可以表现物品不同的重量,用不同的色彩还可以表现光线的明暗等。

2. 具有情感效果

色彩的表情性给人以情感的感染,不同色彩刺激往往会使人产生不同的情绪,但是人们对色彩的感受往往带有很强的主观随意性(或叫个性)。即便是同一色彩,由于个性、气质、性别、年龄、地区的不同,不同的人对其感受有明显的差异。一般来说,女性喜爱红色,男性偏爱蓝色;少年喜爱鲜明单纯的三原色,少女喜爱白色或粉红色,老年喜欢灰、棕色。以地域区分,西方人则认为黑白色是高级颜色,拉丁民族爱好暖色,日耳曼民族爱好冷色。但是,由于长期形成的民族心理、文化积淀和传统习惯,人们对色彩的感受往往具有某种共同性,如一般人都认为红色是热烈、庄严、兴奋的颜色,黄色是明朗、欢快、活跃的颜色,绿色是安静、自然、稳定的颜色,蓝色是抑郁、忧伤、冷清的颜色,白色是纯洁、淡雅、自然的颜色,黑色是沉闷、厚实、紧张的颜色等等。

3. 色彩的象征效果

由于不同的颜色使人们产生各具特色的联想,如红色使人联想到火和血,因而带有热烈、兴奋的情绪;黄色使人联想到灿烂的阳光,所以感到明朗和温暖;蓝色使人联想到天空和海洋,因而带有和平、宁静的情绪;绿色使人联想到绿色植物,给人以生机盎然、欣欣向荣的感受;白色使人联想到雪,带有纯洁、凉爽的意味。因此,人们形成了对某种颜色与特定的内容相联系的习惯,使色彩获得一定的象征意义。如红色象征着忠诚、喜庆和革命,红色也是危险的信号。粉红色在西方象征着健康。黄色在中国是帝王之色,象征着皇权,而基督教则把黄色作为出卖耶稣的犹大的服色,因而在欧洲,黄色是下等色。不过,黄金作为贵金属又是财富的象征。白色象征着投降,黑色象征着悲哀,蓝色在西方是幸福色,又是绝望的色彩,"蓝色的音乐"就是悲伤的音乐。绿色象征着和平、青春、繁荣,紫色象征着清爽和温柔,深紫色是僧侣服色,象征着高贵。我国自古以来有色彩象征方位之说,东青、南红、西白、北黑、中黄,称为"方位色"。我国京剧脸谱中,不同的色彩赋予人物性格特定的含义。红脸表示忠义,黑脸憨直刚正,绿脸是草莽英雄的本色,金脸、银脸是神秘的象征。对于色彩的象征效果,各国由于不同的社会因素影响而象征效果也不同,如绿色是和平色,而法国人最讨厌墨绿色,因为这曾是纳粹的服色。正因为色彩具有上述视觉(心理的)效果,因此它在引起主体的形式美感方面,起着极其重要的作用,色彩是引起人们美感中最大众化的形式。

（二）形体

任何事物都在一定的空间存在着，因此都具有一定的形体，形式美中所讲的形体是指事物的具体可感的外在形态。它是构成美的客体对象不可少的感性因素，亦可成为独立的审美对象，引起人们的审美感受，是人的视觉所能感知的空间性的美。但是它的美并不在形体本身，构成美的客体对象的外在形态的基本元素是点、线、面、体。这些基本元素是物体在空间的存在形式。三维物体的边界是由二维的面围绕而成的，二维物体的面又是由一维的边线围绕成的，而线则是点移动的轨迹。所以，人们对客观事物形体的感知或对事物形式美的感知，都离不开对点、线、面、体这些形体元素的认识。

1. 点与形体构成

点是形体元素中最基本的元素。它在空间中起标明位置的作用。它与几何学中抽象图形是不同的，几何学中的点没有大小、形状的抽象概念，而形式美中的点，不但有大小，而且还有形状，实际上它就是一个面。如一个圆形物体，远看为点，近看则为面。人们只是凭具体的视觉效果把它同点和面大致区别开来。点可以组成线或面，并有疏密、聚散等组成方式。不同的组成方式给人不同的视觉效果。如一个点有收敛集中的效果，可以成为画面的焦点，将视线全吸引过来。画面上有两个孤立的点，是不稳定的，如果两个点之间有线连接，它们之间就有张力感。画面上有三、五、七个点，就会形成视觉平衡中心，而产生稳定感。点的聚散可产生闪光的视觉效果，图案中的雪花点，可以给人以柔和、轻盈的感觉，在画面上用少量点做点缀，可使画面活跃起来等。在造型艺术和表演艺术，特别是在装饰艺术中，点的运用是极为普遍的，往往在强调中心人物和突出重点之处，都放在聚光点上，使之成为视觉的中心。

2. 线与形体构成

线是点移动的轨迹，起着贯穿空间的作用，形体的轮廓是由线来表示的，所以在构成物体形式美的诸元素中，线这一元素占有特殊的地位。线条的美是一切造型美的基础，或者说线条是物体造型中形式美的基本。在形式美占有突出地位的艺术中，如建筑、雕塑、绘画、装饰、化妆、整形等造型艺术中，线条的运用往往是最普遍、最基本的艺术手段。书法就是典型的线条艺术。各种物质产品的造型设计，都是靠一条线的往返，这条线就是造型的基准线，它的流动、停顿、起伏波折、平行、垂直、倾斜，往往决定产品的基本结构和风貌。实践证明，任何一种艺术造型都离不开构图，而构图又都离不开线条。线有直线、曲线、折线、交叉线、放射线；线的形态也不尽相同，有粗有细、有曲有直、有虚有实等。线一般可分直线、曲线、折线三大类，它们的审美特性各不相同。直线具有刚毅、挺拔、坚强、单纯的特点。直线中，粗直线有厚重、强壮的感觉，细直线有明快、敏锐之感；水平线给人以起始、平静、安稳、庄重的感受；垂直线则给人一种紧张、兴奋、突破、动势和倾倒的感受。曲线表示优美，给人以柔和、轻盈、优雅、流畅的感觉，双曲线有对称美的流动之感，其曲率的不同变化，给人的感受是千差万别的，曲线美在一般线条中具有特殊的审美意义和价值。折线实际上是直线的转折，有直线和斜线的性质，往往给人一种动态感和灵巧感，折线形成的角度则给人以上升、下降、前进等方向感。英国著名画家和美学家荷加斯在《美的分析》中提出,蛇形线(亦称波浪线、"S"形线)是最美的线条,"它引导着眼睛做一种变化无常的追逐,由于它给予心灵的快乐,可以给它冠以美的称号。"这些都在绘图、雕塑、舞蹈、摄影、书法、化妆和美容整形中有着广泛的应用。如我国绘画、书法艺术中常常利用线条造型来传达情意,绘画中用线条表现人体、发式、衣褶、衣纹、动作姿态等,以给人栩栩如生之感。线条在五官、面型、隆胸、丰臀等美容实践的造型设计中也具有重要作用。

3. 面与形体的构成

面的主要功能是用来表现物体的形状,人们通常说的"三原形",即圆形、方形、三角形,就是指物体的平面图形。不同形状的面,能给人不同的视觉效果和心理反应,圆形或由圆形演化而来的图形,给人以柔软、温和、富有弹性感,因而具有一种柔性美。舞蹈基本动作就是一个又一个的圆形,雕塑、绘画、建筑中,圆形也用得非常普遍。但是也有人认为椭圆形比圆形更美,因为在圆形中又有变化,比圆形更富有动感。方形一般给人方正、平实、坚强、安稳感,是一种刚性美。圆形和方形交错使用,可得到刚柔并济、相得益彰之美。三角形的各种变形,对于人的心理往往也产生不同的感应:正三角形具有稳定感,倒三角形具有倾危感,斜三角形则造成运动感或方向感。

体(或称立体型)是点、线、面的有机结合,体同面的关系最为密切,面的移动、堆积、旋转就形成体。在现实中存在的物体大部分是体。人们观察一个物体,直接作用于视觉的是面,但是,人们凭借从不同角度的观察,体所给予的视觉效果和心理反应,大致上四面是相似的。体可分球体、方体和锥体,即相当于面的圆形、方形和三角形,只是体给人的感觉比面更强烈、更具体、更确定。

(三)声音

1. 乐音的构成

声音又称音响,它同色彩、形体一样,也是事物的一种自然物质因素,但它是诉诸人们听觉的自然物质因素。声音的美是由于物体运动产生的振动而发出的音响,它的物理属性是振动。听觉是声波作用于人的鼓膜的结果。声波是由物体振动的频率、幅度和声波形状决定的,频率、幅度和波形就成为声波的三要素。人耳能接受的声是振动频率为 13～20000 Hz 的波。声有自然声,即物体发出的声音,如雷鸣、鸟叫、兽吼和人自身发生的声音。声还有乐器声。人所听到的声音,绝大多数是各种不同频率的纯音组成的复合音。复合音可按各种纯音的频率之间的不同关系分为乐声和噪声。歌唱家的歌声和各种乐器演奏的乐器声都是乐声,和谐有规律的乐声悦耳,有益于人的身心健康,使人愉悦。频率不规则和非周期性的声波叫噪声,噪声嘈杂刺耳,引起人反感。长时间的噪声会影响人的健康和寿命。近代实验美学家用仪器测验证明,声音不仅影响人的神经,而且对血液循环、心脏的跳动等都有一定的影响。

2. 声音的功能和审美特征

声音的作用具体表现为:第一,人们可以凭借声音获取信息。如人们不仅凭借声音(语音)来表达自己的思想情感,而且凭借声音的不同接收信息,判断物体的性质、远近和方位。第二,优美的声音能够直接引起人听觉的快感,如云雀般的歌声——清脆美,令人心旷神怡;秋夜的蟋蟀似的低吟——纤弱美,催人安然入眠;拂晓的古刹钟声——浑厚美,震撼人的心扉;清晨军营的号声——高亢美,令人精神振奋等。声音作为形式美具有情感性。一般来说高音使人情绪高昂,低音深沉引起悲伤,轻音乐给人舒畅柔和之感。以声音为自然媒介的音乐艺术,是一种表现和激发人的感情的艺术。音乐在表现主体的内心情感和情绪方面,比其他艺术有无法企及的优越性。声音所引起的人们生理和心理的反应,比色彩、形体更为强烈。

三、形式美法则

构成形式美的自然物质材料,虽然本身具有一定的审美特性,但是只有按照一定的规律组合起来,才能成为有一定审美特性和具有独立审美价值的形式美,如果杂乱无章,则是丑的。人们在长期的实践中,按照物质材料的不同组合方式及其相互关系,总结出各种不同形式美的法则。从事物各部分之间的组合关系来看,其法则主要有对称和均衡、比例和匀称、节奏和韵律等,从事物的总体组合关系看,其法则主要有整齐一律、多样统一(对比、调和)等。这些形式美法则的区分又有密切联系,并且随着形式美的发展有一个从简单到复杂,从低级到高级的过程。究竟有多少法则,人们说法不一,概括起来有以下几种类型。

(一)对称与均衡

对称是体现事物各部分之间组合关系的非常普遍的法则。对称是指两个以上相同或相似的事物以对偶性排列。一切生物体的常态几乎都是对称,对称是生物体结构的一种规律性的表现,如人体的眼睛、耳朵、鼻孔、四肢就是左右对称的,有些动物的角、翼、腿也是对称的,植物的叶脉等也是对称的。人类之所以把对称看作是美的,就是因为它体现了生命体的一种正常发育状态。所以,人们在很长的时间中认识到对称的形态在视觉上有自然、安定、均匀、协调、整齐、典雅、庄重、完美的朴素美感,符合人们的视觉习惯,从而使人在心理上感到愉悦。相反地,残缺和畸形的形体是不对称的,使人产生不愉快的感觉。正因为如此,人们在书画和制造工具等方面也很注意对称,如人类制造的很多生产工具和各种器械等,在形体结构上也都是对称的。这不仅反映了人们在实践中的普遍心理要求,而且对称的工具、器械在使用中易于保持平衡,能够提高工作效率。在建筑艺术中也很讲究对称,天安门前的华表、石狮、金水桥,紫禁城角楼,人民大会堂等建筑的对称布局,使主体部分更突出。在文学艺术作品中也经常运用对偶的手法,在诗、词、对联中要求严格的对偶(也称为对仗),杜甫的名句"两个黄鹂鸣翠柳,一行白鹭上青天",其中"两个"与"一行"是量的对仗,"黄"与"白""翠"与"青"是色彩的对仗,"鹂"与"鹭""柳"与"天"是物的对仗,"鸣"与"上"是动态的对仗,这种词与词、句与句的对仗、排比组成了整齐和谐的语言美,吟咏起来朗朗上口,回味无穷。对称的构成最突出的是秩序,如采取对称法则来配色,则能产生均衡感、整体统一感。反之,则增强不动感。不具有对称关系的物体,称为不对称,在现代建筑或造型艺术中,常出现不对称的现象,具有强烈的动态感和现代感。在这种情况下,为了取得视觉上的均衡,必须有效地运用色彩。这都说明了对称作为形式美法则的意义。

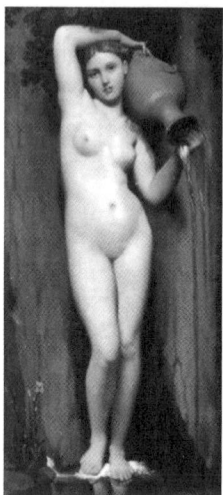

图2-3 安格尔的《泉》

均衡是对称的一种变态。对称是一种机械的均衡,均衡是对对称的破坏,是指对应的双方等量而不等形,即对应双方左右(或上下)在形式上虽不一定对称,但在分量上是均等的。均衡是静中有动的对称,最明显的就是杆秤式对称,平衡点是固定不变的,但两边平衡物体的距离则随平衡锤的移动而不同,使重量平衡。均衡作为形式美的一种法则,在艺术表现中得到广泛运用。古希腊雕塑家波利克里托斯,谈到人的最优美的站立姿势是应该把全身的重心落在一条腿上,使另一条腿放松,这样为了保持人体重心的稳定,整个身体就自然而然地形成了"S"形曲线。在这以后,几乎所有的雕塑,不论是阿历山德罗斯的《米洛的维纳斯》、米开朗琪罗的《垂死的奴隶》,还是安格尔的《泉》(图2-3)等,都是采取均衡这一形式来塑造的。绘画中的布局、舞蹈中的动作更讲究均衡,在建筑设计中既要求对称,又要求对称中有变化的均衡,使人看了既感到生动活泼、不失稳定,又有不拘泥于机械的排列。

(二)比例与匀称

比例是事物形式因素部分与整体、部分与部分之间合乎一定数量的关系。比例就是"关系的规律",处于正常状态的物体,各部分的比例关系都是合乎常规的。合乎一定的比例关系,或者说比例恰当,就是我们平常所说的"匀称"。匀称的比例关系,就会使物体的形象具有严整、和谐的美。严重的比例失调,就会出现畸形,畸形在形式上是丑的。我国木工祖传的"周三径一,方五斜七"的口诀,就是制作圆形或方形物件的大致比例。古代画论中有"丈山尺树,寸马分人"之说,人物画中有"立七、坐五、盘三半"之说。关于人物面部五官分布有"三庭五眼"之说,我们平常称赞一个人面貌美为"五官端正",就是指五官之间比例合适。这些都体现了各种景物之间和人体结构以及人体面部结构的匀称比例关系。

世界上万事万物的形式都是丰富多彩的,因而关于形体的比例也是多种多样的。人们最常见的一种恰当的比例关系,就是古希腊毕达哥拉斯学派提出的"黄金分割",又叫"中外比",就是令小者与大者的比(或线的长短,或面的长宽)等于大者与大者小者之和的比例,设A为大者,B为小者,列为公式即B:A=A:(A+B),按计算得出两段的数是3.82:6.16,其近似值为2:3、3:5、5:8、8:13、13:21、21:34……数学家得出结论:短段(小者)与长段(大者)之比为0.618:1。德国数学家阿道夫·蔡辛断言:"宇宙之万物,不论是树木花草,还是飞禽走兽,凡是符合黄金律的总是最美的形体。"黄金分割不仅被建筑、工艺、绘画、雕塑等造型艺术广泛采用,而且日常生活中的物品,如书报、杂志、邮票、照片和各种器皿等也多采用。摄影艺术中讲究将一张胶片分为九个黄金格,中间一格的四角为四个黄金点,相片主体位置在黄金点上或越靠近黄金点,其主体越鲜明,形象越突出,有鲜明的开放性。有人分析了许多著名音乐作品,发现乐曲中高潮的出现,大多和黄金分割点相接近。现代科学还发现,当大脑呈现"β波"的脑电波,其低频率与高频率之比是 0.618∶1 的近似值(8 Hz 与 12.9 Hz 之比)时,人的身心最具快感。此外,当大自然的气温(23 ℃)与人的体温(37 ℃)之比为0.618∶1 时,这时的气温就最适宜于人的身心,使人感到最舒适。黄金分割被人们确认为美的比例关系,是长期社会实践和文化积淀的结果,也符合人的生理特征——与眼睛横向生长有关。但是不能把这种匀称的比例关系硬搬到一切事物的造型中去,也不能把黄金分割的比例关系绝对化。因为人们确定事物间的某种比例关系,主要受到人的实用目的所制约,如设计门窗时,很自然地要考虑人的活动的需要,剧院的门、礼堂的门、厂房的窗……往往是宽度(或者高度)大大超过它的高度(或者是宽度),才更方便人群出入、采光和空气的流通。只有在实用、方便的基础上正确运用形式美的比例关系才是美的,否则华而不实,也不能算为美了。

(三)节奏与韵律

节奏是指客观事物在运动过程中的有规律反复。客观事物的运动表现为两种相关的状态:一是时间上的延续,指运动过程;二是力的变化,指强弱的变化。事物运动过程中的这种强弱变化,有规律地组合起来加以反复,便形成节奏。这里所说的节奏,是泛指形式美中具有普遍性的法则,而不是仅指声音或音乐艺术的形式因素,音乐艺术中的长短音的交替,强弱音的反复,使节奏更加分明。客观世界中,无论是声音、颜色、形体和动作,以大体相等距离的时空重复出现,都会产生节奏。

节奏是客观世界物质运动的一种带规律性的表现方式。昼夜交替、四季更替,这些是时间变化的节奏;潮涨潮落,山脉蜿蜒、峰谷相间,这是空间变化的节奏;人体的生理、心理活动也有节奏,如心脏每分钟跳动约 75 次,约 4 s 呼吸一次。现代科学实验证明,人的体力、情绪、智力也有周期性的变化,体力以 23 天为一周期,情绪以 28 天为一周期,智力以 33 天为一周期,每个周期都有高潮和低潮,这些都是人体生理和心理活动的周期。人类在日常生活中,起居有序,日作夜眠,一日三餐,工作中的动静、张弛、徐疾、进退等,正是这样一种有节奏的生命过程。世界上一切运动变化的过程都有其自身一定的节奏。在艺术活动中,节奏性表现得更明显。节奏是音乐、舞蹈和诗歌共同具有的基本元素。在音乐中,由音响运动的轻重徐疾所造成的节奏是音乐的本质。舞蹈是非常富有节奏感的艺术,舞蹈的节奏主要表现在形体动作上。在诗歌中,节奏主要体现在音韵(押韵、平仄)上,韵律是诗歌中的音韵和节奏。

韵律是在节奏的基础上形成的,但又比节奏的内涵丰富,它表现出一种特有的韵味和情趣,是一种富有情感色彩的节奏。在节奏的基础上赋予一定情调的色彩便形成韵律。韵律一般是指诗词中的音韵和节奏,表现为音响运动中抑扬顿挫的和谐流动。韵律是在节奏的基础上形成的,但又比节奏的内涵丰富得多,表现出一种特有的韵味和情趣。我国古典诗词押韵、平仄、对仗的音乐美,构成了诗的韵味。中国绘画中也十分讲究韵味,画家的线条勾勒无不下笔有神、气韵生动、一波三折、有起有伏,强调色、线、形的统一和有秩序的排列组合,使画面富有韵律感。韵律不仅存在于诗歌和绘画中,在音乐、舞蹈、建筑中也普遍存在。它更能给人以情趣,满足人的精神享受。在生产劳动中,节奏性的动作和有韵律的劳动歌曲,能起到减轻疲劳、提高劳动效率的作用。乔治·卢卡契曾指出,在劳动中形成的节奏是适应人的生理条件与最佳劳动效率相互作用的要求的产物。

（四）调和与对比

调和与对比是不同形式因素间的并列比较,反映了不同形式因素的两种状态,调和在并列中倾向于"同",而对比在并列中倾向于"异"。

调和是将两种不同而又接近的形式因素并列,如色彩中相同色相里的正红色与粉红色搭配,暗青色与淡青色搭配;或者色彩中邻近色,如橙色与黄色、蓝色与绿色、红色与紫色搭配在一起;再如形状中的圆形与椭圆形并列,大小不同的三角形组合一起,也是调和;在自然界中也处处可见调和,如青枝与绿叶、风与细雨等。调和的形式法则,给人以协调、融合之美感,产生随和、亲近效果。

对比是将两种具有较大差异或相反特征的形式因素并列,如色彩中的冷暖、轻重、明暗;再如形体的大小、方圆、长短;线条的曲直;结构的疏密、虚实。房间装饰中,平滑的大理石台面放一只毛茸茸的毛绒玩具,形成肌理上粗糙与细腻以及冰冷与温暖的对比;文学作品中"万绿丛中一点红"等。对比的形式法则给人以鲜明、振奋、醒目、活跃的美感。

调和与对比既矛盾又统一,在美学设计中常常需要处理好二者之间的关系。例如,我国传统图案中有"方中有圆,圆中有方""刚中有柔,柔中有刚,刚柔并济""动中有静,静中有动,动静相宜"的特点。灵活运用调和与对比,最终可以达到高层次的调和。

（五）整齐一律与多样统一

整齐一律或称单纯齐一、整一、秩序,是一种最简单的形式美,是各种物质材料按相同的方式排列而形成的单纯的反复。无论形体、色彩、声音或动作在整齐中都见不到差异和对立的因素,给人一种秩序感。从形式上讲,有简单的反复和从错杂中见反复两种方式。前者如检阅中的列队,横竖成行,方阵相同,人员服装、步伐、动作、口号都很一致,表现出一种整齐的美,这是反复的最简单形式。后者如马路两旁的树木、电线杆间距相等排列成行,建筑物的规格、长短、高矮都一致,所有这些,每一组形成一个层次,各层次形成反复,表现整齐的美,就是从错杂中见反复。从色彩上看,某种单一色构成的景观,如蔚蓝色的天空、绿水碧波、白雪皑皑、金黄麦浪、一片葱绿丛林等,也是错杂中见反复。单纯能使人产生明净、纯洁的感受。齐一是一种整齐美,同一形式连续出现的反复也属于"整齐"的范畴,"反复"是就局部的连续再现来说的,但就各个局部所构成的整体来看,仍属整齐的美,如各种各样连续的花边纹饰。齐一反复能给人以秩序感,在反复中还能体现一定的节奏感,但是整齐往往有一个缺陷,即给人的感受如果持续太久,缺少变化,则易流于钝滞、呆板。

多样统一是形式美的最高法则,又称"和谐"。多样是指构成整体的各个部分形式因素的差异性;统一是指这种差异性的彼此协调,其中包括整体各个部分之间的对称、均衡、比例、匀称、节奏等。所以我们又可以把"多样统一"视为形式美的基本形式。"多样统一"体现了自然界和社会生活中对立统一的规律,整个宇宙就是一个多样统一的和谐的整体。"多样统一"就是寓多于一,多统于一,"一"中见"多",既不能为追求"一"而排斥"多",也不能为追求"多"而舍弃"一",而必须把两个相对立的方面有机地结合起来,在丰富多彩的表现中保持着某种一致性。"多样统一"是客观事物本身所具有的特性,如形有大小、方圆、高低、长短、曲直、正斜;质有刚柔、粗细、强弱、润燥、轻重等;势有动静、疾徐、聚散、抑扬、进退、升沉等。这些对立的因素统一在具体事物上面,就形成了和谐。艺术形式中的"多""不一",正是以客观事物本身的"多""不一"为根据的。但是,仅仅有"多""不一",并不等于美,杂乱无章、光怪陆离会使人头晕目眩、眼花缭乱。"多""不一"并不意味着可以冲破和谐,乱作一团,而是要"乱中见整""异中求同",寓"多样统一"于"不一"中而见"一"。因此,艺术家总是追求一种"不齐之齐",在参差中求整齐。现代画家黄宾虹曾说:"作画应使其不齐而齐,齐而不齐。此自然之态,入画更应注意及此。"这些论述都体现了在变化中求整齐的道理。音乐中的节奏、旋律也不能离开这个法则,我国古代《乐论》中讲"曲折不乱""周旋有度",就是指乐曲要达到"统一"的意思。我国书法艺术中的篆体,提倡整中有乱、"和而不同",而草体则以"乱中见整""违而不犯"为上。在日常生活中,如一条领带,是由形体、色彩、花色和质地构成的,各部分不相同,给人的感受也不尽一致,该领带美不美,在于各部分是否协调一致。不过,作为服装的一部分来佩戴的时候,领带又连同西装、衬衣、帽子和鞋,变成整体中的一部分。这时,它与穿着者的容貌、体形结合在一起,必然构成与服装相一致的整体美。

多样统一包括两种基本类型:一种是各种对立因素之间的统一,谓之对比;一种是各种非对立因素之间相联系的统一,谓之调和。对比与调和反映了矛盾的两种状态,对比也称对立,或称尖锐的差别,即在差异中倾向于"异"(对立),是美的事物各部之间具有明显差异的因素而相互组合在一起,使人感到鲜明、醒目、振奋、活跃,如色彩的浓与淡、冷与暖,光线的明与暗,线条的粗与细、曲与直,体积的大与小,质量的重与轻,位置的高与低、远与近,声音的长与短、强与弱等,有规律地排列组合,就会相互对照、比较,形成变化,又互相映衬,协调一致。这种对立因素的统一,可得到浓淡适宜,明暗有致,修短合度,大小协调,强弱相济的相反相成的效果。如"接天莲叶无穷碧,映日荷花别样红""黑云翻墨未压天,白雨跳珠乱入船",是色彩的对比。如"蝉噪林愈静,鸟鸣山更幽",是声音的对比,寂静的环境是靠声音来烘托的。如"大漠孤烟直,长河落日圆"等是形体的对比,把两个明显对立的因素组合在一起,得到相反相成的审美效果。这种由对立因素的统一构成的形式美,一般属于阳刚美,它把艺术作品中所描绘的事物和现象的性质和性格的对立十分突出地表现出来,有助于更鲜明地刻画这些事物和现象的特点。在艺术创作中,经常运用对比可对增强艺术效果起到很好的作用,如杜甫的诗句"朱门酒肉臭,路有冻死骨",寥寥数字,就把封建社会的贫富差异揭露得淋漓尽致。小说《红楼梦》中,一边是林黛玉焚诗断痴情,"香魂一缕随风散,愁绪三更入梦遥",一边是贾宝玉与薛宝钗洞房花烛,金玉良缘。这种以喜衬悲的烘托手法,也是对比原则的具体运用。调和是在差异中趋向于"同"(一致),是把两种或多种非对立因素互相联系的统一,形成不太显著的变化。如色彩中红与橙、橙与黄、黄与绿、绿与蓝、蓝与青、青与紫、紫与红都是相似色,在同一色中又有浓淡、明暗的层次变化。这种相似或相近的色彩相互配合,在变化中保持大体一致,给人一种融合、协调、宁静的感觉。如北京天坛公园的祈年殿、紫竹院公园旁的北京图书馆,深蓝色的琉璃瓦和蔚蓝色的天空、四周的绿树配合在一起,其色调显得非常柔和。音乐中的和声,声乐中的二重唱、四重唱,都使人感到融和、协调。这些由非对立因素的统一形成的形式美,一般都属于阴柔之美。无论是对比还是调和,其本身都要求有变化,在统一中有变化,在变化中求统一,方能显出多样统一的美。

我们研究形式美,是为推动美的欣赏,美的创造,使美的形式与美的内容更好地统一起来,以便美的形式更充分表现美的内容。但是,形式美法则不是固定不变的。随着美的事物的发展,人类审美领域的不断扩大,审美能力的不断提高,形式美法则也会不断发展,因此我们在运用形式美法则时,也应不断地有所创造和发展,使形式美更好地为人类审美活动服务。

第四节　审　　美

一、审美的概念、特征和功能

(一)审美的概念

审美是人类的特殊意识活动,具有审美意识的人便成为审美的主体,而一切与审美主体发生联系的,即审美的对象,就成为具有审美特征的个体、物质和现象的审美客体。审美主体与审美客体的互动、交错和影响,使审美活动变得丰富多彩,而人们也通过审美活动获得审美的愉悦。审美是指主体对客观事物的能动反映,是人们在社会实践中逐步形成和积累起来的审美的情感、认识和能力的总和,它是人类区别于动物的重要特征之一。

(二)审美的特征

审美除了具有一般实践活动的客观性、能动性、社会性、历史性等特点外,还表现出其他人类实践活动所没有的特征。

1.直觉性

审美的直觉性是审美主体对审美客体最原始而又最直接表现出来的一种心理意

识形态。在审美实践中,审美主体通过对审美客体声、色、形等形象的感知,形成对审美客体的感性直觉,表现出直接的感性领悟和理解。另外,审美主体与审美客体相互间的交流、交融,伴有浓厚的情感色彩,使审美具有丰富的情感性。审美主体不仅认识、欣赏、感受审美客体,而且能动地表达愉快的情感,不断地丰富、影响、创造着审美客体。显而易见,审美的直觉性是充满了感情流动的直觉领悟的活动,是形象性、情感性和创造性的和谐统一。

2. 流变性

审美的流变性不是说审美是不可捉摸的,而是特别强调审美作为人类的意识活动,在一定条件下,审美主体与审美客体之间呈现交互作用的动态特征。一方面,它显示了审美客体无论是动态的还是静止的,都要连续地展现给审美主体;而审美主体的心理活动不管是感受、认识、体验还是丰富和创造,都处于变化发展中;另一方面,从审美关系来看,审美客体引起了审美主体的注意,审美主体因此而受到感染,主客体之间交互感染,循环往复,使审美活动处于流动和演变的过程中。

3. 普遍性

审美的普遍性特征是指审美使人们走出个人狭小的审美天地,审美活动成为具有人类共同意义的创造性活动。审美的生命本能,把人类带入了广阔的审美乐园,任何健全的人都会积极投入审美的怀抱,让审美荡漾在生活的每一个角落,而审美活动又会反过来,影响人类的参与、欣赏和创造。从一定意义上看,审美活动体现人类情感的纯洁性,并不带有直接的功利作用,人们的审美情感通过审美对象的价值体系,凝聚人类智慧、力量和创造力,并超越审美活动的民族、阶级、等级、时代等客观属性,使审美对象的美学特征在人们的心目中形成普遍的美感。

4. 差异性

审美的差异性是审美活动个性化的体现,这是由审美的本质所决定的。由于审美意识是客观存在的审美对象在人们头脑中能动的反映,审美主体是有差异的,而审美客体更是千差万别,即使是面对同样的审美对象,也会欣赏出不同的美感来。审美的差异性,反映了审美的广泛、复杂和无限,使审美活动呈现多姿多彩的状态。

(三)审美的功能

1. 调节功能

审美的调节功能是审美主体的自我调节活动。主要包括两个方面:审美主体自身的调节活动和审美主体与审美客体之间的调节活动。在审美活动中,人与自身、人与自然、人与社会会出现失调。审美的调节就是通过一定的审美诱导、宣泄、转移心理冲突,调理审美主体与客体的关系,使之缓和、平衡。

2. 美育功能

审美的美育功能是指通过一定的方式和设施,培养人的正确、健康的审美观点和审美情趣,提高人们认知、欣赏和创造美的能力所进行的审美活动。美育功能主要表现在净化、促进、养成和娱乐等功能上,通过美化人们的心灵,培养良好的行为,促进人们身心愉悦。审美的美育功能,其特点是寓教育于美的形象之中、于娱乐之中、于享受之中。

3. 激励功能

审美的激励功能是通过审美活动激发人们内在潜能,提高人们的审美追求,从而增强人们自我超越的勇气和唤起创造美的愿望。审美的激励作用,不仅唤醒人们内心沉睡的审美能力,而且能够激励人们去认识、追求、鉴别真善美,从而不断地丰富审美的内涵。

二、审美的主客体及其关系

审美关系是审美活动实施的前提和基础,它由审美主体、审美客体和审美实践三要素构成。审美主体和客体构成审美关系的两极。审美实践是决定审美主客体之间关系的根本方式。要研究审美关系,首先必须对审美关系中的主客体内涵及本质特征做深入探讨。

1. 审美主体

审美主体就是审美行为的承担者,具体是指具有内在的审美需要,具备审美结构功能,并与客体构成一定关系的人。审美主体是构成审美关系的主要方面。没有审美主体,所谓的审美关系就无法构成。审美主体之所以成为审美主体,在于其具有区别于其他事物的内在机制。健全的审美主体是一个复杂的"生理-心理-社会"有机结构,必须具备以下三个方面条件。

(1)健全的社会化审美感官和正常的心理机制:审美主体健全的社会化感官主要指欣赏形式美的眼睛和感受音乐美的耳朵及其他感觉器官,正常的生理机制主要指审美主体对外界刺激产生正常反应的神经系统和内分泌系统。这些是审美主体具有审美能力的基本物质条件。任何审美感官和生理机制都不是个体的,而是一种集体文化的历史积淀的功能,都蕴含着普遍性和社会性的内容,长期的审美实践以及一定的教育和训练使人类历史的审美成果转化为个人的审美能力,使审美主体在直观美的形式时便能体会到丰富的情感意义。

(2)健全的心理和丰富的情感:审美是审美主体在充分调动感知、想象、情感、理解等各种心理能力基础上,形成对审美对象的全面情感体验。如果审美主体情感世界残缺畸形,没有强烈的审美需求和审美理想,不能对丰富形式美的审美对象迅速做出情绪反应,审美过程则不可能发生。

(3)理性思维能力和一定知识储备:审美活动既是一种心理过程,又是一种间接的认识活动,直觉中的理解,受理性选择、诱导和规范,因此抽象的思维能力和必要的知识储备是审美对审美主体的内在要求。同时,审美往往表现出不同的层次,如果没有更深层次的认识活动参与渗透,审美时就不可能在热情中保持冷静,在直观中保持体验和理智,从而也不可能达到更深层次的美的感受。

2. 审美客体

审美客体即审美对象,它指和审美主体处于审美关系中,被审美主体欣赏的客观事物,是与审美主体相对应的美学范畴,包括自然美、社会美、艺术美、科学美等审美对象。审美客体具有内在规定性。马克思说:"对象如何对他来说成为他的对象,这取决于对象的性质及与其相适应的本质力量的性质;因为正是这种关系的规定性,形成了一种特殊的、现实的肯定方式。"审美客体内在规定性表现为三个方面。

(1)对象性:并非一切对象都能进入审美视野,只有被审美主体所感知,并与审美主体兴趣相契合的对象,才成为审美客体。也就是说,只有审美主体选择的审美客体才是审美客体。同时,只有被审美主体体验的审美客体,其审美价值才能得到体现。

(2)被体现性:审美客体必须具有审美潜能、审美属性,具有潜在审美价值,它必须是原本可以供人直接观照的,或经过加工后可以直接观照的具体可感的形象,具有被体验的表现特征。体现在形式上能为人们感官所感知,而不是概念或思想的抽象物。它占有一定的时间和空间,具有形状、颜色、音响、质地等自然属性,并成为刺激的信息,直接作用于人的听觉、视觉等感官,引起人们的审美活动。

(3)多样性:作为审美对象的本质不是固定不变的、统一的,而是根据不同的审美主体、不同的审美兴趣和不同的审美方式显示出不同特征。同时,随着主体对象活动范围的不断扩大,内容也不断丰富,程度不断加深,尚未被人们发现的自在之物也将会越来越多地成为人们的审美对象。

三、审美标准的特征

我们在各种各样的审美活动中,都会不自觉地运用某种规则或尺度去评价和衡量事物和现象,这种用来评价、衡量事物审美价值的规则和尺度,就是审美标准。审美标准具有以下特征。

1. 民族性和地域性

审美标准存在着民族、地域的差异性。不同的民族由于地理环境、语言、经济及历史文化传统的不同,对美的评价标准也不同。审美标准的民族性也是由某民族的伦理道德、风俗习惯、艺术风格、社会风尚等多种因素形成的。民族性与地域性紧密联系在一起,每个民族都是在一个相对稳定的地方区域内共同生活,有着相对集中的环境,在同一种社会政治、经济体制中,审美标准经常表现为一种社会潮流和社会风尚。如我国古代对美女的标准是"窈窕淑女"、杨柳细腰,春秋战国时的赵飞燕是美的标准。在西方,古希腊的美女标准则是健壮、活泼,裸女维纳斯是他们崇尚的女神,而中国老百姓家的正房中是绝不允许摆放这种裸体形象的。中国传统建筑艺术讲究与雕刻艺术融合一起,常用"雕梁画栋"来形容,大门口喜欢放两个大石狮子,以北京故宫最为著名。在故宫的太和殿前置有铜狮等雕塑,重檐歇山顶上还雕有龙、凤、鱼、神等装饰物。这在追求几何图形式的西方建筑中是没有的。

2. 社会性和时代性

美总是历史地、具体地存在于一定的社会环境中,随着人类社会的发展不断丰富、扩大,具有社会性和时代性。我国女子缠足据说起源于南唐后主,缠足作为女子美的一个标准即使延续了上千年,现在人们也很难相信历史上曾经有过这样的美。审美标准的时代性还表现在同一地域不同时期的差异上。某种审美标准一旦被承认,就具有了个体难以抵挡的社会性和时代性的强大力量,因此审美标准是否符合历史发展的客观规律,是否符合人类创造的目的,是一个至关重要的内容。

3. 审美个性和天赋

美的欣赏活动,是通过个体的直接感受和情感反应实现的,不可避免地带有个人爱好的主观倾向性。当然,这种审美个性无法摆脱社会性和时代性的影响,也体现了审美个体的年龄、生活环境、文化底蕴、爱好习惯等修养和审美意识的多样性与主观差异性有直接关系。表现在现实生活中,人们在社会潮流中相对自由地选择自己生活范围内的活动方式。青少年是最易接受新鲜事物的人群,在追求美的过程中表现为无拘无束、朝气蓬勃、清纯、勇敢、执着,但也可能带有盲目性,特别是可能受到各种文化宣传媒体的正面的、负面的影响。青少年个体之间的相互影响力也比成年人来得迅速、强烈,所以,加强对青年学生的审美教育,提高他们的审美能力是非常必要的。

(王 丽 王诗晗)

能力检测

(1)西方美学史上关于美的本质的主要理论及其代表人物有哪些?

(2)美的本质及美有哪些特征?

(3)说说优美和崇高、悲剧与喜剧的联系和区别。

(4)什么是社会美?社会美有什么特点?为什么人物形象的美侧重于内容?

(5)什么是自然美?自然美有哪些特点?自然美在审美中有什么积极意义?

(6)艺术美有哪些特点?如何欣赏艺术美?

(7)简述科学美的种类及其特征。

(8)什么是技术美?技术美的特征是什么?

(9)形式美的构成要素是什么?各有什么特征?

(10)什么是形式美法则?在美容医学实践中如何灵活运用这些法则?

(11)什么是审美?怎样理解审美的特征?

(12)美感是什么?为什么说劳动创造了美?

第三章 医学美与医学人体美理论

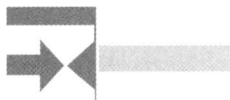

扫码看课件

学习目标

知识目标

掌握医学美容的基础理论知识、医学人体美的知识,包括人在健康状态下的形态结构、生理功能、心理过程和社会适应性等方面的协调、匀称及和谐。

能力目标

掌握医学美容的常见技术及器械的操作方法,能够熟练掌握并运用于实践中。能够熟练掌握医学美容临床技能,具备独立开展医学美容手术的能力,能够正确处理医学美容意外事件。能够运用医学美容技术和方法,改善和修复人体的美,具备一定的医学审美创造力,能够根据每位患者的自身特点,运用和谐、均衡、对称等形式美的规律,进行精心治疗和护理。

素质目标

热爱医学美容事业,具有良好的职业道德和人文素养。具有一定的美学修养,具备较高的审美水平和较强的人体创美能力。具有良好的沟通能力和团队协作精神,能够与患者和其他医护人员有效合作。具备较强的学习能力和适应能力,能够不断适应医学美容行业的新发展和新要求。

通过上述知识目标、能力目标和素质目标的综合培养,医学美容专业人才将能够全面掌握医学美容的理论、技术和方法,并具备较高的实践操作能力、创新能力和综合素养,以满足行业对高质量美容专业人才的需求。

医学美与医学人体美是医学美学的重要组成部分,它涉及医学与美学的交叉领域,旨在通过医学手段实现人体的美化,促进人体的健康。本章将深入探讨医学美与医学人体美的概念、特征以及医学人体美的具体内容和应用价值。

第一节 医学美与医学人体美的概念

医学作为一门涵盖、应用广泛的学科,其涉及的领域远不止疾病的诊断和治疗。

在医学的领域中,美作为一种抽象的概念,常常被人们所忽视。然而,医学美和医学人体美却是医学领域中不可或缺的一部分。

一、医学美的基本概念、基本形态及本质特征

医学美是医学在探索、认识、预防、治疗疾病过程中所呈现出来的美。它包括对疾病的理解、对健康的追求、对生命的尊重等方面。医学美不仅仅是一种感性的认识,更是一种理性的思考,它强调的是医学的本质和目的,即维护和恢复人类的健康和生命。在医学实践中,医学美无处不在。从医生的诊断技巧、治疗方案的设计,到患者的康复过程,每一个环节都蕴含着医学美的理念。这种美,既体现在医生的专业素养和精湛技艺上,也体现在患者对生命的珍视和对健康的渴望上。医学美是存在于医学领域内的美,是美在医学领域的一种特殊表现,它贯穿于医学理论、临床医疗、预防保健、美容医学、医疗管理等方面,甚至整个医学领域。

(一)医学美的基本概念

医学美的基本内涵有两个方面:一是人体美及人体健康之美,即医学人体美;二是维护、修复和重塑医学人体美的一切医学现象,包括一切有助于增强医学人体美的医学技术实施、医学审美理论、医学审美行为、医学审美环境和医学审美关系等。医学美的核心就是医学人体美。

医学美的定义是存在于医学领域内诸多美的总和,有益于人体身心健康的各种感性和理性形态均在此范畴。因此,医学美的定义可分为理性美和感性美两个方面。医学理性美是蕴含在医学理论中的一种美,它本质上属于科学美的范畴,包括两方面的含义。首先,人的生长、发育、衰老和死亡等规律所体现出来的本身就是一种人体内容美,医学理论正是医学家对人体内容美的审美感知过程。其次,医学理论本身就体现出美的魅力。它揭示人体结构的完整匀称、功能的协调统一等,这都是美的具体体现。新奇、和谐、简洁是医学理性美的三个特点。所谓新奇,就是医学家通过实验或临床实践不断地将医学理论翻新,产生新假说,建立新理论,或是补充、完善传统学说,为维护和塑造人体美提供根本依据,在美感和审美过程中有重要的作用;和谐是医学理性美的又一特点,医学理论着重追求的就是人内在的统一性,通过医学理论的指导,可以让失去平衡的人体重新恢复和谐有序的状态;简洁是指医学理论能通过简单的形式、语言概括深广的内涵。医学感性美是相对于理性美而言的,医学感性美是实践过程中医学主体和医学客体所展露的一种形象美。人们在医学实践中逐步扩大和加深对医学美的认识,并运用它的特性和功能来维护和增进人体的健康。医学感性美包括主体感性美和技术感性美。主体感性美是对医学主体而言,主要是指医学职业美,它包括医务人员的行为美、语言美、心灵美、仪表美等,是医务人员在医学实践中表现出来的各种具有职业特点的感性美。医务人员和蔼可亲的态度、整洁大方的仪表、专业稳重的气质,可增强患者的信赖感和安全感,让其处于接受治疗的最佳心理状态。技术感性美是对医学客体而言,主要体现在医疗实践、实施手段、医学成果等之中。

（二）医学美的基本形态

医学美学是一门融合了医学与美学的交叉学科，可以从多元的视角和层面深入探索和理解医学美的各种基本表现形式。

1. 自然形态

在医学领域以自然规律为前提，在遵循自然美的一般规律的基础上进行创作和维护的一种特殊的形态为自然形态。自然形态又有两层含义，一是按照自然规律，通过医学手段改善人体的欠缺与瑕疵之处（例如，患者对自己的胸围不是很满意，想要从 A 罩杯升为 D 罩杯，但是她因自身的身材受限，可能只能由 A 罩杯升为 B 罩杯，这就需要医生有很好的审美标准，对患者进行引导）。二是自然优美的环境可促进康复，对医疗效果起到积极的促进作用（例如，美容科和儿科护士的护士服基本上都是粉红色的，也是为了通过改善环境让环境之美对医疗效果起到积极的促进作用）。

2. 社会形态

人的本质是社会关系的总和。医学的价值主要体现在社会功能上，医学美的价值归根结底是一种社会价值。先进的医学成果、精湛的医疗技术、优秀的医疗服务可以有效地保障人们的身心健康，对社会有积极的促进作用。医护工作人员的语言美、行为美、仪表美，也就属于社会美的范畴。社会美的推进能进一步改善医患关系，对医学美有着积极正面的作用。

3. 艺术形态

医学美本身就是艺术与医学的有机融合，是存在于医学中的各种形式的美。艺术源于现实美并高于现实美，是医学美中必须遵循和维护的。一是体现在医疗建筑的内部和外部的装饰、医学教材视图、医疗器械的塑造上；二是体现在治疗过程上，比如画画、书法、唱歌、跳舞等，利用艺术美的愉悦功能来达到预防疾病、延年益寿的目的。

4. 科技形态

医学是一系列科学技术成果的产物，医学技术水平的高低直接影响医疗效果的好坏。高水平医学技术对提高人们的生活质量具有重要的作用，主要表现在医学实践过程、医学知识和医学成果之中。

（三）医学美的本质特征

1. 医学美的本质

医学美的本质是医务人员维护和重塑人体美的创造性实践的产物，它是美在医学领域中的特色表现，是医学领域中各种美的总和，是人的本质力量在维护和重塑人体美的活动中的美好的显现。

在医学领域，人既是自然生命的最高层次，又是以自觉医疗实践为载体的生命活动。随着人类实践的深化，审美意识的提高，医疗实践活动已成为一种既符合人体结构要求，又满足人体主观愿望的创造性活动，医学美的价值正是从医学美学的角度出发，通过一系列的创造性活动来促进疾病的康复、功能的平衡，达到健康长寿的目的。

2. 医学美的特征

医学美与其他形式的美既有联系又有区别。

(1)技术多样兼容性:医学美学是一门实践性很强的科学,在操作的内容和形式上拥有医学专业的技术特征,同时主观上还需借鉴美学的内容形式和方法,对于从业者来说,不仅得会医学手法还得有艺术修养,需要多方向多学科的兼容。

(2)外在形象感染性:医学美的具体形态通过人体的主观情感表达。医学美就是通过对医学审美形象的直接感受和审美特征的鉴别评价,形成美的概念和意识,从情感上产生共鸣,逐步提高感知体验、评价和创造美的能力。

(3)内容与时俱进性:医学美不是独立存在的,它与科学和社会文化的发展紧密联系,是社会实践与医学实践的产物。随着医学实践的不断进步,医学美的内容也在不断地发生变化。只有当医学发展到掌握了影响人体健康的各种因素,并能应用科学手段改善人体美的素质和形象时,医学美才能够更好地为医疗预防保健工作服务。

二、医学人体美的概念及本质特征

(一)医学人体美的概念

医学人体美,顾名思义,是指人体在医学领域中所呈现出来的美。这种美既包括人的生理结构之美,也包括人的健康状态之美。医学人体美强调的是人体的完整性和和谐性。医学人体美学,是一个跨越医学和美学两大领域的交叉学科,旨在研究人体的形式美及其与健康的关联。它不仅关注人体外表的美,还深入探讨人体内在的结构美、功能美和健康美。医学人体美学在整形外科、康复医学、运动医学等领域有着广泛的应用,对于提高人们的生活质量和身心健康水平具有重要意义。

医学人体美作为一个多层次的整体概念系统,它包含一系列成对存在的特殊的子概念,如现实人体美与标准人体美、体形美与人体生理结构美、人体生理功能美与生命活力美、体魄美与智能美、动姿美与气质美、外在美与内在美等。

医学人体美学作为一门新兴的交叉学科,在理论和实践方面都具有重要的意义和价值。未来,随着研究的深入和应用领域的拓展,医学人体美学将在促进人类身心健康和提高生活质量方面发挥更加重要的作用。

1. 现实人体美与标准人体美

现实人体美是指进入人类社会以来一直存在于现实生活中的有血、有肉、有情感、有思维的人体之美。它是一种具有人的生命活力的生机勃勃的人体美。它是人在自然进化与生产实践相结合的漫漫历史长河中,"按照美的规律"改造客观世界的同时也改造自身而形成的一种自身之美。标准人体美是艺术家和医学家从不同的渠道和方式,对现实人体美加以探索、研究、提炼和追求的"产品",是可供人们欣赏的关于人体美的"艺术作品"。后者从现实人体美中提炼的"产品"有先后两代:第一代是关于人体美的"标准参数",这是一种医学美学理论产品,即所谓的"标准人体美";第二代是运用"标准人体美"的科学理论维护、修复和重塑现实的人体美,以激发其生命活力之美,达到"现实人体美"的再现和升华的目的。这就是"现实人体美"在医学美学和医学美容学实施中与"标准人体美"相辅相成的"双向"关系。

2. 体形美与人体生理结构美

体形美是指人体的形态之美,它是形式美法则在人体美中的集中表现,所以它又被称为人体形式美。人体生理结构美简称为结构美,分为微观结构美和宏观结构美:①微观结构美是体内细胞、染色体和 DNA 双螺旋等微细结构之美;②宏观结构美是人体整体美及其各部位之间的均衡、匀称、协调之美,可通过框架比例匀称的骨骼、肌肉表现出来,也可通过色调和谐的皮肤、结膜、角膜、黏膜、指(趾)甲和毛发等反映出来。

3. 人体生理功能美与生命活力美

人体生理结构美是为了承担各种生理功能而存在的。不同的结构,承担着不同的功能任务,而且不同的功能任务也决定着不同的生理结构。这些生理功能的常态也是一种自然美,一种自然有机状态之美,即人体生理功能美,简称为功能美。人的生理功能美,使人的体形美和结构美呈现出一种生命活力美,简称为生命美。人的生命活力美,既是人体生理结构美和功能美的体现,也是人的全面本质的集中反映。

4. 体魄美与智能美

体魄美,即体魄强壮之美,是其体形美、结构美、功能美和生命美在同一个体中高度统一的表现。体魄美是以健康为基础,以强健、丰腴为特征的。男性表现为魁梧、粗犷、雄健、豪放和挺拔的阳刚之美;女性则表现为苗条、丰满、圆曲、红润、细腻和富有弹性的阴柔之美。人体美是万物之灵的美,"灵"是人的体形美、生命美、体魄美的支柱,即人区别于动物的一种本质特性——智能美。智能是指人类能动地认识世界和改造世界(含自身)的才智和本领,是人的认识能力和行为能力的总和。思想和智能之美以体魄美为基础,同时是体魄的升华和进化,从而使人的生命美成为大自然中至高无上的奇迹和造化。著名美国文学家马克·吐温曾表示,构成生命的主要成分,并非事实和事件,它主要的成分是思想的风暴。思想无疑是"人化自然"的最高产物。

5. 动姿美与气质美

动姿是指人的动作和姿势。动姿美是躯体各部分配合协调的表现。人的一举一动、一颦一笑都是协调的。气质是指一个人通过其职业形象、生活态度、言行举止、兴趣爱好和情绪性格等行为方式,所反映出来的特定的天赋智慧、文化素养和思想品质的总和。它是人的高级神经活动类型在行为活动中的表现,是人的生理素质与社会实践相结合的产物。最早由古希腊医学家希波克拉底创立的气质学说中认为,人的气质可分为黏液质、多血质、抑郁质和胆汁质四种类型。巴甫洛夫从生理学角度再次揭示了气质学说,他按高级神经活动状态将气质分为强而平衡灵活型、强而平衡不灵活型、强而不平衡型和弱型四种类型。现实生活中,具有某一气质类型的人是少见的,多数人是以某种气质为主兼有其他类型气质的特点。一个人越是把多种气质特点聚于一身,就越富有美感和魅力,其人体美就越趋于完善,这就是"气质美"的特点。一个人特定的气质美,往往决定其特定动姿美,并以动姿美为其特定的外化形式,一个人的行为美则是其动姿美与气质美相统一的表现。

6.外在美与内在美

体形美、体魄美和动姿美都属于人体外在美,结构美、功能美、生命美、智能美和气质美都属于人体内在美。前者为表层之美,后者为深层之美。深、表两层的和谐统一才可反映人的"全面本质"的人体美,和谐统一的程度越高,其美的素质也就越高。真正的人体美必须是"由精神渗透的感性的肉体美"。

(二)医学人体美的本质特征

医学人体美与一般人体美相比较,有如下特点。

1.人体形式美的和谐统一

人体形式美是形式美法则在人体美中的集中表现,所以又称人体形态美。

人体形态美可从两个角度来分析。

(1)人体作为生命的载体具有生理结构美。医学人体美首先通过人体的生理结构美表现出来。形式美法则,如对称和均衡、比例和尺度、节奏和韵律等,无不全方位地反映在人体,从而使人体美成为大自然中的奇迹与造化。从客观结构上来看,人体美是整体美及其各部分之间的均衡、匀称、协调之美。这种美既通过色调和谐的皮肤、毛发、指(趾)甲等反映出来,也通过骨骼和肌肉体现出来;从微观结构上看,体内细胞、染色体和 DNA 双螺旋等微细结构也彰显另一种美。客观结构与微观结构的和谐统一,构成了人体的血肉之躯的整体美,即人的体形美。

(2)人体形态美还表现在运动中的和谐、韵律和节奏上。健美的人体即使处在最大限度的动作状态时,也有一种平衡感,就像钟摆总能够重新回到固定的重心一样,从而给我们以均衡的印象。人体每一块肌肉的活动与整个人的动作都存在着一定的和谐关系,并有一种形体不断变化的微妙连贯性。形体的高低、起伏、转折所形成的轨迹具有韵律感。人体动态线因长短、强弱、急缓、疏密不同而产生节奏。运动人体作为一个整体,其形象和运动中潜藏着韵律和节奏的律动。和谐、韵律和节奏在人体运动中与变化的体形不断互相交割、融合,表现出动中有静、物物相应的均衡。

2.人的心理与躯体的和谐统一

古语有云:"相由心生。"这很好地诠释了人的外形与内心世界的统一性。人的容貌、体形的生理结构是先天的,而气质风度则是后天习得的一种心理现象。美的气质风度应该是热情而不趋于轻浮,豪爽而不落入粗俗,潇洒而不流于傲慢,文雅而不失于矫揉。气质风度作为人体活动的一种内心体验和精神实质。

3.人的自然美与社会美的和谐统一

人是自然的人也是社会的人,人体美是介于自然美和社会美之间一类特殊美的形态。就其产生的生理形态而言,人体美基本上属于自然美范畴;但人体美则是作为人的生存状态的一种感性体现,反映着个体的经历、品质、性格,反映着深刻的社会内容。这时人体美又属于社会美范畴的。

(1)人类的社会进化是以有益于族类的生存与发展的方式进行的。古代人类为了生存和发展,会以比例、对称、均衡、灵活等特征为美,并且在种族繁衍过程中,通过自然选择得到巩固完善。因此,人类保留了祖先对某些色、形、音以及一定组织方式天然美的爱好,同时又增加了某些社会性原始美内容。

(2)人和劳动的关系是一种相互依存、共生共荣的关系。人类需要通过劳动来适应自然,劳动决定了人与动物的根本区别,而创造性劳动是人脱离动物的根本力量。劳动是推动经济繁荣的重要力量,随着科技的不断进步和生产效率的提高,越来越多的产品和服务不断涌现,为进入社会做着大量的准备。从身体作为劳动的物质前提上来看,医学人体美是自然美和社会美的合璧。人在社会劳动中形成的直立,不仅塑造了人的躯干和肢体之美,也塑造了眉、眼睛、耳朵、牙齿、下巴、嘴唇、两颊和鼻子等之美。可以说,一个最普通的现代人与猿类相比,谓之"眉清目秀"是丝毫不过分的。劳动是社会现象,因此,人的身体一半是自然的杰作,一半是社会的产物。

(3)不同时代、不同阶级的人对人体美的标准不同。车尔尼雪夫斯基对此有细心的观察和精当的分析。他认为,普通农民理解美的第一个条件是青年农民或农家少女都应有非常鲜嫩红润的面色,弱不禁风的美人在普通农民看来断然是不漂亮的。目前非洲的少数部落和我国唐代都以胖为美,而现在大多女性以瘦为美,所以不同阶层、不同职业、不同时代的人对人体美的标准也不同。

4. 普遍性与差异性的统一

把人体当作一个类来与大自然中其他类相比较而论。人体这个最美的"类"具有普遍性,一般人体都表现为左右对称、比例均衡、线条柔和、体形匀称、动姿协调、眼神炯炯等美态。大体是头部相当于身高的1/8,肩宽为身高的1/4,平伸两臂的宽度等于身长,乳房在肩胛骨的同一水平上,大腿的正宽度等于脸的宽度等。又如脸部的长宽比、躯干的长宽比、乳房所在位置的上下长度比、脐上下长度比等,都近似黄金比例。但是,人体美的普遍性特征并不意味着"千人一面",而是有个体差异的。一般美貌人群的容貌也有差异,一般差异仅在5%以下,若超过这个比例,就可能形成脸部魅力的异化;若差异比例超过10%,脸部的吸引力就会大大降低。随着差异比例的增大,美就逐渐向丑转化,转化到一定程度就呈现畸形状态。人体美是普遍性与差异性的统一,人体的多样性与差异性主要表现在以下几个方面。

(1)不同人种的审美差异性。

各人种、各民族、各地区人群一般美学参数有许多差异。在人类历史发展过程中,不同地区大气中的各种物理参数,诸如气温、气压以及日照、降水等是形成人种特征的重要因素。人类学家根据皮肤颜色、头发颜色和形状及瞳孔颜色等特征来区分人种。如黄种人,肤黄、发直、黑发、黑眼、颧骨高、面部较扁平;黑种人,肤黑、发短而呈螺旋状、唇厚凸、鼻宽扁而短、口裂宽;白种人,肤白、金发、蓝眼、发呈波状、唇薄、鼻高、个子高大。据有的学者考证,这种形态差异是人们为了适应当地的自然环境,而在自然进化的历程中潜移默化、世代相传所形成的。在欧亚大陆可以明显看出,越往南走,人的肤色越深。生活在赤道附近的热带地区的人,由于光照强烈,紫外线强,气温高,人的肤色多为黑色。黑色的皮肤有积极抵御非洲酷热气候的能力,可以抵挡强烈阳光带来的损害；宽而扁的鼻子和厚厚的嘴唇便于散热；手掌和脚掌发达的汗腺有利于排汗降温。有趣的是非洲人几乎都是卷发，每一卷周围都留有空隙，当炽热的阳光向头顶投射时，这种卷发恰似一顶凉帽。生活在寒带、温带高纬度地区的白种人，由于他们生活的地区气候较寒冷，阳光稀弱，紫外线弱，因此人们的肤色浅淡，这种浅肤色易于吸收弱的紫外线，有利于身体发育。白种人鼻梁较高，鼻道长，吸入的冷空气经过长长的鼻道时有一个"预温"过程，这样外界冷空气就不至于影响人体恒定体温。黄种人介于上述两者之间，主要分布在气候温和的亚洲。中国各民族大都属于黄种人。然而中国地域辽阔，南方人身材较矮小，肤色较深；北方人身材较高大，肤色较浅。这些现象都受气候影响。

（2）不同性别的审美差异性。

不同性别的医学人体美具有差异性。无论是容貌还是形体，男女之间都有着明显的差异性，这也是生物规律。人体美差异性方面的不同点，除解剖学和生理学上的差异外，从美学原则上看，男性还主要体现为雄伟矫健，即所谓的"阳刚之美"，女性以"柔"见长，主要体现为温柔典雅，即所谓的"阴柔之美"。男性体形呈倒三角，上宽下窄，不平衡，宜于动；女性体形呈正三角，上窄下宽，较为稳定，宜于静。因此，在重塑人体美时，必须遵循男女有别的原则，避免"男子女性化"或"女子男性化"的现象。

（3）不同年龄段的审美差异性。

随着年龄的增长和心理成熟的不同，对美的审美也不相同。例如，青春期时人体发育逐渐达到成熟阶段，处于这个年龄段的青春男女，体格发育迅速，身高体重的变化使男性青年显得强壮有力，肩宽腰粗，下肢细长，而女性青年则上身细窄下肢丰满，充分表现出人体的健与美。同时，由于性功能趋于成熟，性激素分泌量增多，男性青年长出胡须，喉结突出，体格变得高大；女性青年乳房隆起，声调变高，皮下脂肪增多，体态丰盈。处于青春期的男女生理能量代谢率高，能量充足，机体运动有力，表现得精力充沛、身强力壮、朝气蓬勃。人进入中年以后，随着机体的衰老，皮肤张力和弹性降低而松弛，额前部出现皱纹，鼻唇沟加深，毛发稀疏变白等。因此在修复、重塑人体美时，也必须考虑不同年龄段的审美特征。

（4）同一个体在不同情绪下的审美差异性。

情绪好坏不仅影响各脏器的生理功能，而且直接影响肤色的变化。人遇到高兴的事，心情愉悦，大脑内神经递质乙酰胆碱分泌增多，体内会产生有利于血液通畅、皮下血管扩张的物质。血液涌向皮肤，面色红润，容光焕发，给人以精神抖擞、神采奕奕、充满信心的感觉。相反，当人过度紧张、情绪低落时，体内肾上腺素分泌增加，使动脉血管收缩，供应皮肤的血液骤减，面色苍白或蜡黄，同时会伴有血压升高、心慌、头晕、手脚发凉等现象，则给人以萎靡不振、缩手缩脚的感觉。如果一个人长期郁郁寡欢、焦虑愁闷，会使神经内分泌功能失调，上皮细胞合成过多的黑色素，堆积在皮肤细胞之中，使皮肤变得晦暗无光。忧愁苦闷还可导致神经衰弱、失眠，也影响皮肤的血液供应，导致面色黯淡、无光泽及眼圈发黑。同一个体在不同情绪状态中表现出的人体外表生理特征也不同。

值得注意的是,医学美和医学人体美并不是孤立存在的,它们是相互联系、相互影响的。一方面,医学人体美是医学美的重要组成部分,它是医学美在人体方面的具体体现;另一方面,医学美也需要通过医学人体美来展现和实现。

总的来说,医学美和医学人体美是医学领域中不可或缺的重要概念。它们不仅有助于提高医疗水平和医疗质量,更有助于提升人们对健康和生命的认识和理解水平。在未来的医学实践中,我们应该更加重视医学美和医学人体美的理念,让其在维护和促进人类健康的过程中发挥更大的作用。

在医疗技术和医疗服务日新月异的今天,我们更应该强调医学美的实践。只有在尊重生命、珍视健康的基础上,才能真正实现医学美的价值。同时,我们也应该充分认识医学人体美的重要性,通过科学合理的手段来提高人体的健康水平和美感。

第二节 医学形式美

一、人体比例美的学说

人体美的众多形式美法则中,比例是基本的法则之一。人体比例是指人的整体与局部,局部与局部之间的数学关系,比例是实现人体框架各部分和谐的基本因素。人体的各部分如果比例得当就会有匀称的感觉,从而产生美感。但是因为东西方人种的差异,不可能有绝对统一的人体比例标准。目前比较有影响的人体比例学说有以下几种。

(一)达·芬奇学说

达·芬奇用自然科学知识、解剖学和数学统计学知识,提出了人体美的比例标准:头长为身高的 1/8,肩宽为身高的 1/4,双臂平伸的长度等于身长,两腋的宽度与臀相同,乳房与肩胛骨下端位于同一水平上,面宽等于大腿厚度,跪下时的高度减少 1/4,卧倒时为 1/9(图 3-1)。达·芬奇的这些观点至今仍是衡量人体美的一般比例标准。

(二)弗里奇的人体比例学说

弗里奇是德国人类学家,他提出白种女性身高与其他部位的比例是 7 只脚长、8 个头长、9 只手长或 10 个脸长。

(三)巴龙通人体比例学说

巴龙通人体比例学说是近代比较流行的人体美学标准之一,其主要观点:成年男性身高为 7.5 个头长,头至臀为 4 个头长,肩宽一般小于 2 个头长,掌根至中指尖等于 1 个头长,髋宽为 1.5 个头长,膝以下为 2 个头长。

(四)阿道夫·蔡辛人体比例学说

1854 年德国数学家阿道夫·蔡辛首次提出人体中的"黄金分割律",与现代学者对人体结构的黄金分割基本一致。

（五）我国的人体比例标准

我国研究学者发现中国成年人头长与身高比例一般为7～7.5个头长,女性略矮;从头顶至下颏为1个头长单位,从下颏到乳头线的距离与乳头线到肚脐的距离基本相等,分别约为1个头长,两肩之间的距离约为2个头长,上臂约为4/3个头长,前臂约为1个头长,手约为2/3的头长。下肢至髋关节的大转子至下部的髋骨终点与从髋骨中点至足跟大致相等,约为2个头长,人体的1/2处约在耻骨联合。少年的身高约为6个头长,年龄越小,头所占的比例就越大(图3-2)。面部的器官分布也是有一定比例的。达·芬奇将面部横分为上下两等份或三等份。两等份是从额顶至鼻根,再由鼻根至下颏;三等份是从额顶到眉心,从眉心到鼻翼底部,从鼻翼底部到下颏。

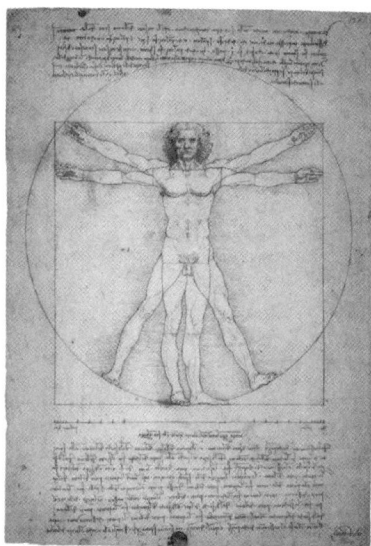

图 3-1　　达·芬奇作品《维特鲁威人》

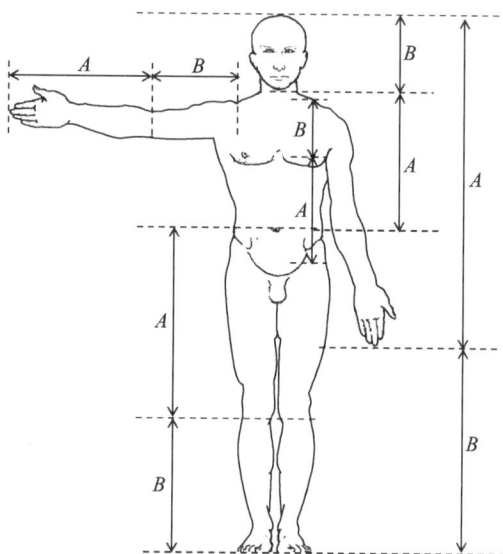

图 3-2　　人体比例标准

我国古代画论《写真古诀》中有"三庭五眼"的标准(图3-3)。"三庭"是指面型的高度,从发缘点到眉间点,眉间点到鼻下点,鼻下点到颏下点。"五眼"是指面型的宽度,双耳间正面投影的宽度为5个眼裂的宽度,从左往右分别是耳外沿到外眦,外眦到内眦,内眦到另一只眼的内眦,另一只眼的内眦到这只眼的外眦,再从这个外眦到另一只耳外沿。以一个眼裂为宽度,共五眼宽度。

"四高三低"是面部美容的重要标志,指的是面部四个突出的点和三个凹陷的部位。"四高"是指额部、鼻尖、唇珠和下颏,"三低"是指鼻额交界处、人中沟和下唇下方。这些标志不仅影响面部的美观,在整形手术中还可作为重要的参考标准。"四高三低"在面部美学中起着至关重要的作用。额部的高耸使得面部轮廓更加立体,鼻尖的突出增加了面部的立体感,唇珠的突出使得嘴唇更加丰满,下颏尖则使得下颏线条更加优美。鼻额交界处的凹陷使得鼻子更加挺拔,人中沟的凹陷使得鼻子与上唇的过渡更加自然,下唇下方的凹陷则使得脸部更加协调(图3-4)。

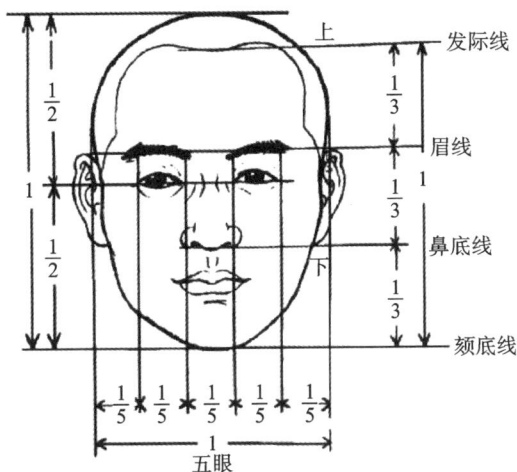

图 3-3 "三庭五眼"

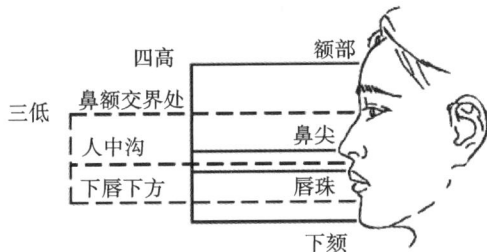

图 3-4 "四高三低"

二、人体的黄金比例

黄金分割又称黄金律、黄金比或黄金段,是指事物的形式各部分之间的一定数学比例关系,它是一个无理数,约为 0.618。医学美学家们认为,在一切事物中,符合黄金分割的形体总是最美的形体。我国医学美学专家彭庆星曾提出,"人体美是黄金律的天然集合"的论点。在人体美容设计中,黄金分割对确定人体器官及部位之间的最佳比例数值具有重要的参考意义和应用价值。

(一)黄金分割的由来

黄金分割,这个被广泛应用于美学、艺术、建筑、科学等多个领域的神奇数字,长久以来一直吸引着人们的关注。那么,这个神秘的数字是如何产生的呢?让我们一起追溯其历史渊源,深入了解黄金分割的起源。

在古代,黄金分割最初并非以数字形式出现,而是以几何形式被发现。古希腊数学家欧几里得在《几何原本》中首次对黄金分割进行了系统性的描述。他发现,当一条线段被分为两段,较长线段与整条线段之比等于较短线段与较长线段之比时,这个比例即为 0.618∶1,近似值为 0.618(图 3-5)。这就是黄金分割的起源。

然而,黄金分割真正被重视和应用,却是在文艺复兴时期。艺术家们开始注意到

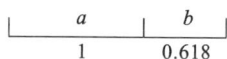

图 3-5 黄金分割线段

黄金分割在艺术作品中的美妙效果,并将其应用于建筑、绘画和雕塑等领域,比如雅典的帕特农神庙(图 3-6)。

达·芬奇就是这一时期的代表人物,他在许多画作中运用了黄金分割,使得画面比例协调,美感倍增。随着时间的推移,黄金分割的影响力逐渐扩大,成为美学和艺术领域中不可或缺的重要元素。

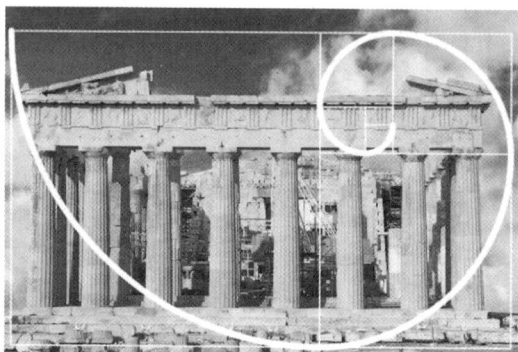

图 3-6 帕特农神庙黄金分割

在科学领域,黄金分割同样具有广泛的应用。科学家们发现,黄金分割在自然界的许多现象中都有所体现,如植物生长、动物身体比例、气候变化等。一些物理和工程学科也大量运用黄金分割,以提高设计的美观性和功能性。黄金分割在科学领域的运用,不仅丰富了我们对自然界的理解,也为我们解决实际问题提供了新的思路和方法。

在现代社会,黄金分割的影响力已经渗透各个领域。在商业广告中,利用黄金分割可以更好地吸引消费者的注意力;在建筑设计领域,按照黄金分割设计的建筑物更具美感和功能性;在股市分析中,专家们也经常使用黄金分割来分析股票价格的走势。黄金分割已经成为现代生活中不可或缺的一部分。

黄金分割的产生源于古希腊数学家的发现和文艺复兴时期艺术家们的广泛应用。自那时以来,它一直不断地被研究、探索和创新,使得这个神秘的数字在各个领域都展现出了无穷的魅力和较高的应用价值。

(二)黄金分割的美学内涵

黄金分割具有严格的比例性、艺术性、和谐性,蕴藏着丰富的美学价值。以黄金分割创造出来的建筑和雕塑等艺术形式都被认为是美的表现。19 世纪德国著名学家阿道夫·蔡辛断言:"宇宙万物,符合黄金律的,总是最美的形体。"米开朗琪罗的雕塑《大卫》(图 3-7),达·芬奇的画作《蒙娜丽莎的微笑》(图 3-8),贝多芬、莫扎特、巴赫的音乐里也流动着关于黄金分割的完美音符。达·芬奇通过研究发现,人体结构中很多比例关系都接近 0.618,说明人体本身就是黄金分割的杰出样本。人们对这样一个具有美感的比例数字的研究,成为探索美产生的重要途径,体现了人们对美的渴望和追求。

在现实生活中,黄金分割也被人们广泛应用到各个领域,如人们在创作书法、绘

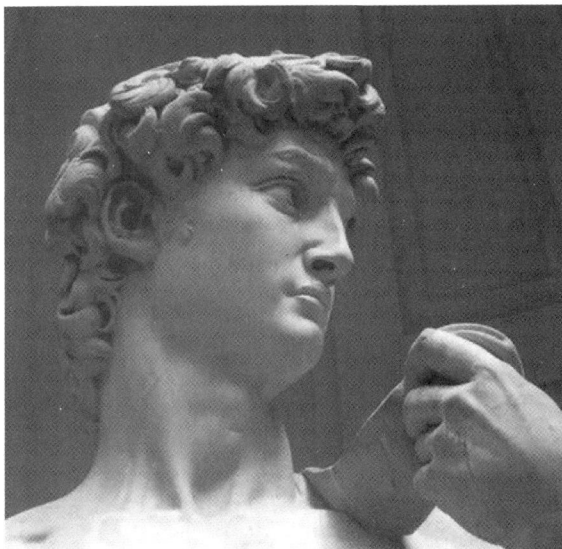

图 3-7 米开朗琪罗的雕塑《大卫》

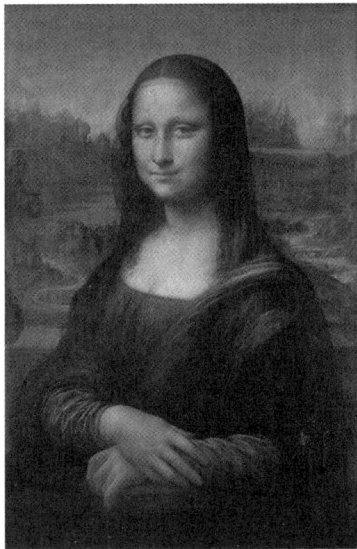

图 3-8 蒙娜丽莎的微笑

画、摄影作品时,都会不自觉地将要表现的主题安排在黄金点处。那么为什么人们会一看到这个神奇的数字,就本能地产生美感呢?据研究,这可能与人类的进化有着密切的关系。从猿进化到人的过程中,骨骼中以颅骨和四肢骨的变化最大,躯干外形近似黄金矩形且变化较小。人类本能地偏爱黄金分割,这也可能与人类自身比例的积淀密切相关。人类最早的审美客体就是人类本身,这可以从最早发现黄金分割的古希腊民族崇尚人体美的记载中找到依据。

(三)人体的黄金分割

在追求美的过程中,人类一直在探索着一种理想的比例。在自然界和艺术中,这种理想比例就是黄金分割。黄金分割,这个由古希腊数学家发现的比例,被认为是和谐、平衡与完美的象征。令人惊奇的是,我们的身体也遵循这一神奇的比例。

黄金分割在人体中的应用远不止美学领域。人体本身就是自然界中的一个奇妙的存在,它的构造充满了各种复杂的比例和数学关系。其中,黄金分割被认为是对人体形态和功能的发挥起到重要作用的一种比例。

首先,人体的外观中,人的面部长宽比、躯干的长度与高度的比例,以及四肢的长度比例等都遵循了黄金分割的原则。这些比例使得人体在视觉上更加协调、平衡,给人带来舒适的感觉。研究发现,这些比例有助于增强人体的美感,使人在社交场合更具吸引力。

然而,黄金分割并不仅仅关乎外在的美感。人体内部的运作同样遵循这一神奇的比例。例如,人体的许多生理参数,如心率、呼吸频率、血压等,都与黄金分割有着密切的关系。这些生理参数的平衡稳定对于维护人体的健康至关重要。事实上,人体内部的生物电、磁场以及各种生物分子结构等也都与黄金分割息息相关,这表明黄金分割在人体的生理功能和生命活动中起着不可或缺的作用。

黄金分割在维护人体的健康中也有作用。医学研究表明,遵循黄金分割的比例进行饮食和锻炼可以促进身体的健康。比如,适当的饮食搭配(图 3-9)和适量的运动可以使人的体重和体脂率保持在理想的范围内,这符合黄金分割的原则。而长期坚持这样的健康生活方式,可以降低患病的风险,提高寿命和生活质量。

中国居民平衡膳食宝塔（2022）

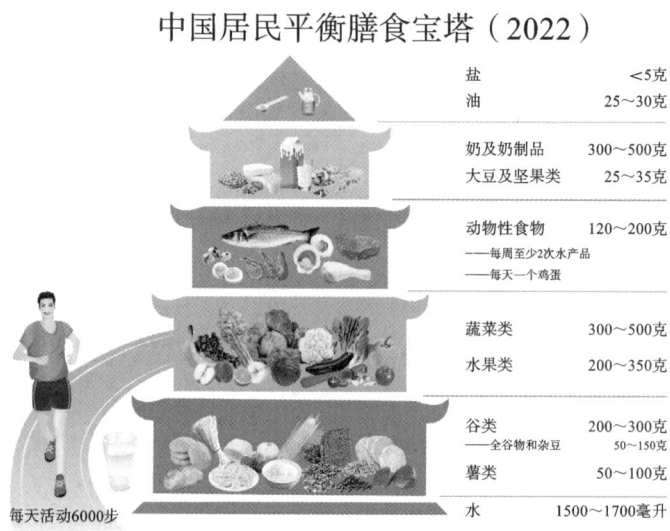

图 3-9　中国居民平衡膳食宝塔

此外,黄金分割在中医的穴位理论和气功中也得到了应用。中医认为,人体的各个穴位和经络系统遵循黄金分割的规律排列,这对于调节人体的气血流通、维持身体的平衡起着关键作用。通过刺激特定的穴位,可以治疗疾病、强身健体,提高人体的免疫力和自愈能力。

在现代医学中,越来越多的研究开始关注黄金分割在人体健康中的作用。科学家们正在研究如何利用黄金分割的理论来指导疾病的预防和治疗,以提供更加精准和个性化的医疗服务。

黄金分割不仅关乎人体的美感,更是健康与生命的守护者。它揭示了人体构造和生理功能的神奇奥秘,为维护健康和规律生活提供了宝贵的启示。在追求健康与美丽的道路上,遵循黄金分割的原则或许是最理想的选择。

我国学者对人体黄金分割的研究也有较大进展。彭庆星教授认为,人体美是黄金分割的天然集合。健美的人,其容貌和形体结构有许多与黄金分割相关的点和指数,大致可归纳为 12 个人体黄金分割点,8 个人体黄金矩形,4 个人体黄金三角和 6 个人体黄金指数。

1. 人体黄金分割点

线段的短段与长段的比值等于或者接近 0.618 即为黄金分割。

(1)眉峰点:眉毛长度的黄金分割点。

（2）眉间点：发缘点（前额发际中点）至颏下点连线，上 1/3 与下 2/3 的黄金分割点。

（3）鼻下点：发缘点（前额发际中点）至颏下点连线，下 1/3 与上 2/3 的黄金分割点。

（4）颏唇沟正中点：鼻下点至颏下点连线，下 1/3 与上 2/3 的黄金分割点。

（5）口角点：在口裂的两侧口角顶端，上下唇黏膜缘相接点，左（右）1/3 与对侧 2/3 的黄金分割点。

（6）口裂点（上、下唇闭合时口裂的中点）：鼻下点至颏下点连线，上 1/3 与下 2/3 的黄金分割点。

（7）喉结：头顶至脐的黄金分割点。

（8）乳头点：乳头垂直线上，锁骨至腹股沟的黄金分割点。

（9）脐：头顶至足底的黄金分割点。

（10）风市穴：双手自然下垂时，中指指尖所处的部位，是足底至头顶的黄金分割点。

（11）肘关节：肩峰至中指终点的黄金分割点。

（12）膝关节：足底至脐的黄金分割点。

2. 人体黄金矩形

黄金矩形，即宽与长的比值等于或近似等于 0.618 的长方形（图 3-10）。

（1）头部轮廓：头宽（两颞突出点）为宽，头高（颅顶点至颏下点）为长。

（2）面部轮廓：眼水平线的面宽为宽，发际点至颏下点间距为长。

（3）外鼻轮廓：鼻翼为宽，鼻根点至鼻下点间距为长。

（4）口唇轮廓：静止状态时，上、下唇峰间距为宽，两口角点间距为长。

（5）上颌前牙轮廓：切牙、侧切牙、尖牙最大近远中径为宽，牙面长为长（左、右各 3 个矩形）。

（6）外耳轮廓：对耳轮下缘水平的耳宽为宽，耳轮上缘至耳垂下缘间距为长。

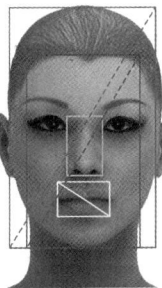

图 3-10 人体黄金矩形

（7）手部轮廓：手指并拢时，掌指关节连线为宽，腕关节至中指尖端为长。

（8）躯干轮廓：肩宽与臀宽的平均数为宽，肩峰至臀底间距为长。

3. 人体黄金三角

黄金三角是指三角形的腰底比等于或者近似于 0.618 的等腰三角形，其内角分别是 36°、72°、72°。

（1）外鼻正面观的三角形。

（2）外鼻侧面观的三角形。

（3）鼻根点与两侧口角点组成的三角形。

（4）两肩端点与头顶点组成的三角形。

此外,一个体型匀称的人,其体重与身高比、三围比例也都接近于黄金分割比例。

4. 人体黄金指数

黄金指数是指两条线段的比例等于或者近似于 0.618。人体面部、躯干、四肢中有许多线段存在着这样的比例关系。

(1)目面指数:两眼外眦间距与眼水平线面宽之比。

(2)鼻唇指数:鼻翼宽度与两口角点间距之比。

(3)唇目指数:两口角点间距与两眼外眦间距之比。

(4)上、下唇指数:面部中线的上、下唇缘高度之比。

(5)切牙指数:下颌切牙与上颌切牙近远中径之比。

(6)四肢指数:肩峰至中指尖端间距(上肢长)与髂嵴至足底间距(下肢长)之比。

三、$\sqrt{2}$规律与人体美

$\sqrt{2}$约为 1.414。既是一个无限循环小数,也是一种比例美。$\sqrt{2}$与人体美之间存在密切联系,具体体现在以下几个方面。

1. 面部比例方面

根据日本学者的研究,美丽面容的面部结构中存在着水平方向和垂直方向的递增规律,比值接近 1.414,即$\sqrt{2}$及其幂数列。这一规律首先被日本口腔医学界的学者 Nakajima 引入容貌美学研究。他报道了 7 名日本美丽女性的面部测量结果,发现以虹膜宽度为基数,面部结构中的比例关系接近$\sqrt{2}$。

2. 形体比例方面

虽然$\sqrt{2}$直接对应形体比例的说法不多,但在人体美学中,确实存在着各种比例关系。这些比例关系,使得人体呈现出和谐、匀称的美感。

四、曲线与人体形态美

构成人体形态美的基本要素之一是人体的线条。人体的线条有直线、折线、曲线三种基本类型,每一类线条都有各自的审美属性,其中曲线与人体美的关系最为密切,人体曲线是人体美重要的表现形式。曲线是构成人体轮廓、形象的基础,它组成了丰富的人体体表构象,人的体形线条醒目地表现了这种曲线美,尤其表现出女性体态起伏流畅的曲线特征,是人体曲线最完美的体现。

(一)曲线与曲线美

线由无数个点构成,曲线是点在空间逐渐变换方位运动的轨迹。曲线的类型非常多,如波浪线、螺旋线、抛物线、双曲线、横曲线、竖曲线、圆曲线等。曲线是表达美的一种常用形式,与直线相比更能体现出形式美的多样统一的基本法则,给人以流畅、变化、柔和、轻巧的美感(图 3-11)。

曲线美的概念,最早是由英国著名画家、美学家荷加斯提出的。他在《美的分析》一书中指出:"一切由所谓波浪线、蛇形线组成的物体都能给人的眼睛以一种变化无常

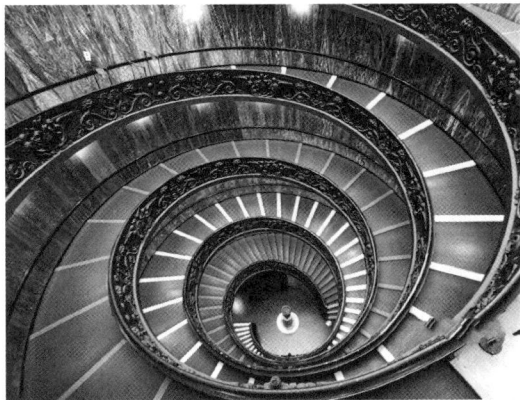

图 3-11　双螺旋楼梯

的追逐,从而产生心理乐趣"。他认为美最大限度地蕴藏在精确的曲线中。

曲线是表现美的一种形式,但并不是所有的曲线都能够产生美感,只有合乎一定美学规律和与一些数学公式相关的曲线才能使人产生美感。相反,杂乱无章的曲线则是一种干扰,毫无美感可言。可以引起美感的曲线主要有抛物线、椭圆曲线、双曲线、"S"形曲线、渐变的曲线以及法国曲线等。

(二)曲线美与人体曲线美的内涵

人体曲线美产生的原因有以下几点。

1. 曲线是美的多样性统一

谈及曲线,可能会联想到几何图形中的种种表现,曲线可以有圆的滑润、椭圆的饱满、螺旋的缠绕,或者抛物线的流畅等特点。这些曲线不仅在数学世界中展示出独特的美学特性,而且在建筑、自然界中都有着广泛的体现。曲线以一种独特的方式,诠释着多样性与统一性的完美结合。

曲线的美首先体现在其多样性上。在几何学中,每一种曲线都有其独特的形状和特性,如圆是完美的对称,椭圆是平衡的分割,螺旋则展示着无尽的旋转。这些不同的曲线形态,各自承载着不同的美学信息,使得它们在视觉上呈现出丰富多彩的景象。而在艺术创作中,曲线更是被广泛运用,从绘画、雕塑到设计,艺术家们利用曲线塑造出形态各异、动感十足的艺术作品,使得人们可以感受到曲线的无尽魅力和创意(图3-12)。

然而,曲线之美并不止于此。它们在多样性的基础上,还体现了一种内在的统一性。无论圆、椭圆、螺旋还是抛物线,它们都源于同一个起点——数学公式。这些公式不仅定义了曲线的形状,也决定了它们的基本特性。这种由公式所表达的统一性,使得不同的曲线形态在数学体系中形成了一种微妙的平衡,展示出多样性与统一性的完美融合。

在自然界中,曲线同样展现出这种统一性。如植物的生长轨迹、河流的流向、星体的运行轨迹等,都遵循着某种特定的曲线模式。这些看似不同的自然现象,其实都遵

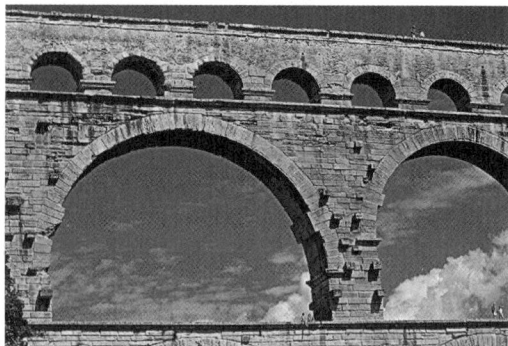

图 3-12　罗马拱桥

循着相同的自然法则，即曲线的统一性。这种统一性不仅使自然界的各个部分相互关联，而且使它们在整体上呈现出和谐与平衡的状态。

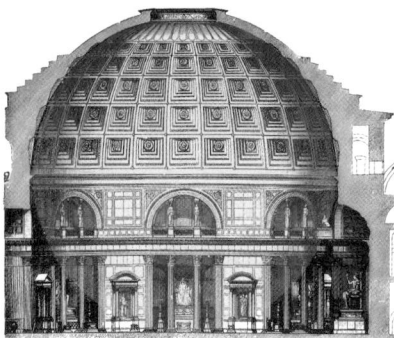

图 3-13　万神殿穹顶

此外，曲线在人类文明中的应用也充分体现了多样性与统一性的结合。从古至今，曲线在建筑、服饰、装饰艺术等领域都有着广泛的应用。古代的建筑师利用曲线设计出优雅的拱桥和壮丽的穹顶（图 3-13）；而现代的设计师则利用曲线创造出流线型的汽车和时尚的服装。这些作品不仅在形式上展现出曲线的多样性，而且通过曲线的统一性表达出一种内在的美感与和谐。

总之，曲线以其独特的多样性统一形式展示着美的无限可能性。在自然界和人类文明中，曲线都以其独特的魅力诠释着多样性与统一性的完美结合。无论是其在数学公式中的内在统一性，还是其在自然界和人类文明中的广泛应用，都充分证明了曲线是美的多样性统一的重要载体。

2. 曲线具有强烈的动态感

曲线具有强烈的动态感，这是由于其独特的形态和变化性。曲线的弯曲、起伏和流动，使得它能够呈现出一种动态的视觉效果，仿佛在不断地变化和运动。这种动态感在许多艺术形式中都有所体现，如绘画、雕塑、音乐和舞蹈等。在绘画中，曲线可以用来表现流畅的动作和动态的场景，如疾驰的骏马、飞翔的鸟儿等。在音乐中，旋律的起伏和节奏的变化也往往与曲线的形态息息相关，使得音乐听起来更加有动感和活力。此外，曲线在自然界中也是无处不在的，如河流、山脉、云朵等，它们的形态和变化都充满了动态感。因此，欣赏曲线时，不仅能够感受到其优雅和美感，还能够从中感受到一种强烈的动态感和生命力。如波浪的起伏、鱼儿的游动、白云的舒展等，都能给人以美感。

静态的曲线物体也蕴含着动态美感。群山虽然一直屹立不动，但倘若我们注意到其曲折蜿蜒的态势,也能体会到一种静中有动的动态美。毛泽东同志的"山舞银蛇,原驰蜡象"正是对这种动中有静的曲线美的最好描述。达·芬奇名作《蒙娜丽莎的微笑》,不管从任何角度观赏,都能真切地感受到画中人物那淡淡的微笑,让人赞叹不已。

我国古代审美学家曾把人体曲线之美喻为婉若游龙。如容貌表情的展露,双眉的舒展轻扬,眼球的自如转动,胸腹部随呼吸运动的起伏,特别是女性行走风姿形态都充分展现出人体动态的曲线美。

3. 曲线能给人以联想、满足和快慰

在几何学的世界里,曲线是一种优雅而富有变化的形态。不同于直线的一往直前,曲线以其特有的弯曲、起伏和流动,唤起人们无尽的联想和想象。它们是自然界中常见的形态,是生活中无处不在的元素。在数学家眼中,曲线是一种富有规律的集合体;而在艺术家心中,曲线则是情感和创意的完美表达。

谈论曲线时,很容易联想到那些经典的曲线形状,如椭圆、抛物线、双曲线等。这些曲线不仅在科学领域中有着广泛的应用,还在艺术创作中扮演着重要的角色。在绘画和雕塑中,曲线可以用来表现柔和的轮廓、流畅的动态和丰富的质感(图 3-14、图 3-15);在建筑设计上,曲线能够赋予建筑独特的流动感和动态美;在音乐中,旋律的起伏、节奏的变化也往往与曲线的形态息息相关(图 3-16)。

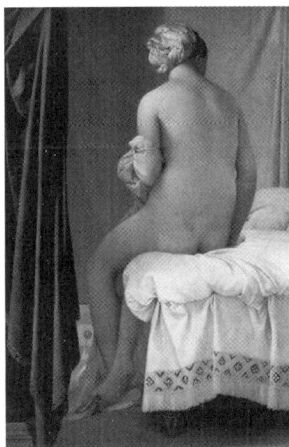

图 3-14　瓦平松的浴女

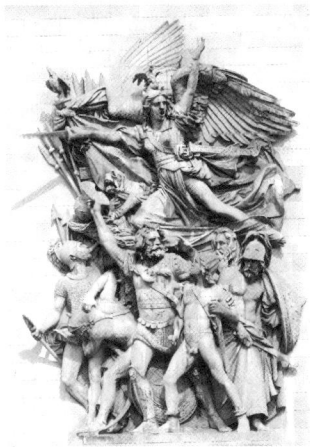

图 3-15　马赛曲

看到一条曲线时,或许会想到它背后的故事、情感或意义。例如,当我们看到一条优雅的弧线时,可能会联想到一个轻盈的舞者在空中跳跃的姿态(图 3-17);当我们看到一条波动的曲线时,可能会感受到大海的波澜壮阔或心跳的韵律。这些联想并非偶然,而是因为曲线本身所具有的丰富内涵和表现力。

那么,为什么曲线能给人以联想、满足和快慰呢?这或许源于它所具有的不确定性和多变性。与直线相比,曲线没有固定的方向和终点,它的形态可以根据不同的因素而变化。这种不确定性使得曲线充满了无限的可能性和生命力,也让人们在欣赏和思考中获得了满足感。

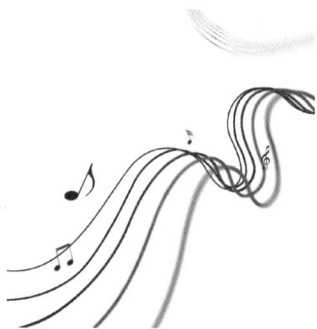

图 3-16　音乐中的曲线

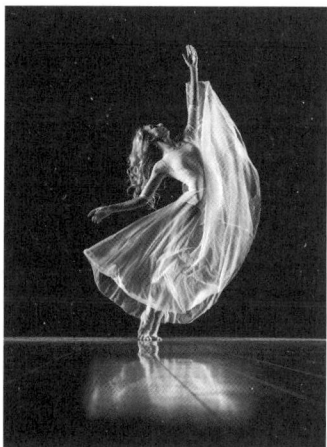

图 3-17　舞者的身姿

此外，曲线的形态也与人类的情感和心理状态密切相关。例如，当人们感到焦虑和紧张时，可能会选择一些流畅、柔和的曲线来放松心情；而当人们感到愉悦和兴奋时，可能会选择一些动感、有活力的曲线来表达情感。这说明了曲线在某种程度上能够与人类的情感共鸣，给人带来快慰和安慰。

总而言之，曲线之所以能给人以联想、满足和快慰，是因为它所具有的不确定性和多变性，以及其与人类情感和心理状态的密切关联。

4. 曲线具有修饰、软化其他线条和角形的作用

在视觉艺术中，曲线是一种独特的元素，它以其特有的流动感和弹性，为设计提供了无限的可能性。相比于直线，曲线更能吸引人们的目光，激发人们的情感反应。而更重要的是，曲线具有修饰、软化其他线条和角形的作用，为设计带来了一种独特的和谐与柔美。在几何学中，曲线被定义为在二维或三维空间中，满足某种条件的点的集合。然而，在设计中，曲线的意义远超这些抽象的定义。它可以是优雅的波浪线，也可以是繁复的藤蔓纹样，其以动态的流动感打破空间的沉闷。正是这种动态的表现力，使得曲线在设计中具有了举足轻重的地位。

当我们谈到曲线的修饰功能时，我们首先想到的是它对其他线条和角形的柔化作用。在建筑设计、室内装饰、平面设计等领域，直线和角形是构成设计的基本元素。然而，这些元素往往显得过于刚硬，缺乏情感。而曲线在这里就起到了关键的作用，它可以有效地柔化刚硬的线条和角形，为设计注入一份独特的柔美和和谐。

曲线在人体艺术中的应用非常广泛，它不仅能够柔化线条，还能够突出人体的美。例如：

（1）女性身体曲线：女性身体的曲线是最具魅力的，如胸部、臀部和腰部的曲线，都可以通过柔和的曲线来强调，使画面更加生动和有韵律感。

（2）面部表情曲线：人的面部表情非常丰富，如笑、哭、怒等，这些表情都可以通过曲线来表现，使画面更加生动和有情感。

（3）动态曲线：人体在运动中，会形成各种动态的曲线，如跳跃、旋转、奔跑等，这些动态曲线可以增加画面的动感和节奏感。

（4）人体结构曲线：人体的骨骼和肌肉结构也形成了各种曲线，如脊柱的"S"形、手臂的弧线等，这些曲线可以强调人体的结构和力量。

总的来说，曲线应用在人体艺术中，可以使画面更加生动、有韵律感和情感，也可以强调人体的结构和力量。

综上所述，人对曲线的视觉感受往往比其他类型的线条轻快愉悦，这是与眼球及眼外肌的解剖结构和生理功能相适应的，曲线能给人一种特有的视觉效果。人体的面容和躯体并不完全由曲线构成，但由于有多样而趋于统一的曲线的修饰，整体呈现出和谐之美。

5.人类从曲线联想起自身的线条特征

人类与曲线紧密相连，源于生命形态、艺术表达、科技发展和心理认知。人类的外形轮廓和内部结构都是曲线的体现，在进化的过程中得以保留。艺术领域中，曲线能表达情感和构建意境。科技领域中，曲线是效率和优化的代表。心理认知上，曲线所具有的变化性、流动性和连续性，是人类对美的追求和向往。因此，人类与曲线的紧密关系并非偶然，未来它将继续发挥重要作用。

曲线是构成人体各部分轮廓的基础，它在人体结构形态中到处可见。人类在长期生活中逐渐形成了对人体自身的审美观念，尤其是曲线美。在所有曲线中人类的容貌和体形曲线是最美的，人体以生动、柔和、对称、和谐的曲线轮廓显示出人类特有的动态和静态、局部和整体之美。

对于人体曲线而言，女性和男性是不同的。女性以娇柔为美，故女性体形以柔润、曲线分明、凹凸有致为美（如女性的身体，胸围、腰围、臀围都有不同的美学尺寸，在这些美学尺寸的比例下，形成了女性特有的"S"形曲线）；而男性以阳刚为美，故男性体形以健壮、富有肌肉、轮廓清晰刚硬为美。

第三节　医学人体美学的审美观

一、健康人体美与医学人体美

人体美与一般美的事物不同，不具有超功利性。人体之所以美，是因为它在符合美的规律基础之上还可以行使正常的生理功能。也就是说人体美脱离不了人体健康的功能。

（一）健康人体美的内涵

健康作为人体美的首要条件，在人体美中具有举足轻重的作用，而健康人体美（健美)是建立在健康基础之上符合形式美法则的一种美的最高形态。彭庆星教授认为，健美的人体是指在健康状态下的形式结构、生理功能、心理过程和社会适应等层面全方位协调、匀称、和谐和统一的人的有机整体。世界卫生组织(WHO)定义了健康的新概念，即没有疾病和不适，并且有良好的体质、心理状态及社会适应能力的生命状态。在世界卫生组织制定的十条健康标准中，有六条属于身体健康方面，四条属于心理健康与社会适应能力方面。所以美是健康的外在表象，只有健康的美才能充满活力，只有健康的美才是真正的美。也可以说，医学美学中的健美概念是健康概念的引申与说明，是对健康概念的升华，提升了医学治疗目的的高度。

（二）健康与美的关系

彭庆星教授主要从四个方面总结健康与美的关系。

1. 健康使人体美增艳

一个健康的人首先必须具有健全的身体结构，各器官系统具有健全的功能。功能健全的神经体液调节系统，能够帮助人体适应内、外环境的变化。一个具有充沛、蓬勃生命力的人才能为人体美增艳，并且充分展现健康的人体美。

2. 疾病和衰老使人体美减色

疾病是人体在一定病因的损害性作用下，因自身稳态调节紊乱而发生的异常生命活动的过程。它的发生、发展使得机体的生理结构和(或)功能发生异常变化从而损坏人体美，如破坏形体的均衡匀称影响正常的生活节奏，神志的异常改变导致审美心理扭曲等。衰老也会使人失去健美的风姿。人体进入衰老期之后，各种生理功能逐渐衰退，新陈代谢逐渐下降，肌肉松弛，体形发生变化，或趋于肥胖，或趋于消瘦，相比之下使得原有的健美体形减色。

3. 死亡使人体美消失

死亡是人体生命活动的终结。"健"与"美"都失去了存在的基础，原先在生命活动中闪光的人体美，随着生命活动的终结而消失了。

二、疾病对人体美的影响

任何疾病的发生，不仅会在不同角度和不同程度上影响人体的健康，同时也会在不同角度和不同程度上影响人体美。疾病影响人体美主要表现在以下几个方面。

1. 破坏机体的和谐统一

机体的和谐与统一，是人体美的基本特征之一。任何一个人患有某种疾病，其机体原有的和谐统一就遭到了破坏。通常情况下，疾病破坏机体的和谐统一的主要方式有：破坏局部与整体之间的平衡，例如美容常见的损美性疾病如雀斑、黄褐斑，其是由于面部出现色素沉着性斑片或斑点，患病部位与整体之间失去了正常的色泽平衡美；破坏局部与局部之间的平衡，例如面神经瘫痪，使脸部两侧明显不对称，外观上因局部与局部之间失去平衡协调从而破坏了人体美；破坏机体与环境之间的平衡，由于人体各系统器官的健全和功能的完整，人体能适应各种不同的环境，和外界环境之间始终处于平衡状态,某些器官的功能失常或不全可导致机体与外界环境失去平衡,例如过敏性体质的人,会对花粉、尘埃等物质过敏从而引起哮喘、打喷嚏、皮肤瘙痒等。

2. 损害形体的均衡匀称

健康形体美主要体现在均衡和匀称上,但有些疾病却直接损害了人体的均衡和匀称。如满月脸、水牛背、腹水患者的蛙腹和重度脱水患者的舟状腹等都是因为形体均衡匀称受到破坏而影响形体美。然而,疾病给形体的影响损害一般是暂时性的,会随着病情的好转而逆转并自然消失。

3. 影响个体与社会的和谐

疾病往往使患者在饮食方面受到人为的限制,在社会活动方面受到影响,原有的生活节奏和秩序被打乱,例如肝炎患者,为了避免复发和转向慢性肝炎,不得不迫使自己改变原有的生理需求,控制参加社会活动的量。许多疾病既损害了形体美,又改变了生活节奏,从而导致患者的心理状态异常。

4. 导致审美心理的特异变化

人体的美感和审美心理结构是不尽相同的,是系统内的统一性与系统间的差异性的对立统一,每个人的审美心理也不是固定不变的,而是必然会随着社会生活的发展而发展,并随着环境的改变而改变的。实践证明,生理、病理因素会影响人们的审美心理。正常人通常乐于欣赏各种艺术美,如戏剧、舞蹈会使人振奋和陶醉,并可能会不由自主地随着节奏"手舞足蹈";若让一个受到严重病痛折磨的人观看,反而会使他心烦意乱。疾病也会使原来善于交谈、喜欢社交的人变得沉默寡言,选择逃避。这是由于疾病带来的烦恼使患者承受了心理上的巨大压力,抑制了审美的心理功能,导致了审美心理的特异性变化。例如,一些慢性病患者,发病前性情温和、待人和气,但是患病之后可能会性情大变,脾气暴躁,变得很难与人友好相处。

认识和掌握疾病对人体美的影响,对于建立新型的医患关系,实施正确的诊疗手段有着重要作用。

三、心理状态对人体美的影响

医学以人为本,充满着人文精神。事实上现代人用整形美容改变自己先天容貌和弥补形体的不足与残缺,很大程度上是希望通过这种改变重建自我心理平衡,提高自信心,再造自身魅力,以达到完美的心理平衡与和谐的状态。

从医学角度来看,心理状态直接影响着人的体态美。现代社会生活节奏加快,工作压力逐渐增大,人们常常会有心慌、焦虑、失眠、缺乏安全感等心态失衡的负面情绪,如果不及时调整,久而久之这种情绪将影响到体态美,如过早衰老,出现脱发、白发、皮肤下垂、皱纹、压力型肥胖等,这些都会使体态美受到严重的影响。有些过度疲劳或持续悲愤的人,出现皮肤晦暗、黄褐斑等。这些都是由于人的心理状态不佳损害了人的精神风貌和体态美,对人体美造成严重的负面影响。如果一个人情绪稳定乐观、胸怀坦荡,面对生活和工作压力表现出积极向上和乐观的态度,则会精力充沛、面色红润等。"笑一笑,十年少"指的就是乐观、积极向上的心态,会延缓衰老而且使人能更长时间保持人体美。

现代社会,心理健康状态引起了人们的广泛关注和重视。心理健康可以给人带来体态美、气质美和风度美,体现了个体高质量的生命活力,是一个人的心理活动的质量与个性特征的综合表现。心理健康的人,能使审美对象产生愉悦、认同、感化的心理反应,因而容易被社会接受,具有良好的个人发展空间。心理健康既提高了个人的生活质量,同时也提高了社会的文明程度,因此心理状态是实现自我完善的需要,也是社会文明发展的需要,有利于个人与社会发展。

对于个人来说,做到以下四个方面有益于保持健康的心理状态,塑造完美的人体美。

(1) 保持良好的社会适应能力,遇到挫折时要保持稳定的情绪和淡定自若的心态。

(2) 正确认识和对待个人需求,以"知足者常乐"的平常心维护人体美。

(3) 要以健康向上的心理战胜消极低沉的心理,力求使个人人格不断完善。

(4) 要学会调节和转移不良情绪,缓解精神压力,保持心境稳定,使人体保持一种体态美与心理美兼备的状态。

四、生命活力美是人体美的核心

人作为一个生命有机体,是自然生命力的最高层次的表现。人的活动实质是生命活力的外在表现,人的生命活力推动人的一切行为活动。因此,人的整体性,就是人的生命活动的全部特性,是人的生命活力的外在整体的集中表现。突出体现就是,人体的生理、心理的结构和功能各个要素均是合乎规律的有序集合,其表现形式有均衡、和谐和统一。这就显示出一种美,一种自然生命力最高层次的美,一种人的生命活力之美,并给人(包括其自身个体和社会人群)以生命活力的美感。

人体的健美是强大的生命活力美的外在表现。人的生命活力所推动的人的一切行为活动是自由、自觉的活动,有意识的活动才是自由的活动。这是人的生命活动区别于动物生命活动的"美"的特性,是合规律性与合目的性统一的创造过程,是具有美的创造性意义的社会实践。由此可见,任何社会实践都是人的生命活力的全部特性的体现,它包含着人的生命活力美感的全部信息,也包含着自然生命力的全部信息。

人与人的活动是自然生命力通过人来施展的现实,是自然生命力的升华。自然生命力是美的本原,任何具体现象都蕴含着其现象本原的全部信息。当人们接受这种信息时,就能从有限中见到无限,在刹那间见到永恒,从而唤醒人的审美意识,产生美感。人体美之所以能给人以美感,就在于人们接受了人的生命活力这个本质所反映出来的和谐信息。医学美之所以能给人以美感,就在于把人的生命活动作用于人的生命本质时,显示了人的生命全部信息,即生命有机体的和谐及其自由、自觉的活力。因此,人体的健美就是强大生命活力的外在表现。

人的生命活力美是人体健美的突出表现,人体健美则是人生的生理价值、医学价值和社会公益价值的高标准和高质量的体现。人体健美的形成,对于人的生命史来说,是一种可贵的生活机遇,也是一种导致良好审美情趣的内在条件和环境;对于其他人来说,又是一种可贵的审美对象,也是一种能使他们产生良好审美情趣的外在条件和环境。所以,无论对于个体自身还是其他个体和群体来说,人体健美的存在都提供了一种特定的良好的审美境遇,并有助于各自的审美情趣由低层次向高层次的升华。

五、容貌是人体审美的核心部分

容貌作为人体审美的核心部分,是一个深刻且多维度的概念。在多种文化中,容貌被视为个人魅力和吸引力的关键标志,常常与社会地位、职业机会以及社交圈层紧密相关。社会普遍存在着对美貌的偏好和追求,这种偏好进一步凸显了容貌在审美评判中的核心作用。

容貌,作为个体外观的直接体现,往往成为审美评判的首要对象。在社会文化背景下,它被普遍视为个人魅力和吸引力的重要标志,与社会地位、职业机会及社交圈层紧密相连。这种对容貌的重视,不仅源于人类天生的视觉偏好,更在社会文化演进中得到了强化和塑造。

从心理学角度看,容貌对个体的自我认知和自尊心有着不可估量的影响。美丽的容貌往往能带来自信,提升个体的心理健康水平,而容貌上的不足则可能导致自卑、焦虑等心理问题。这表明,容貌在个体心理构建中扮演着至关重要的角色。

生物学与进化论视角则为我们提供了另一种解读。在生物进化过程中,容貌可能作为性选择的一个重要因素,被视为健康和良好基因的象征。这种解读揭示了容貌在生物繁衍和进化中的潜在价值。

艺术与美学传统中,容貌更是被赋予了极高的审美价值。在绘画、雕塑等艺术形式中,容貌是表现人物美感和情感的关键元素。在美学传统中,对容貌的描绘和赞美占据了重要地位,这都进一步证明了容貌在审美中的核心地位。

现代科技与美容产业的繁荣,更是社会对容貌审美重视的直接体现。人们通过各种手段改善自己的容貌,以追求更符合社会审美标准的容貌。

综上所述,容貌作为人体审美的重要核心部分,不仅在社会文化、心理学、生物学以及艺术与美学传统等多个领域得到体现,还受到现代科技与美容产业的广泛关注。它是个体外观的直接体现,也是社会审美评判的重要标准。然而,我们也应意识到,审美是多元且主观的,不应过分强调容貌而忽视个体的内在价值和多样性。在欣赏和评判人体美时,我们应保持一个全面和多元的审美观念。

第四节 医学审美评价

医学审美是医学美学学科中基本范畴之一,是医学美学领域研究的重要内容。学习掌握医学审美对美容医师、咨询师提高医学审美能力有很大的帮助。医学审美是指医学审美主体在长期医学审美实践中对医学美的认识水平和审美需求。医学审美观念直接来源于医学审美实践,在医学审美或医学审美实践中不断充实、丰富和发展,并受医学审美、医学审美实践的最终检验。另外,医学审美观念对医学审美实践发挥着重要的指导作用,规范并制约医学审美实践。由于医学审美主体的个性特征不同,医学审美观念也不尽相同。

一、医学审美评价的概述

医学审美评价(medical aesthetic evaluation)是一个涉及医学美学与美容医学领域的专业概念,它主要指对医学审美的价值标准、医学美特性和效果的主观评价。医学审美评价是审美主体(如医生、患者或第三方评估者)基于自身的审美经验、审美情感和审美需求,对医学审美对象(如手术效果、美容治疗方案等)的形象、动态及效果进行主观评定和判断的过程。尽管评价过程是主观的,但医学审美评价需要我们以美学为参考标准。它往往以医学原理和规律为基础,结合医生的丰富经验和专业知识,对美学问题进行科学分析和评估。医学审美评价涉及多个方面,包括形态美、功能美、健康美等多个维度。在评价过程中,需要综合考虑患者的个体差异、治疗方案的合理性和可行性等因素。

二、医学审美评价的标准

医学审美评价的标准是一个复杂而多维度的体系,结合了医学原理、审美心理学、社会文化因素等多个方面,主要包含真善美统一的标准、主观性与客观性统一的标准、形式美法则的运用。

1. 真善美统一的标准

真善美是医生审美评价的首要原则。

真:客观事物的本质。在医学审美中,医生要尊重医学科学知识,对症诊断治疗,确保所有评价和建议都基于科学的医学理论和实践。

善:在哲学范畴中指在社会实践中客观事物对人的功利性。凡是美的事物都是激励向上的,对社会、对人生是有利的。在医学审美中,这体现为治疗方案的合理性和对患者健康的积极影响。

美:真与善的统一体。在医学审美中,美不仅体现在外在形态的美观上,更体现在治疗效果的自然、和谐以及患者整体健康状态的改善上。

2. 主观性与客观性统一的标准

医学美的观念和评价标准并非绝对不变,而是随着社会历史的发展而具有时代性。然而,在一定的历史时期内,这些标准又是相对稳定的。

主观性:审美评价标准受到社会文化、时代背景、个体审美偏好等多种因素的影响,因此具有一定的相对性。例如,不同文化背景下对美的定义和追求可能存在差异。

客观性:尽管存在相对性,但医学审美评价也有一些普遍适用的原则和标准,如健康美、自然美等。这些原则和标准在长期的医学实践中逐渐形成并被广泛接受。

3.医学审美评价中的形式美法则运用

形式美法则在医学审美评价中的运用是多方面的、综合性的。医生在进行医学美容或整形手术时需要充分考虑形式美法则的要求并结合患者的具体情况进行个性化的设计和调整以达到最佳的美学效果。

(1)对称与均衡法则。

对称:以一个点或一条直线为中心，左右或上下两侧在形状、排列等方面一一对应,呈现镜像效果,如北京故宫建筑群(图3-18)。在医学审美中,人体的对称性被视为美的重要特征之一。例如,面部的对称性、四肢的对称性等都影响着整体的美观程度。医生在进行医学美容或整形手术时,会注重恢复或增强患者的对称性,以达到更和谐、美观的效果。

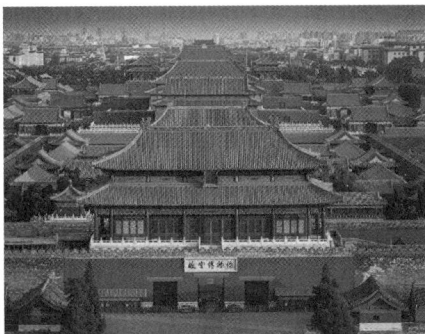

图 3-18 北京故宫建筑群

均衡:各组成部分分布的一种平衡状态。在医学审美中,均衡不仅要求外形上的平衡,还要求功能上的平衡。例如,在进行面部整形手术时,医生会考虑各个部位的大小、形状、位置等因素,以确保面部整体的均衡美观。同时,也会考虑手术对患者面部功能的影响,如做表情、咀嚼功能等,以确保功能的均衡。

(2)比例与尺度。

比例:事物整体与局部以及局部与局部之间的数量关系。在医学审美中,人体的比例关系对美观程度有着重要影响。例如,"三庭五眼"(图3-19)、黄金分割的马夸特面具(图3-20)等都是被广泛认可的美学标准。医生在进行医学美容或整形手术时,会根据患者的具体情况调整其比例关系,以达到更美观的效果。

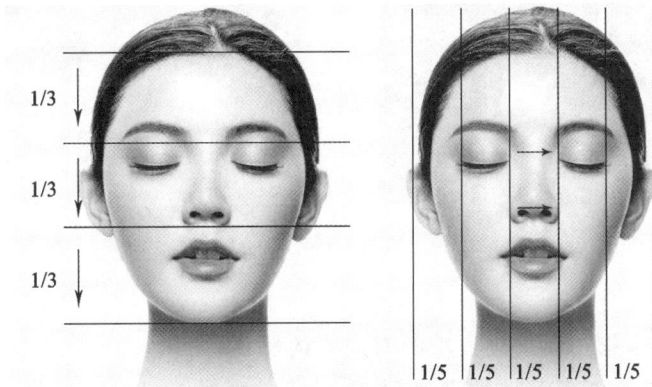

图 3-19 "三庭五眼"

尺度:事物在一定范围内的度量标准。在医学审美中,尺度不仅涉及外形大小的问题,还涉及与整体环境的协调性问题。例如,在进行乳房整形手术时,医生会考虑患者的身高、体型等因素,以确定合适的乳房大小,以确保乳房与整个身体的协调美观。

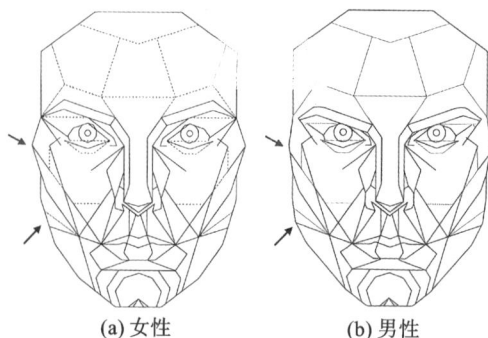

(a)女性　　　　　　(b)男性

图 3-20　马夸特面具

（3）调和与对比。

调和：在差异中寻求一致性和协调性（图 3-21）。在医学审美中，调和要求各个组成部分在形式、色彩、质感等方面相互协调、和谐统一。例如，在进行皮肤美容治疗时，医生会考虑患者的肤色、肤质等因素，选择合适的治疗方案和产品组合，以确保治疗后的皮肤色调均匀、质感细腻。

对比：在相似或相近的事物中强调其差异性（图 3-22）。在医学审美中，适度的对比可以增强视觉效果和吸引力。但需要注意的是，对比不宜过于强烈，以免产生突兀感或不适感。例如，在进行面部轮廓整形时医生会通过调整颧骨、下颌角等部位的大小和形状来增强面部的立体感，同时会注意保持整体面部的和谐统一。

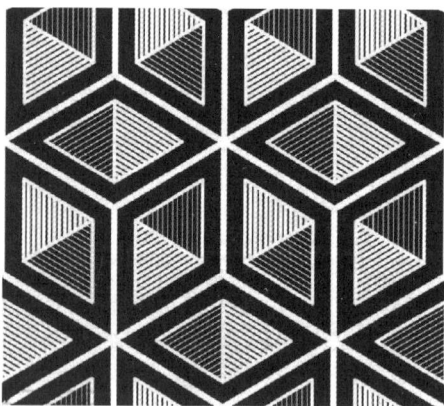

图 3-21　调和

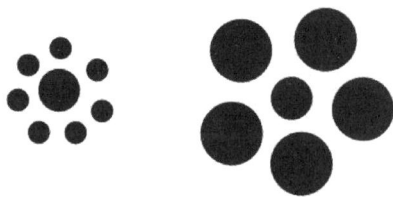

图 3-22　对比

（4）节奏与韵律。

节奏：客观事物在运动过程中的有规律的反复（图 3-23）。在医学审美中节奏可以体现在人体的动态美上，如步态的轻盈、动作的流畅等。医生在进行医学美容或整形手术时会考虑患者的运动习惯和动态特征以确保手术后患者的动态美得到保留或提升。

韵律：节奏的变化和组合方式所呈现出的美感（图 3-24）。在医学审美中，韵律可以体现在人体的整体和谐和美感上，如面部轮廓的起伏、身材的曲线美等。医生在进行医学美容或整形手术时会注重塑造患者的韵律美,以增强整体的美观程度。

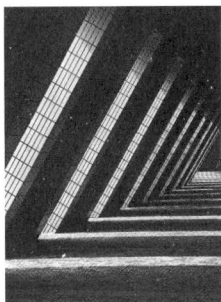

图 3-23 节奏

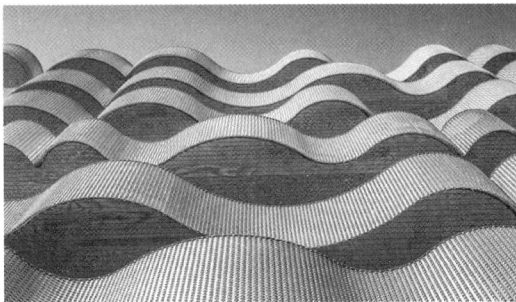

图 3-24 韵律

(5)变化与统一。

变化:各元素或各部分之间的差异性和多样性(图 3-25)。在医学审美中变化可以体现在个体的独特性和差异性上,如不同的面部特征、身材类型等。医生在进行医学美容或整形手术时会尊重患者的个体差异,并在此基础上进行个性化的设计和调整。

统一:各元素或各部分之间的内在联系和共同特征(图 3-26)。在医学审美中,统一要求整体与局部之间、局部与局部之间保持和谐统一。医生在进行医学美容或整形手术时会注重整体效果的设计和调整,以确保手术后患者的外貌呈现出一种和谐统一的美感。

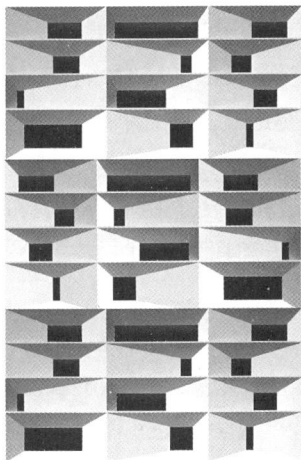

图 3-25 变化

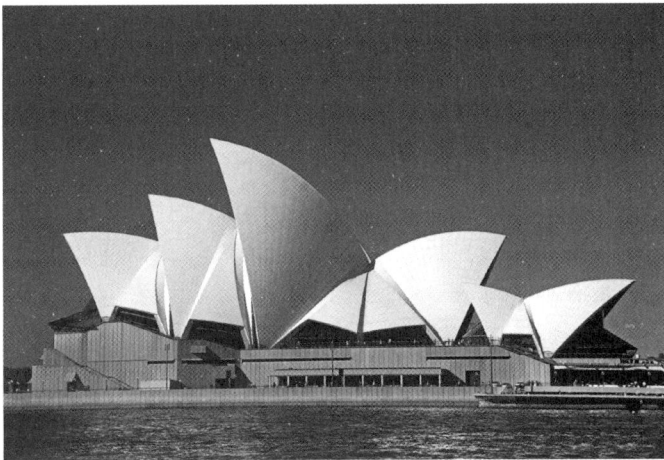

图 3-26 统一

医学审美评价的标准是一个综合了科学、艺术和社会文化因素的复杂体系。它要求医生不仅具备丰富的医学知识和技术,还需要具备高尚的审美情趣和审美格调。通过遵循真善美统一的标准,相对性与绝对性统一的标准以及具体的医学审美原则,医生可以为患者提供更加个性化、科学合理的审美评价和治疗方案。

三、医学审美评价的特点

1.医学科学性与艺术性的多样统一

医学审美评价必须基于医学科学知识,遵循人体正常的生理发展规律。任何审美评价都不能脱离医学原理和实践,确保评价结果的客观性和合理性。医学审美评价同时融合了艺术审美的元素,强调形态美、和谐美、自然美等美学原则。医生在进行评价时,需要考虑患者的外貌特征、气质神情以及手术或治疗方案的艺术效果。社会的发展进步、审美主客体的个性差异使人们形成了多种多样的医学审美需要。人们不但要求培养内在的审美趣味和审美修养,而且更加注重外形美;不但要求恢复人体的结构和功能,而且更加注重重塑人体美;不但要求整体的健康和完美,而且更加注重维护和展现肌肤美,以期达到追求生命"尽善尽美"的目标。

2.个体差异性与社会普遍性

差异性是指医学审美主体与客体之间的个性特点差异所决定的医学审美需要的差别。审美主体与客体的年龄、职业、民族、经济水平、价值取向、个人修养、理想追求等各方面的不同,会对人体的审美价值和需求形成潜在影响,当双方带着各自的个性特色参与医学审美的实施过程时,双方都会对审美形成不同的需求。医学审美评价也需要遵循一些普遍性的审美原则和规律,如对称美、黄金分割等。这些普遍性原则为医学审美评价提供了基本的参考框架和评价标准。

3.时代性与发展性

人类的需求与客观现实有着密切的联系。在不同的时代,人们的审美需求也会不同。如"环肥燕瘦"体现的就是这个特性,环是指唐玄宗的贵妃杨玉环,燕是指汉成帝的皇后赵飞燕。在唐朝,女性以胖为美,这是唐文化的突出表现,反映了当时社会审美潮流;到了宋代,女性却是以瘦为美,"三寸金莲"成为时代审美特征。可见审美需求与每个时代的社会文化有着千丝万缕的联系。

随着社会的进步和医学技术的发展,医学审美评价的标准和方法也在不断发展和完善。医生需要不断学习新知识、新技术,提高自身的审美素养和评价能力。

4.矛盾性

矛盾性是指在满足人们的审美需要时会出现各种各样的矛盾,主要体现在两个方面:一方面,医学审美实践中会出现消除疾病、恢复功能与重塑形体美之间的矛盾,如一个面部严重烧伤的患者提出进行隆鼻术的要求;另一方面,在医学审美过程中,审美客体的审美需求与其所在的医学审美环境无法达到这一需求而产生的矛盾。这就要求作为审美主体的医生,在客观地分析审美客体需求的前提下,充分与审美客体沟通,劝导他们等待条件成熟后再实现审美需求。

5.人文关怀

医学审美评价还需要融入人文关怀的理念,关注患者的心理感受和情感需求(图3-27)。医生在进行评价时,需要与患者建立良好的沟通关系,了解患者的期望和担忧,提供个性化的心理支持和安慰。

这些特点共同构成了医学审美评价的复杂性和多样性。

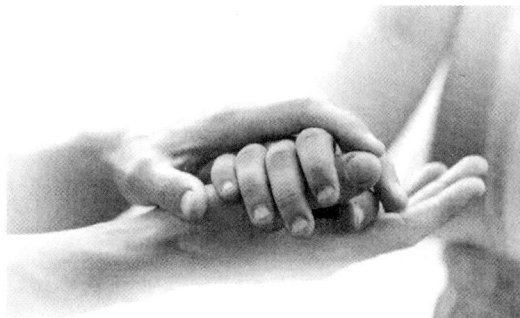

图 3-27 关怀体现医学的温度

(范 伟 彭展展)

能 力 检 测

(1)请阐述目前主要的人体比例学说。

(2)什么是黄金分割？黄金分割与人体美的关系主要体现在哪些方面？

(3)为什么曲线能够给人美感？

(4)审美是医学美，其本质和特征是什么，医学美的基本形态有哪些？

(5)审美的普遍性与差异性的主要体现在哪些方面？

(6)人体容貌美的研究中，"三庭五眼""四高三低"具体指的是什么？请用画图的方式表示并标注其内容。

(7)请思考疾病对人体美的影响具体表现在哪些方面？

(8)人体审美的核心部分是容貌。请根据经验来谈谈为什么？

(9)医学审美评价有统一的标准吗？请阐述其具体内容。

第四章　人体的整体形态美

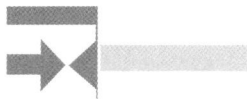

扫码看课件

学习目标

知识目标

通过对本章节的学习,重点把握人体的整体形态美的特征及表现形式。

能力目标

掌握人体的整体形态美的特点;黄金分割比例、曲线美感。

素质目标

学会运用人体的整体形态美理论解决实践问题,具有理解生命活力美的能力。

第一节　头面轮廓美

一、面型美

面型(脸型)是指面部轮廓,是容貌美的基础,如果面型不佳,则会影响整体容貌。一个比例协调、轮廓清晰的面型,配上符合标准的五官,就构成了自然美的容貌。面型的构成和美的标准是医学人体美所研究的重要内容之一。

(一)面型的解剖结构

面型的构成主要取决于颅面部骨骼的形状和面部的丰满程度。构成面型的骨骼是额骨、鼻骨、颧骨、上颌骨和下颌骨。

构成面型的骨骼围成的 4 个几何图形或几何体如下:①前额连接着头顶骨形成方形;②对称的颧骨和部分上颌骨近似呈长方形;③上颌骨形成一个竖立的圆锥体;④下颌骨呈马蹄形。

上述骨骼彼此穿插、衔接,形成面型的立体关系和结构上的均衡,是我们观察和塑造面型的重要依据。

（二）面型的特征

面型（即面部轮廓）的特征还可以用 4 个弓形刻画出来：第一弓形在眉处环绕着面部，并随着前额突出，这是眉弓形；第二弓形从一侧外耳门到另一侧外耳门环绕着面部，顺着两侧的颞突移动，滑入面部正面的颧骨上，这是颧弓形；第三弓形是上颌弓形；第四弓形是下颌弓形。根据 4 个弓形的半径（弓形线段的长短），从美貌人群中找出的规律如下：颧弓形＞眉弓形＞上颌弓形＞下颌弓形。如果 4 个弓形结构紊乱，则视为不美或畸形。因此，个性特征和面型是建立在弓形间相互关系和弓形内部变化的基础上的。

额部代表精神和智慧的力量。古今中外，智者的形象多有着舒展宽广的额部。颞部的形态取决于颞骨，颞部大小适中则与鼻部、面颊和谐统一有关。颊部圆润使面容富有朝气，特别是在微笑时给人以亲切柔和的动态美。

（三）面型的分类

人的面型各种各样，有多种分类方法：图形分类法，即用几何图形形容面型；字形分类法，即用汉字字形比喻面型。

1.图形分类法

根据玻契分类法，面型可分为 10 种形态：椭圆形、圆形、卵圆形、倒卵圆形、方形、长方形、菱形、梯形、倒梯形和五角形脸。

（1）椭圆形脸：特征是脸呈椭圆形，额部比颊部略宽，颏部圆润适中，骨骼结构匀称。总体是面型轮廓线自然柔和，给人以文静、温柔、秀气的感觉，是东方女性理想面型。

（2）圆形脸：特征是上、下颌较短，面颊圆而饱满，下颌下缘圆钝，五官较集中。总体印象是轮廓由圆线条组成，给人温顺、柔和的感觉。此种面型年轻人或肥胖者多见。

（3）卵圆形脸：特征是额部较宽、圆钝，颏部较窄，颧颊饱满，比例较协调，此种面型对女性不失美感。

（4）倒卵圆形脸：特征和卵圆形脸相反，额头稍小，下颌圆钝、较大，此面型显文静、老成。

（5）方形脸：特征是脸的长度和宽度相近，前额较宽，下颌角方正，面部短阔。总体印象是脸型轮廓线较平直，呈四方形，给人以刚强坚毅的感觉。多见于男性。

（6）长方形脸：特征是额骨有棱角，上颌骨长，外鼻也长，下颌角方正。总体印象是脸的轮廓线长度有余，而宽度不足。多见于身高体壮、膀大腰圆的人。

（7）菱形脸：特征是面颊清瘦，额线范围小，颧骨突出，尖下颏。上下有收拢趋势，呈枣核形。总体印象是脸的轮廓线中央宽，上下窄，有立体线条感。多见于身体瘦弱者。

（8）梯形脸：特征是额部窄，下颌骨宽，颊角窄，两眼距离较近。总体印象是脸型轮廓线下宽上窄，显得安静、呆板。

（9）倒梯形脸：特征是额宽，上颌骨窄，颧骨高，尖下颏，双眼距离较远。总体印象是脸型轮廓线上宽下尖,显得机敏、清高、冷淡。

(10)五角形脸:特征是轮廓突出,尤其是下颌骨发育良好,下颌角外展,颏部突出,常见于咬肌发达的男性。

2.字形分类法

将面型用汉字分类,可分为8种。

(1)"田"字形:扁方而短,类似方形脸。

(2)"国"字形:面型方正,类似长方形脸。

(3)"用"字形:额方,下颌宽扁。

(4)"由"字形:上削下方,类似梯形脸。

(5)"目"字形:面部稍狭,类似长方形脸。

(6)"甲"字形:上方下削,类似倒梯形脸。

(7)"风"字形:额圆宽,腮及下颌宽大,类似五角形脸。

(8)"申"字形:上下尖削,类似菱形脸。

(四)面型美的比例关系

一般认为长宽比例协调,轮廓线条柔和,五官分布对称为美的面型。当然,面型也存在着个性特征。

1.正面比例

(1)"三庭五眼"源于我国古代画论《写真古诀》。"三庭"指面型长(高)度,将从发缘点到颏下点的距离三等分,即从发缘点到眉间点,眉间点到鼻下点,鼻下点到颏下点各为一等份,共三庭。"五眼"指面型的宽度,双耳间正面投影的宽度为5个眼裂的宽度。除双眼外,内眦间距为一个眼裂宽度,两侧外眦角到耳部各一个眼裂宽度,共是五个眼裂宽度,称"五眼"。

(2)正面四等份:从面部中线向左、右各通过虹膜外侧缘和面部外侧界作垂线,纵向分割成四等份。

2.侧面比例

(1)侧面"三庭":以耳屏中点为圆心,耳屏中点到鼻尖的距离为半径,向前画圆弧。再以耳屏中点分别向发缘点、眉间点、鼻尖点、颏前点作4条直线,将面部侧面划分为3个扇形的三角,即侧面"三庭"。美貌的人,其发缘点、鼻尖点、颏前点均与圆的轨迹吻合。还可观察颏的前伸、后退位置(颏前点恰好落在圆弧上,称为美容颏),又可较精确地判断鼻背线的高低曲直。

(2)头、鼻、下颏的连线关系。在侧面看,从额头经过鼻尖到下颏应该形成一条流畅的"S"形曲线。这条曲线被称为"美人线"。如果这条曲线不流畅,如鼻梁塌陷或者下颏后缩,就会破坏面部侧面的美感。在正畸治疗中,矫正牙齿的位置可以在一定程度上调整下颏的位置,从而改善面部侧面"S"形曲线的流畅度。

二、发型美

发型美的核心理念就是发型设计师必须具备色彩平衡美感、风格平衡美感、色彩风格平衡美感的设计能力。是否具备发型美感设计能力,是衡量发型设计师是否具备整体风格形象设计能力的评判标准。

(一)色彩平衡美感

在发型美学的整体形象设计中,色彩平衡美感指的是肤色、发色、服饰色的平衡关系。发型设计师做色彩平衡的主要原因是色相与色相之间具有对立与统一的关系,明度具有色重属性,纯度具有色距属性。因此,肤色的色相、明度、纯度属性,与发色色相、明度、纯度,与服饰色相、明度、纯度三者之间具有和谐色彩平衡关系,是发型设计师将色彩做到平衡设计的关键所在。

1.四季色彩平衡美感

四季色彩不是以暖色相、中性色相、冷色相进行色彩属性定位的,而是以暖色相与冷色相、低明度与高明度定位四季色彩属性。四季色彩属性中,春季表示浅暖色彩属性,秋季表示深暖色彩属性,夏季表示浅冷色彩属性,冬季表示深冷色彩属性。因此就引申出四季肤色定位、四季发色定位、四季服饰色定位。如果要将肤色、发色、服饰色做到平衡,就需要将肤色、发色、服饰色分别进行四季色彩定位并进行统一,否则如果色彩定位错误,色彩也会因此失去平衡美感。

2.九季色彩平衡美感

九季色彩属性定位是以暖色相、中性色相、冷色相,明度以低明、中明、高明进行色彩属性定位的。九季色彩属性中,春季型表示浅暖色彩属性,春秋季型表示中暖色彩属性,秋季型表示深暖色彩属性,春夏季型表示浅中性色彩属性,柔和季型表示中中性色彩属性,秋冬季型表示深中性色彩属性,夏季型表示浅冷色彩属性,夏冬季型表示中冷色彩属性,冬季型表示深冷色彩属性。因此,如果要将肤色、发色、服饰色做到平衡,就需要将肤色、发色、服饰色分别进行九季色彩属性定位,达到九季色彩平衡美感统一。九季色彩平衡相比四季色彩平衡在定位色彩属性方面更精准,更加科学。

(二)风格平衡美感

在风格美学整体形象设计中,风格平衡指的是顾客的整体风格与发型的风格与服饰的风格平衡关系。发型设计师做风格平衡设计的主要原因,是组成风格的元素具有对立与统一的关系,如组成风格的线条元素有曲线型、中间型、直线型;组成风格的轮廓质感元素有硬朗型、中间型、柔和型等。将顾客整体风格、发型风格、服饰风格三者统一,使得三者之间保持和谐、平衡,是发型设计师做到风格平衡设计的关键所在。

1.四型风格平衡美感

四型风格属性定位是以曲线型与直线型,量感以大量感与小量感来定位的。小曲表示可爱风格属性,大曲表示甜美风格属性,小直表示前卫风格属性,大直表示摩登风格属性。因此就会出现四型风格的顾客整体风格定位、发型风格定位、服饰风格定位。如果要将顾客整体风格、发型风格、服饰风格做到平衡,就需要将顾客整体风格、发型风格、服饰风格用四型风格定位进行统一,否则一旦风格定位出错,风格关系也会因此失去平衡美感。

2. 九型风格平衡美感

九型风格属性中，轮廓是以曲线型、中间型、直线型，质感以硬朗质感、中间质感、柔和质感进行定位的，轮廓曲、质感柔和为可爱型风格，轮廓曲、质感中间为优雅型风格，轮廓曲、质感硬朗为浪漫型风格；轮廓中间、质感柔和为时尚型风格，轮廓中间、质感中间为柔美型风格，轮廓中间、质感硬朗为华丽型风格；轮廓直、质感柔和为纯洁型风格，轮廓直、质感中间为知性型风格，轮廓直、质感硬朗为现代型风格。因此，要进行九型风格属性定位就需要将顾客整体风格属性、发型风格属性、服饰风格属性分别进行九型风格属性定位，达到九型风格平衡统一。九型风格平衡相比四型风格平衡，在定位风格属性方面更精准、更科学。

（三）色彩风格平衡美感

色彩风格平衡美感是指发色的选择与个人整体风格（包括肤色、面部轮廓、服装风格、气质等）相互协调，达到视觉上的和谐与平衡。这种平衡不是简单的颜色搭配，而是综合考虑各种因素后，让发色能够提升个人的整体美感，而不是与之冲突。从视觉心理学角度来看，平衡的色彩能给人带来舒适、和谐的视觉感受。

1. 影响色彩风格平衡美感的因素

（1）肤色因素。不同肤色适合不同发色。一般来说，肤色较白的人对头发颜色的宽容度较高。冷色调肤色（如肤色偏粉白色）适合冷色调的发色，如亚麻色、冷棕色等。暖色调肤色（如肤色偏黄或橄榄色）搭配暖色调的发色更合适，如焦糖色、金棕色等。这是因为肤色与发色按相似色调搭配可以营造出一种自然、柔和的过渡。如果冷肤色搭配暖色调发色，可能会让皮肤看起来苍白或不健康，反之亦然。如欧美人普遍肤色较白，肤色以冷色调居多，亚麻色等冷色调发色在他们身上很常见，能够衬托出他们肤色的白皙和五官的立体感；而亚洲人肤色多为暖黄色调，带有焦糖色调的发色往往能让亚洲人的肤色看起来更有光泽。

（2）面部轮廓因素。发型和发色可以对面部轮廓起到修饰作用。对于面部线条比较硬朗的人，如方形脸人群，可以选择柔和的、带有弧度的发型线条来平衡面部的硬朗感；也可以选择渐变染发方式，从头顶较深的颜色逐渐过渡到发梢较浅的颜色，这种柔和的色彩过渡可以弱化面部的棱角。相反，对于面部线条比较圆润的人，如圆形脸人群，可以利用有层次感的颜色来增强面部的立体感，如在头发内层选择较深的颜色，外层选择较浅的颜色，通过这种深浅对比来拉长面部线条，令面部看起来更加精致。

（3）服装风格因素。发色应该与日常服装风格相呼应。如果一个人经常穿着复古风格的服装，如旗袍、复古连衣裙等，那么带有古典色调的发色会更合适，如深棕色、黑色等经典颜色可以更好地融入其整体的复古氛围。而对于喜欢运动风格服装的人，一些活泼、有动感的发色可能更适合，如挑染几缕亮色（如红色、蓝色等），能够与运动风格的活力相匹配。在时尚秀场上，模特的服装风格和发色总是紧密搭配的。当模特穿着具有未来感的银色金属质感服装时，发色可以选择带有冷光的白色或银灰色，以增强整体的未来科技风格。

（4）个人气质因素。不同的个人气质，适合的发色风格也不同。气质优雅的人可能更适合柔和、低调的发色，如深巧克力色，这种颜色能够体现出其沉稳、高雅的气质。而个性张扬的人可以尝试一些大胆的发色，如鲜艳的紫色、绿色等，这些颜色能够凸显其独特的个性。文艺青年可能倾向于选择带有文艺感的发色，如带有灰调的米色，这种颜色能够与他们的气质相契合，给人一种清新脱俗的感觉。

2.实现色彩风格平衡美感的技巧

（1）色彩搭配原则。遵循互补色和邻近色原则。互补色搭配可以制造强烈的视觉冲击感，但需要谨慎使用，以免显得过于突兀。例如，红色头发与绿色服装搭配，如果运用得当，在舞台等特殊场合可以营造出非常惊艳的效果。邻近色搭配则更加柔和、自然。例如，橙色头发与红色或黄色的服装搭配，能够营造出一种温暖、和谐的氛围。同时，还可以运用色彩的深浅对比来增加层次感。例如，在头发上采用深色发根和浅色发梢的组合，然后搭配深浅适中的服装，这样可以使整体造型更加立体。

（2）色彩渐变和过渡。渐变染发是实现色彩风格平衡美感的有效方法之一。通过渐变染发，从一种颜色自然地过渡到另一种颜色，头发颜色看起来会更加柔和、自然。例如，从黑色逐渐过渡到棕色，再到浅棕色，这种渐变可以模仿阳光照射在头发上的自然效果，给人一种健康、灵动的感觉。过渡也可以体现在不同发色区域的融合上。在进行挑染时，让挑染的颜色与原本的发色之间有一个自然的过渡区，避免出现发色断层的现象，这样才能保持整体色彩风格的平衡。

（3）考虑光线因素。不同的光线条件下，发色会呈现出不同的效果。自然光下发色更加真实，所以在选择发色时，要考虑其在自然光下的效果。室内灯光下，有些颜色可能会偏黄或偏暗，所以要根据经常处在的环境光线来调整发色。暖黄色的灯光下，冷色调的发色可能会看起来有些发灰，而在白色的冷光下，暖色调头发颜色可能会显得不够鲜艳。因此，在设计发型色彩风格时，要综合考虑不同光线条件下的色彩平衡，以确保在各种环境中都能保持较好的美感。

第二节 体 型 美

一、体型美的分类与标准

体型美包含了骨骼、肌肉的发育情况，人体的外形美及人的精神气质是通过人体轮廓形态、姿态、弯曲度等要素展示出来的。体型健美的核心是比例恰当，符合人体比例美。但由于历史文化、地理位置、生活习惯、宗教信仰以及审美情趣的差别，体型美的标准并不完全一致。

二、体型健美的标准

世界卫生组织提出的"健康美"标准,即体重正常,身体比例恰当,头、肩和臀在直立时位置协调;肌肉发达,皮肤富有弹性,目光清晰明亮,反应敏捷;牙齿整齐、洁白,牙龈色泽正常;有一定抵抗力,不易感冒;精力充沛,能有条不紊地处理日常生活和工作;生活态度积极、乐观,勇于承担责任;生活有节制,起居规律;勤用脑,应变能力强,能主动适应外界环境的各种变化。

(一)现代女性体型健美的标准

现代女性在追求形体美的热潮中,都很关心健美体型的比例和标准,女性健美体型离不开女性的特征——丰满而有弹性的乳房、适度的腰围、结实的臀部以及健美的大腿等,这是体现女性特有曲线美的重要部分。一般而言,标准体重是健美体型的重要条件,也是反映体型美的标志之一。体重不足 45 kg 的女性,其胸部、臀部发育正常者少,很难形成具有曲线美的健美体型。女性身材的比例也是衡量体型美的重要因素。

现代女性体型健美的比例标准:整体比例以脐为界,头顶到脐与脐到脚跟比例应接近 3∶5(黄金分割),女性身体的中点应在耻骨联合处。平伸双臂,两中指指尖之间的距离应等于身高。头高应等于身长的 1/8。颈围约等于小腿围。乳房与肩胛骨应在同一水平线上,腰围约等于胸围减 20 cm。现代社会,无论是生产、生活还是审美,都要求女性应该精干、肌肉强健,有区别于男性的曲线美,既不失女性的妩媚,又足以承担生活上的重任。现代女性以"健美匀称"为标准。综合中外专家的观点,公认的现代女性体型健美标准体现在以下 12 个方面。

1. 骨骼 发育正常,站立时,头、躯干和下肢的纵轴在同一垂线上。

2. 身体各部分比例 匀称,上、下身比例符合"黄金分割",胸围、腰围与臀围比例为 3∶2∶3。

3. 肤色 红润有光泽,肌肤柔润、嫩滑而富有弹性。

4. 皮下脂肪 适度,体态丰满,体重接近女性美学体重。

5. 眼部 眼大有神,五官端正并与面型协调配合。

6. 双臂 骨肉均衡,双手柔软,十指纤长。

7. 双肩 对称,圆浑健壮,无缩脖或垂肩感。

8. 脊柱 正视成直线,侧视具有正常的体型曲线,肩胛骨无翼状隆起和上翻的感觉。

9. 胸廓 宽厚,胸部圆隆、丰满而不下坠。

10. 腰部 细而有力,微呈圆柱形,腹部扁平。

11. 臀部 鼓实微呈上翘,不显下垂。

12. 下肢 修长,两腿并拢时正视和侧视均无弯曲感。

(二)现代男性体型健美的标准

由于时代、地域、民族等差异,关于现代男性体型健美的标准,人们的观点不尽一致。有人认为，男子汉应该是"身材高大，体格魁梧，虎背熊腰，有阳刚之气"；也有人认为应该是"高矮适中，面貌清秀，体型修长，文质彬彬"。综合考虑各种因素，现代男性体型健美的标准总结如下。

1.身高适当 从男性体型健美角度出发，男性身高应为中等以上身材。

2.肌肉 肌肉是人体力量的源泉，也是健美的象征。健美的体型、健壮的体魄与发达的肌肉密切相关。在艺术家、人类学家的眼里，男性发达的肌肉和健壮的体魄是人体美的重要因素。发达的颈肌能使人颈部挺直，强壮有力；发达的胸肌能使人的胸部结实挺拔；发达的肱二头肌、肱三头肌及前臂肌群，可使手臂线条鲜明，粗壮有力；覆盖肩部的三角肌可使肩部增宽，加上发达的背阔肌，就会使躯干呈美丽的"V"形；有力的竖脊肌能固定脊柱，使上身挺直，不致弯腰驼背；发达的腹肌能增强腹压，保护内脏，有利于缩小腰围，增强美感；发达的臀部肌肉和有力的下肢肌肉，能固定下肢，支撑全身，给人以坚定有力之感。

此外，男性还应该具有恰如其分的人体比例、健壮的体魄、端正的姿态、潇洒的风度，以及发自心灵深处的勇敢无畏、刚毅果断、坚忍顽强的精神气质。

三、身材美的标准

身材美从狭义角度分析，主要有以下 3 个特征。

1.身材比例协调、匀称 古希腊医学家认为，身体美存在于各部分之间的比例对称。意大利学者塔索也说过：美是自然的一种作品，因为美在于四肢五官具有一定比例，加上适当身材和美好悦目的色泽。战国时期宋玉在《登徒子好色赋》中论述："东家之子，增之一分则太长，减之一分则太短，着粉则太白，施朱则太赤。"这些都说明了身材美的重要因素是人体各部分之间的比例协调。尤其是人体的曲线之美，使人类对人体形成了以"S"形曲线变化为核心的共同审美情结。古希腊也认为万物之中唯有人体的美感最匀称、最和谐、最庄重、最优美。

2.姿态动作自然、和谐 身材美多是通过姿态、动作表现出来的。姿态和动作，可分为静态和动态两部分：静态是人体在一定时间内相对静止的状态；动态是人体在各种活动中交换的不同姿态。在中国古代便有对姿态动作美的具体要求，如"坐如钟，站如松，行如风"。

3.气质风度雅而不俗 气质风度指的是人的各种姿态长期形成的较为稳定的气质特征。每个人的气质都可以通过个人的生活习惯、言谈举止、兴趣爱好、情绪性格等行为方式反映出来。这说明人的气质蕴含于个人形体之中，同时又通过形体、姿态、神态等表现出来。气质是人体生理素质与社会实践相互紧密结合、相互影响的产物。

身材美是介于自然美和社会美之间的一种美的形式。英国学者莫里斯说："人体既是生物体也是文化现象。"从生理形体的角度来看，身材美属于自然美的范畴。

四、影响体型美的主要因素

影响体型美的因素纷繁复杂，一般而言，决定体型美的因素可分为两类：①相对稳定的因素,如遗传、性别等;②可变的因素,如地理环境、疾病、年龄、饮食、锻炼和情绪等。

1.遗传 决定体型的主要因素,特别是对身高、骨骼框架大小、身材比例、肌肉类型与分布、体重等均有重要影响。身高在很大程度上由遗传决定,研究表明,人类身高的遗传度为70%～80%。父母双方的身高基因通过复杂的遗传机制传递给子女,基因决定了个体生长发育过程中骨骼纵向生长的潜力。骨骼框架的大小,如肩宽、髋宽和四肢骨骼的粗细,同样受遗传影响。在日常生活中可以看到,父母体型为肥胖型,其子女多半亦为肥胖体型;父母体型为瘦高型,其子女体型亦多呈瘦高型。

2.地理环境 中国人的体型特征还受到地理环境的影响,包括气候、日照以及居住地域饮食习惯等。以长江为界分为南、北两大地区类型:北方类型的人身材较高大;南方类型的人身材较瘦小。

3.年龄 人的体型随年龄的变化而变化。其中变化较大的是头部与躯干、四肢与躯干的比例。胚胎2个月时,头长是身高的1/2;刚出生时,头长是身高的1/4;18岁时,头长大约是身高的1/7。发育过程中,下肢长在身高中的占比越来越大,胸部和肩宽变长;步入中年后,人的腰围变粗,体重增加,体型显得臃肿;进入老年后,人的身高变矮,腰围变细,背部弯驼,肌肉萎缩。

4.疾病 体型与疾病有密切关系,体型的改变是诸多疾病引起的。医学研究已经证实,下丘脑或其周围组织的炎症、肿瘤、细胞变性等均可导致患者食欲亢进,进而引起肥胖;甲状腺功能亢进的患者,由于代谢旺盛,患者消瘦;乳房发育问题,如乳房下垂、小乳症、乳房肥大、乳房不对称及乳房患病后切除,对形体影响都很大;肺气肿所致的桶状胸、强直性脊柱炎所致的驼背、佝偻病所致的鸡胸等胸背部病变,不仅影响正常的生理功能,而且严重破坏体型;各种先天或后天因素导致肢体的残疾、"O"形腿、"八"字脚、肢端肥大症等对体型的影响更加明显。

第三节 体 姿 美

体姿美是人体外在美的重要组成部分,它不仅展现了个人的仪态风貌,还在一定程度上反映了内在的气质与修养。良好的体姿美能够给人留下深刻且美好的印象,在社交、工作等诸多场景中都发挥着积极作用。

体姿是人的身体姿态,同时人体各部分在空间的相对位置,又称体态、仪态。人的发型、妆容、服饰是静态美;体姿则是动态美,体姿美是人体美的重要组成部分,其总体要求涵盖了多个方面:首先是保持身体的挺直与舒展,无论是站姿、走姿还是坐姿,都应避免弯腰驼背、含胸缩颈等不良体态,要使身体的中轴线保持垂直状态,展现出一种昂扬向上的精神风貌。其次,动作要自然、流畅,不僵硬、不做作,各个肢体的运动协调配合,给人以和谐之感。再次,体姿需符合场合需求,在正式场合中应保持端庄、稳重的姿态,而在休闲场合可相对放松,但仍需保持一定的美感。优美的体姿、健美的体魄,不仅能充分表现体型美,弥补体型上的缺陷,还能反映一个人的风度气质和精神面貌,是展现人外在美和内在美的窗口。体姿美具有以下标准。

1.挺拔的站姿 站姿是指人体站立时(立正)的姿势。站姿要做到挺、直、高。健美的站姿给人以挺拔笔直、精力充沛、舒展俊美、充满自信的感觉。基本要领是头部保持平稳,两眼平视前方,下颌微收,面带微笑,挺胸,收腹,立腰,挺直腿,双肩放松,双臂自然下垂;头、颈、躯干和两脚中线在一条垂直线上。这些站姿是规范的,但要避免僵直、硬化,肌肉不能太紧张,可以适宜地变换姿态,追求动态美。不论男女,站姿都应做到颈、胸、腰等处保持正常的生理弯曲,身体重心要尽量提高,给人以舒适、挺拔感。女性可稍微低头,突出温婉之美,挺胸突出自信,收腹提臀,以增加女性曲线美。

生活中,应做到自然而然地保持优雅姿态,尽量避免僵硬、含胸、弯腰驼背、肩部下垂等不良姿势。切忌塌腰、挺腹,过分偏移身体重心至一侧腿的站姿,防止造成脊柱变形、肩部低垂等。

2.沉稳的坐姿 坐姿包含入座、坐位、起座时的姿势,基本要求是端庄、大方、自然、舒适。入座时,应以轻盈和缓的步伐,从容自如地走到座位前,然后转身轻而稳地落座,并将右脚与左脚并排自然摆放。坐定后,上身正直舒展,腰部挺直,重心落在臀部,头部保持平稳,两眼平视前方,下颌微收,双脚自然落地并稍分开,双手掌自然地放在膝上或者座椅的扶手上。起座时,宜双脚一前一后,略向前倾,脊柱起到平衡作用。

女性入座时,若着裙装,应用手将裙摆稍微收拢;就座时不可跷二郎腿,更不可将双腿叉开。就座时,无论男女,双手都不应叉腰或交叉置于胸前,更不应摆弄手中的物品,切忌不时地拉扯衣服、整理头发或抠鼻、掏耳朵。青少年坐姿端正可以避免脊柱变形、近视、驼背。

3.优美的卧姿 良好的卧姿可以保证心血管、呼吸系统在安静状态下正常工作,并有助于消除肌肉疲劳。为保证心脏不受压,一般宜朝右侧卧,胃幽门和小肠回盲口都向右侧开放,右侧卧位还有利于胃和小肠排空;屈腿侧卧位可表现出安静的曲线美。为防止局部受压发麻甚至出现痉挛现象,仰卧也是一种较好的卧姿,但不要把手放在心前区,同时应注意选择合适的枕头。

4.稳健的走姿 行走的步伐、动作可以反映出人体的动态美和韵律美。起步时,上身略向前倾,身体重心落在前脚掌上。行走时,双肩平稳,两眼平视,下颌微收,面带微笑。手臂伸直放松,手指自然弯曲。摆动时,以肩关节为轴,上臂带动前臂,前后自然摆动,摆幅以 $30°\sim35°$ 为宜。步幅适当,一般应该是前脚的脚跟与后脚的脚跟相距一脚长。跨步时应是全脚掌着地,膝和脚踝富于弹性而不僵直。

行走时,避免头部向前伸或低头;不要左顾右盼;避免左摇右摆,大幅度甩手;也不要弯腰驼背,歪肩晃膀,步履蹒跚;不要双腿过于弯曲,走路不成直线,更不要走"内八字"或"外八字"。轻盈自然的步态可以增强下肢肌肉和韧带的张力和弹性,保持膝关节和髋关节的稳定性和灵活性,使人展现出文明、有活力、自信的气质。

5. 静态体姿美 静态体姿美是指人体各部分在空间处于相对静止状态时所呈现的姿势。如站、坐、卧以及运动中某一瞬间的造型等。

6. 动态体姿美 动态体姿美是指人体各部分在空间沿着直线或曲线移动时所呈现的动态姿势。如跑、跳、舞蹈、体育运动等动作，均能充分表现出人体的动态之美。

（陈　蕾）

能力检测

（1）根据人体的整体形态美特征，谈谈影响体型美的因素有哪些？

（2）人的面型有哪些分类方法，请举例说明。

（3）面型美的比例关系有哪几种？

（4）发型设计师要具备哪几种平衡美感的设计能力？

（5）现代男性和女性体型美的标准分别是什么？

（6）体姿美的总体要求是什么？

第五章　人体各部位的美

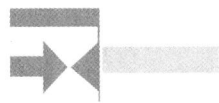

学习目标

知识目标

掌握人体各部位的美学标准；熟悉人体各部位的分型及特征；了解人体各部位的美学参数。

能力目标

熟练测量人体各部位美学数据、判断分型；学会结合美学参数，对人体各部位进行美学设计。

素质目标

建立正确的审美观。

第一节　眉与眼的美

一、眉部的美学与审美诊断

(一)眉的美学功能

眉，作为容貌美的重要组成部分，不仅为人的面部特征增添了独特的个性，还在表达情感、沟通交流中起到了至关重要的作用。

通过改变眉的形状、高度和角度，可以显著改变面部的整体外观。例如，高挑的眉可以给人一种精力充沛、积极向上的印象，而低垂的眉则可能表达出悲伤或沉思的情感。因此，眉的形状和位置对于面部美学至关重要，是提升容貌美的关键。

眉在表达情感方面发挥着重要作用。眉毛的细微变化能够传达出人的喜怒哀乐。当人感到惊讶时，眉毛会上扬；感到困惑或不解时，眉毛会紧锁；而当人感到快乐或满足时，眉毛则会放松并微微上扬。这些微妙的眉毛动作不仅能够增强人与人的沟通效果，还能使人的表情更加生动、有趣。

眉也是时尚和个人风格的体现。不同的眉形和眉色可以展现出不同的时尚风格和个性特点。例如，浓密的眉可以传达出自然、健康的形象，而精致的眉则可能展现出优雅、高贵的气质。

眉还具有保护眼睛的生理功能。眉能阻挡汗水或灰尘进入眼睛，保持眼睛的清洁与舒适。

（二）眉的基本形态

1. 眉的基本形态 眉位于眼眶上缘，上睑与额部的交界处，沿眼眶上缘微向外上方，在额结节处逐渐向外下方弯曲，呈弓形，表面生有硬质短毛，左右各一，相互对称。

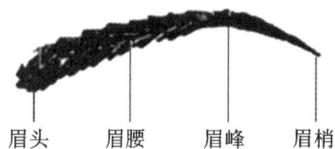

图 5-1　眉的基本形态

眉头　眉腰　眉峰　眉梢

眉由眉头、眉腰、眉峰、眉梢四部分组成。眉的内侧端称为眉头，位于内眦的垂直上方，是眉毛的起始点；眉的外侧端称为眉梢；眉头与眉梢之间称为眉腰，略呈弧线凸起；眉峰位于眉的最高点；两眉头之间称为眉间（图 5-1）。

眉的宽度，即眉上缘和下缘之间的距离，有一定的个体差异，眉头部较宽，眉梢部较窄。

2. 眉毛的基本特征 眉毛属于硬质短毛，分上、中、下三层，交织重叠。总体上，眉头部分的眉毛斜向外上方生长；眉腰部分的上层眉毛向外下斜行，中层眉毛向后方生长，下层眉毛向外上方斜行，并逐渐在眉梢处与上层眉毛走向一致。眉毛这种趋于中层靠拢的生长方式，使得眉腰、眉峰颜色较浓，眉头、眉梢颜色较淡，且眉头颜色多重于眉梢，从而使整个眉浓淡相宜、层次有序，富有立体感。

（三）眉的标准位置

眉的位置因人而异，标准眉的位置则是美学家们在对人的审美实践中提炼出来的，并据此提出四条线，用以确定标准的眉头、眉峰、眉梢的位置（图 5-2）。

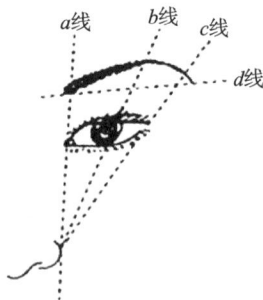

图 5-2　眉的标准位置

a 线：鼻翼外侧缘与同侧内眦的连线。b 线：双眼平视前方时，鼻翼外侧缘与同侧瞳孔外侧缘的连线。c 线：鼻翼外侧缘与同侧外眦的连线。d 线：眉头内下缘与眉梢最下点的连线。该线应为一条水平线。

1. 眉头 眉头位于内眦正上方或略偏内侧，标准的眉头应位于 a 线的延长线上。

2. 眉峰 眉峰位于自眉头至眉梢的眉长中外 1/3 交界处，标准的眉峰应位于 b 线延长线与眉的交汇处，是眉毛长度的黄金分割点。

3. 眉梢 标准的眉梢应位于 c 线延长线与眉的交汇处。此外，眉梢应稍倾斜向下,其尾端与眉头大致应在同一水平线（d 线）上。

（四）眉的局部结构美

眉的美在于各个组成部分的和谐统一与相互呼应。通过精心设计和修饰,可以打造出既符合个人特点又充满美感的眉,为面部增添魅力。

1. 眉头 眉头作为眉的起始点,应与眼部轮廓相协调,呈现自然柔和的状态,不宜过于浓密和生硬,也不宜过于稀疏。过于浓密会显得眉头沉重,过于稀疏则会使眼部显得空洞无神。

2. 眉腰 眉腰是连接眉头和眉峰的部分,其形态应流畅且富有层次感。眉腰宽度和弧度适中,既不过于平直也不过于弯曲,以保持眉的整体协调。同时,眉腰的颜色也应与眉毛整体的颜色相协调,避免出现过于突兀或不自然的色差。

3. 眉峰 眉峰是眉毛的最高点,也是眉最为突出的部分。适当的眉峰位置能提升眼部的立体感,使眼神更加深邃。过高的眉峰则会使面部显得过于刚毅,过低的眉峰又会使面部显得平淡无奇。因此眉峰的位置和高度对于眉的整体形态至关重要。

4. 眉梢 眉梢是眉毛的结束部分,呈现自然下斜的趋势,与眼角和颧骨相协调,形成柔和的面部轮廓。过短的眉梢会显得眼部无神,而过长的眉梢则会破坏面部的整体平衡,因此眉梢的长度和形态应适中,根据个人的面型、眼型等进行调整,以达到和谐统一的效果。

5. 眉毛的密度 眉毛的密度是指眉毛在单位面积内的数量或浓密程度。眉毛的密度与色泽通常与个体的遗传、生活习惯以及健康状况紧密相关。一般来说,儿童的眉毛细短、稀少而色淡,成年人的眉毛粗长、浓密而色黑;男性眉毛较密、宽而直,女性眉毛稀窄而弯;老年男性眉毛可增长或变白,俗称"长寿眉",老年女性眉毛则因易脱落而稀疏。

按照密度大小,眉毛可分为三个等级。

（1）稀疏:眉毛不能完全盖住皮肤。

（2）中等:眉毛几乎完全盖住皮肤,但眉间无毛。

（3）浓密:眉毛完全盖住皮肤,且眉间有毛,甚至连成一片。

6. 眉毛的颜色 眉毛的颜色因人种、遗传、年龄及健康状况而异,常呈黑色、灰色或棕色。随年龄增长,眉毛颜色可逐渐变白。眉毛的颜色深浅与密度相关,眉毛密度越大,颜色越深。眉毛颜色与发色、肤色相协调,通常来说,眉毛的颜色比发色稍淡,而且肤色白者眉毛色浅,肤色深者眉毛色深。

（五）眉的分型

按照眉的位置、形态变化,眉的分型方法有以下四种。

1. 按眉头位置分型

（1）离心眉:两眉头距离过远,眉头位于 a 线以外的眉称为离心眉,如图 5-3（a）所示。此眉让人感到悠然、安详或松散。

（2）向心眉:两眉头距离过近,眉头位于 a 线以内的眉称为向心眉,如图 5-3（b）所示,当两眉头连在一起时称为连心眉。此眉让人感到紧张、压抑或严肃、忧愁。

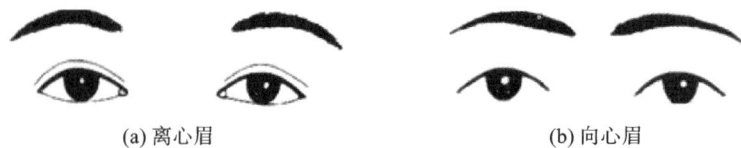

(a) 离心眉　　　　　　　(b) 向心眉

图 5-3　按眉头位置分型

2. 按眉腰走行分型(图 5-4)

(1)平直眉:也称"一字眉",眉头、眉腰、眉梢走行趋于直线。此眉给人一种正直、亲切之感。

(2)上挑眉:又称为竖眉,眉腰及眉梢向外向上扬起。此眉给人以英武、勇猛之感。

(3)下斜眉:又称为八字眉,眉腰走行向外向下,眉头高,眉梢低。此眉给人以滑稽、悲伤之感。

(4)柳叶眉:眉腰走行弧度小,眉头及眉梢略窄,眉腰略粗,波曲上扬。此眉给人以端庄、秀美之感,是中国人喜欢的眉型之一。

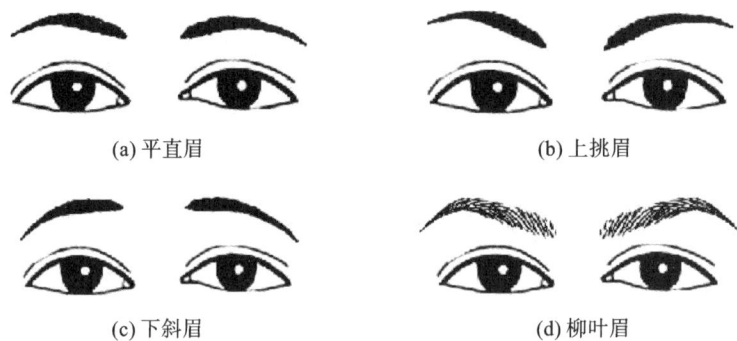

(a) 平直眉　　　　　　　(b) 上挑眉

(c) 下斜眉　　　　　　　(d) 柳叶眉

图 5-4　按眉腰走行分型

3. 按眉的整体形态分型(图 5-5)

(1)方刀眉:眉型方直,形似刀切斧劈。此眉给人以刚正、英武之感,多见于男性。

(2)月棱眉:眉型如上弦之月。此眉给人以慈祥、贤惠之感。

(3)扫帚眉:眉毛散乱无序,呈扫帚状。此眉给人以精神不振、迟钝之感。

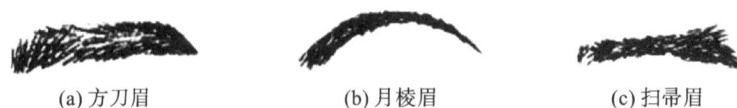

(a) 方刀眉　　　　(b) 月棱眉　　　　(c) 扫帚眉

图 5-5　按眉的整体形态分型

4. 按眉毛粗细、浓淡及分布分型

(1)狮子眉:眉毛浓黑粗大,给人以威严之感,多见于男性。

(2)短粗眉:眉毛粗而短,给人以刚毅、强悍之感,多见于男性。

(3)清秀眉:眉毛稀疏色淡,给人以文质彬彬、清秀之感。

（4）寿星眉：眉峰及眉梢的眉毛长而垂，此眉多见于老年男性。

（5）残缺眉：眉毛的某一部分断缺，给人以不完整之感。

（六）理想而美的眉的特征

理想而美的眉应处于标准眉的位置，眉头位于鼻翼外侧缘与同侧内眦连线的延长线上，眉峰位于鼻翼外侧缘与同侧瞳孔外侧缘连线的延长线上，眉梢位于鼻翼外侧缘与同侧外眦连线的延长线上。眉双侧对称，浓淡相宜，富有立体感，眉峰高度适中，眉色与发色相协调，形状、弧度、粗细、长短、疏密等要素与面型、眼型以及个人整体气质相协调。

二、眼部的美学与审美诊断

（一）眼的美学功能

眼是人类视觉的器官，具有捕捉外界信息、认识客观世界的基础功能。通常情况下，人类从外界获得的信息约 90% 来自双眼。除此之外，眼也是容貌的中心，是人们对容貌审视的主要标志。人们常说"看人先看脸，看脸先看眼"，可见眼在面部审美中的重要地位。一双清澈明亮、妩媚动人的眼睛不仅能够增添人的整体容貌美，使人更具魅力和风采，还能在一定程度上掩饰面部其他器官的不足。

眼是表达情感的窗口。眼能够微妙地传达人的内心世界，包括喜、怒、哀、乐等各种情绪。一双灵动的眼能够折射出人的性格、气质和内在美，从而在人与人的交流中发挥不可替代的作用，因此，眼也被称为"心灵的窗口"。

眼的形态、结构及比例对人的容貌美丑具有重要的影响。"三庭五眼"的审美标准，便是强调了眼在面部比例中的和谐与平衡。因此，眼的美学奥秘不仅在于其本身的形态和结构之美，更在于其与面部其他器官之间的和谐与统一。

因此，对于眼的审美可从"形"与"神"两个方面入手。一方面关注眼的形态结构之美，即眼的静态美；另一方面，关注"眼神"所传递的情感信息之美，即眼的动态美。

眼是展示个人魅力和风采的重要载体。形态优美、视物清晰、晶莹清澈、光彩明亮、黑白分明、富于变化，具有传神达意之感的眼，才是形与神的和谐统一，是真正美的体现。

（二）眼的基本形态

从外观上看，眼为一个近似球形的器官，主要由眼球和附属结构组成。眼球是视觉的主要部分，位于眼眶内，外壳由透明的角膜和坚韧的巩膜构成，它们共同保护内部的眼球和维持眼球的形状。

眼球前部覆盖着可移动皮肤组织，即眼睑，能够保护眼球免受外界物体的伤害，并控制光线的进入。眼睑以眼裂为界，分为上睑和下睑两部分。上睑以眉为界，覆盖眶上缘，与额部相连；下睑覆盖眶下缘，与面颊部相连，上睑略宽于下睑。上、下睑缘相连形成两个眼角，内侧角为内眦，略圆钝；外侧角为外眦，呈锐角。上睑皮肤在睁眼时形成两条皱襞：上方靠近眶上缘称为眶睑沟；下方靠近睑缘称为上睑沟（又称重睑线），有此沟者上睑表现为重睑,无此沟者上睑表现为单睑。下睑皮肤表面有下睑沟、下睑颧沟、下睑鼻颧沟,随着年龄的增长,下睑的三条沟逐渐明显。上、下睑缘生长的短毛为睫毛,具有保护眼睛和美化眼睛的作用(图 5-6)。

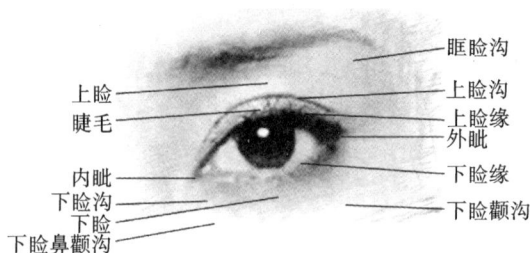

图 5-6　眼的基本形态

(三)眼的美学位置

双眼位于面部中间,双眉之下,鼻根两侧。内眦(即内侧眼角)位于眉头正下方,大多数人的眉头间距与内眦间距相近。"三庭五眼"作为面部美学的比例标准,其中"三庭"是指面部的长度可分为三等份,双眼应位于中庭上方;"五眼"则是面部的宽度在眼水平线上可等分为五个眼裂宽度,即眼的睑裂宽度、内眦间距、外眦至耳距应大致相等。此外,双眼的位置、形态、大小应与额面各部位(如面型、眉、鼻、耳等)协调一致。

眼与鼻的相互关系:①两侧鼻翼宽度与内眦间距、睑裂宽度大致相同,平均宽度为30～32 mm。②鼻梁高低对内眦间距及内眦赘皮形成有明显影响。鼻梁高,内眦间距显窄,内眦赘皮多不明显;反之鼻梁低,内眦间距显宽,多伴内眦赘皮形成,影响眼的美学外形。③鼻眶窝(也称内眦窝)为眼内眦部与鼻梁根部之间形成的凹陷,左、右各一个。此窝的存在使鼻梁根部具有起伏协调之曲线美感,因此又称"黄金窝"。鼻梁低平者此窝多低平或不明显,且多有内眦赘皮形成。

(四)眼的局部结构美

1. 眼睑　眼睑分为上睑和下睑两部分。上睑宽大且活动幅度大,变化明显,在相当程度上决定眼睑外形特点,在眼部审美及容貌美中占有重要地位。上睑皮肤表面有两条横弧形沟纹,即眶睑沟和上睑沟。上方为眶睑沟,闭眼时变浅或不明显,睁眼时变深、明显;距离睑缘 5～6 mm 处为上睑沟,有此沟上睑表现为重睑形态,无此沟者表现为单睑形态。一般认为重睑给人以明媚动人之感,容貌更显秀丽优美。

一般来说,西方人上睑皮肤薄,皮下组织及脂肪少,睑板较宽,眼睛凹陷,眶睑沟明显,重睑线宽;东方人上睑皮肤厚,皮下脂肪及眶隔脂肪较多,眼睛显得臃肿,不凹陷,呈扁平形,缺乏层次感。

上睑可以上下灵活运动依赖于上睑提肌的舒张与收缩,其活动幅度约为 10 mm。正常人睁眼平视时,上睑缘位于角膜上缘下 2 mm 处。闭眼时,上睑遮盖全部睑裂的暴露部分,使角膜隐蔽不外露,上睑提肌功能障碍会导致上睑下垂,影响眼形。

下睑活动幅度较小,皮肤表面有下睑沟、下睑颧沟、下睑鼻颧沟。正常人睁眼平视时,下睑缘位于角膜下缘处;闭眼时,下睑稍稍上提。随着年龄增长,皮肤、肌肉组织松弛下垂,使上睑外上方易形成三角状下垂,形成"三角眼",不但影响容貌美,还会遮盖部分视野。下睑缘处的眼轮匝肌肥厚增生会形成"肌性眼袋"(俗称"卧蚕"),笑起来尤为明显,显得眼睛更立体、灵动。但若因皮肤、眼轮匝肌、眶隔膜松弛,导致眶隔脂肪膨出、脱垂,形成袋状,则为眼袋,会影响眼部美感。

2.睑裂 上、下睑缘间的裂隙称睑裂,睑裂的高度、宽度及倾斜度直接影响眼形和容貌美。

(1)睑裂高度:眼睛平视正前方时,上、下睑缘间的距离,平均为 7~12 mm。根据睑裂高度的不同,睑裂可分为细窄型(多见于亚洲黄种人)、中等型(常见于欧洲白种人)和高宽型(常见于黑种人)。正常睑裂区可见到角膜、角膜内外三角形的巩膜、结膜半月皱襞和泪阜。

(2)睑裂宽度:睑裂内、外眦间距离,平均为 25~30 mm。其宽度与面宽比例符合"五眼"为美。

(3)睑裂倾斜度:内、外眦连线与水平线形成的夹角大小,表现为内、外眦位置的高低程度,一般分为水平型、外倾型(内高外低型)和内倾型(内低外高型)三种类型。其中,外眦略高于内眦 2~3 mm,内、外眦连线与水平线夹角在 10°左右被认为是较美的形态。

3.眦角和内眦赘皮 眦角,又称眼角,即上、下睑缘的内外侧相连接处,可分为内眦和外眦,对于整个眼睛的美感有着至关重要的影响。它决定了眼睛的开合度和形状,从而影响面部的整体轮廓。正常内眦较圆钝,内眦睑裂角为 48°~55°;外眦较锐利,外眦睑裂角为 60°~70°。两内眦间距平均为 30~32 mm,其在面横比例中符合"五眼"的要求。

内眦赘皮是指发生在内眦处的一种纵向弧形的皮肤皱褶,通常由上至下延伸,少数由下睑向上伸展,部分或全部遮掩内眦及泪阜部分。原发性内眦赘皮,根据其走行,可分为上睑型、内眦型和倒向型三种类型(图 5-7)。

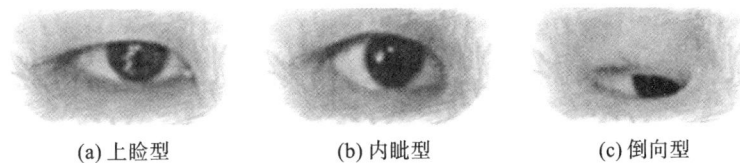

(a)上睑型   (b)内眦型   (c)倒向型

图 5-7 原发性内眦赘皮分型

内眦赘皮的存在让眼睛看起来更加深邃和神秘。在东方人中,内眦赘皮尤为常见,约有 50% 的东方人存在内眦赘皮,它被视为一种独特的面部特征,也是东方美的象征之一。然而过度的内眦赘皮可能会遮盖住内眦和部分眼球,使眼睛看起来短小和无神;亦使内眦间距增大,失去标准比例;上、下睑缘弧度不流畅,给人不完美之感。这种情况在医学上被称为"内眦赘皮",可以通过手术进行矫正。

4.角膜、虹膜、巩膜 角膜呈无色透明状,因后面的虹膜和瞳孔衬托而呈现深色,通常被称为"黑眼珠"。角膜横径一般为 11 mm,正常直视时,角膜部分被上睑覆盖,角膜露出率为 75%～80%,若小于此比例,为上睑下垂;大于此比例,则呈惊恐状。

巩膜呈不透明的瓷白色,表面覆盖有透明的、极薄的球结膜,通常被称为"眼白"。

虹膜的颜色主要与虹膜基质内色素上皮所含黑色素多少及分布情况有关。白种人虹膜含色素少,由于光的衍射作用,多呈蓝色或碧绿色;黑种人虹膜含黑色素较多而呈棕黑色;黄种人虹膜颜色则介于两者之间,表现为棕色。东方人眼睛黑白分明,给人以晶莹剔透、炯炯有神的感觉。在同一人种中,虹膜颜色也存在差异,一般女性色泽略深于男性。

另外,虹膜的结构、颜色、纹理,瞳孔的形态大小、位置、缩放情况等,均与眼的审美,尤其与眼神、情感传递有着密切的联系。

5. 睫毛 上、下睑缘生有 2～3 行短毛,排列于睑缘前唇,有减弱强光和防止异物进入眼内的功能。睫毛的生长周期相对较短,一般为 3～5 个月。上睑睫毛多而长,有 100～150 根,长度平均为 8～12 mm,稍向上方弯曲生长,平视时倾斜度为 110°～130°;下睑睫毛短而少,有 50～80 根,长度平均为 6～8 mm,稍向下方弯曲生长,平视时倾斜度为 100°～120°。根据睫毛的倾斜度,其可分为上翘型睫毛、平直型睫毛和下垂型睫毛。睫毛的长度、密度和倾斜度等特征受到遗传和个体差异的影响,每个人的睫毛都是独一无二的。但总体而言,浓密、弯曲、上翘、乌黑、灵动的睫毛对眼形美及整个容貌美具有重要的修饰作用,使眼部更加和谐,更具有立体感。

(五)眼的分型

1. 上睑分型

上睑按照有无皱襞及皱襞多少主要分为 3 型(图 5-8)。

(1)单睑:上睑自眉弓下缘至上睑缘间皮肤平滑,睁眼时无皱襞,俗称单眼皮。

(2)重睑:上睑皮肤在靠近上睑缘上方处有一条皮肤皱襞,睁眼时此皱襞以下皮肤随睑板上提、张力增大而上移,俗称双眼皮。

(3)多重睑:上睑皮肤存在多个皱襞。

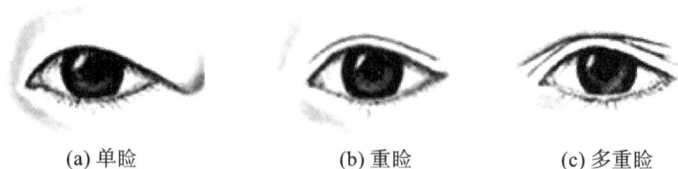

(a) 单睑   (b) 重睑   (c) 多重睑

图 5-8 上睑分型

2. 单睑分型

单睑按上睑皮肤弹性及皮下脂肪量分为 3 型。

(1)正力型:上睑皮肤不松弛,弹性好,皮下脂肪充盈适度,多见于青年人。

(2)无力型:上睑皮肤松弛,弹性差,皮下脂肪稀少,多见于中老年人。

(3)超力型:上睑皮肤绷紧光亮,皮下脂肪充盈过度,少数人伴有泪腺脱垂,俗称肿眼泡,多见于体胖者。

3.重睑分型

(1)按重睑线与上睑缘走行关系分为 3 型(图 5-9)。

①平行型:重睑线与上睑缘几乎平行,重睑高度从内至外大致相等。平行型重睑给人一种稳重、端庄的感觉。

②广尾型:重睑线从内眦开始逐渐向外扩展,即重睑线内侧端靠近上睑缘或与内眦点汇合,外侧端远离上睑缘,呈扇状,因此又称"开扇型"。广尾型重睑给人一种温婉、优雅的感觉,较受亚洲人群的喜爱。

③新月型:重睑线两端靠近上睑缘,甚至与内、外眦汇合,中间部分距离上睑缘较远,形如弯月。新月型重睑给人一种甜美、可爱的感觉。

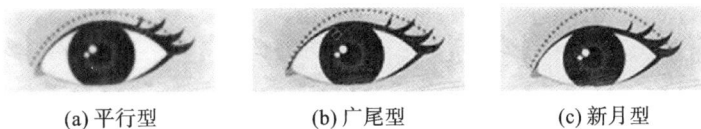

(a) 平行型   (b) 广尾型   (c) 新月型

图 5-9 重睑分型

(2)按重睑线显露情况分为 4 型。

①全双型:重睑线与上睑缘平行,重睑线内、外端均显露出来。

②中双型:重睑线内 1/3 处皱襞较窄,向外逐渐加宽,类似广尾型。

③半双型:重睑线内 1/3 处皱襞不明显,直至内 2/3 处才显示并逐渐加宽。

④隐双型:重睑线几乎与上睑缘重合,皱襞较窄,睁眼平视时呈单睑状态,睁眼下视时可见重睑线显露,又称内双型。

4.按睑裂形态分型(图 5-10)

(1)杏核眼:睑裂宽度、高度比例适当,睑缘呈圆弧形,眦角圆钝,黑眼珠及眼白显露较多,眼睛炯炯有神,标准睑裂形态眼。多见于男性,给人以英俊、帅气之感。

(2)丹凤眼:睑裂细长、内窄外宽,呈弧形展开。外眦大于内眦,外眦略高于内眦。黑眼珠及眼白显露适中,眼睑皮肤较薄,富有东方美,给人以秀美之感,无论男女均为美的眼型。

(3)细长眼:又称长眼。睑裂细长,睑缘弧度小,高度与宽度比例不当,宽度略显过度而高度略显不足。黑眼珠及眼白显露较少,因此略显无神,缺少活力,此眼型常给人以乏力疲惫、无精打采之感。

(4)眯缝眼:睑裂小而狭短,高度与宽度均不足,高度不足尤甚。内、外眦角均小,黑眼珠与眼白大部分被遮挡,眼球显小。此眼型显得温和,但有畏光之感,眼睛缺乏神采与魅力。

(5)小圆眼:睑裂高度与宽度短小,但其高度与宽度比例尚适度。睑缘呈小圆弧形,眦角圆钝,黑眼珠及眼白显露不足,眼球显小,眼型呈小圆形态。此眼型给人以机灵、执着之感,缺乏魅力。

(6)圆眼:又称荔枝眼、大眼。睑裂高宽,高度有余,睑缘呈圆弧形,黑眼珠与眼白显露多,眼睛整体圆而大。此眼型给人以目光明亮、机灵有神之感,但缺乏秀气与内敛。

(7)突眼:睑裂过于高宽,眼珠向前突出,黑眼珠全部暴露,眼白暴露范围大,甚至黑眼珠四周均有眼白显露,俗称"四白眼"。睑裂过大,眼珠突出过多,常为病态表现。

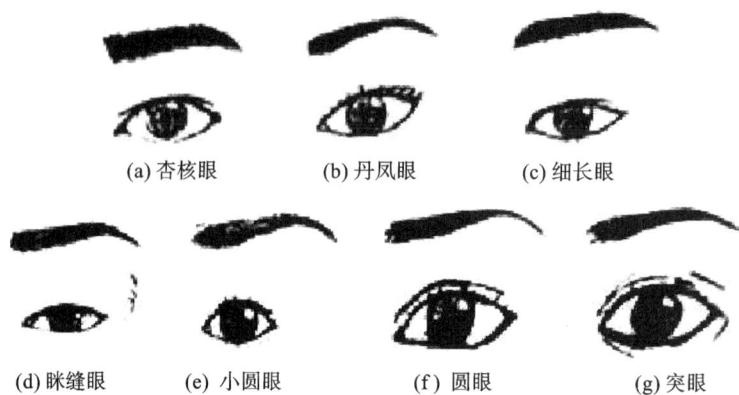

(a) 杏核眼　　　(b) 丹凤眼　　　(c) 细长眼

(d) 眯缝眼　　(e) 小圆眼　　　(f) 圆眼　　　　(g) 突眼

图 5-10　按睑裂形态分型

5. 按内、外眦位置分型

(1)标准眼:两内眦位置适中,约一睑裂宽,外眦略高于内眦,睑裂倾斜度约为10°。睑裂形态类似"杏核眼",多见于男性,显英俊、帅气。

(2)吊眼型:又称"上斜眼"。外眦高于内眦,睑裂倾斜度过大,外眦呈上挑状,双目呈反"八"字形。此眼型给人以灵敏、机智之感,但目光锐利,易使人感觉冷淡、严厉。

(3)垂眼型:又称"下斜眼"。外眦低于内眦,睑裂倾斜度大,双目呈"八"字形。此眼型给人以幽默、可爱之感,但易使人感觉悲伤、阴郁。

(4)远心型:内眦间距过大,大于一个睑裂宽度,两眼分开过远,使面部显宽,失去比例协调美。略远给人以温和之感,过多则给人以呆板、愚钝之感。

(5)近心型:内眦间距过近,小于一个睑裂宽度,两眼过于靠拢,使五官呈聚拢状。此眼型给人以严肃、紧张之感,过度靠拢则给人以忧郁感。

6. 其他

除以上分型外,还有一些眼型在国人中也较多见。

(1)三角眼:眦角多正常,主要是因为上睑皮肤中外侧松弛下垂,外眦被遮挡而使睑裂近似三角形。多见于中老年人,偶见先天性三角眼者。

(2)深窝眼:上睑脂肪少、皮肤薄,凹陷不丰满。西方人多见,年轻时具有成熟感,中老年时显疲劳感,过度凹陷会显得憔悴。

(3)肿眼泡:又称"金鱼眼",眼睑皮肤肥厚,皮下脂肪较多而显臃肿,使眉弓、鼻梁、眼窝之间的立体感减弱,外形不美观。此眼型给人以不灵活、迟钝、神态不佳的感觉。

(六)理想而美的眼的特征

理想而美的眼应处于标准位置,并与眉、鼻位置协调,两内眦间距约为睑裂宽度,符合"三庭五眼"的协调比例。睁眼平视时,睑裂高度为 7～12 mm,睑裂宽度为 25～30 mm,睑裂倾斜度为外眦高于内眦 2～3 mm,内、外眦连线与水平线夹角约为 10°。双眼内眦较圆钝,外眦较锐利,睫毛应浓密、弯曲、乌黑、上翘。此外,美的眼睛还应明亮、清澈、活动灵活,能很好地表达人的心理活动和情绪变化。

第二节 鼻与耳部的美学与审美诊断

一、鼻部的美学与审美诊断

(一)鼻部美学

鼻部审美是面部审美中的一个重要方面,它不仅涉及生理功能,还与个人形象和美感密切相关。一个协调和美观的鼻子能够显著提升一个人的五官立体感和整体美感。

鼻部审美的主要依据如下。

1. 位置长度 鼻部的位置和长度对面部和谐有重要影响。鼻子的长度为 6～7.5 cm,理想的鼻子应当位于面部的中 1/3 处,上接额头,下连嘴唇,两侧与眼睛和颧部相邻。鼻子的长度应占整个面部的 1/3,过短或过长的鼻子都会破坏面部比例的和谐性。

2. 鼻根高度 鼻根在内眦连线上的垂直高度。一般分为 3 种类型:①7 mm 以内为低平型;②7～11 mm 为中等型;③11 mm 以上为较高型。

3. 鼻梁高度 鼻梁的高度决定了面部的立体感。一个高挺的鼻梁不仅美观,还能让五官轮廓更加清晰,增加面部曲线的凹凸感,从而增强立体感。

4. 鼻部弧度 鼻部的弧度影响面部的生动程度。鼻背线条流畅,鼻尖和鼻孔形状适宜,多因素共同作用,使鼻型美观。

5. 鼻尖翘度 鼻尖的翘度也是鼻部审美的一个重要方面。鼻尖略微上翘可以增添面部的青春可爱感,鼻尖的形状和角度也会影响整体的美感。

6. 鼻部角度 鼻部的角度,包括鼻额角、鼻尖角及鼻唇角,都与理想审美标准紧密相关。这些角度的理想值分别为鼻额角 120°～130°,鼻尖角 85°～90°,鼻唇角 90°～100°。

(二)鼻的分型

1. 直鼻 鼻梁笔直,从额头到鼻尖几乎形成一条直线,给人一种端正、稳重的感觉。

2. 鹰钩鼻 鼻尖下垂且略带钩状,形似鹰嘴,给人一种锐利、有力的感觉。

3. 驼峰鼻 鼻梁中部凸起,形似驼峰。

4. 翘鼻 鼻尖向上翘起,给人一种活泼、俏皮的感觉。

5.鞍鼻 鼻梁较低,鼻尖不够突出,缺乏立体感。

6.肥厚鼻 鼻部软组织丰富,鼻尖和鼻翼较为厚实、丰满。

7.细长鼻 鼻梁细长,鼻尖细小,给人一种秀气、清秀的感觉。

（三）鼻部的审美标准

理想的鼻型应该是鼻梁挺立;鼻尖圆润细腻;鼻翼大小、突出适度;鼻孔呈卵圆形,大小适中,不太明显。且鼻型与面型、眼型、口型等比例协调和谐。在鼻部审美时,需考虑每个人的面部结构和特征,突出整体美。总的来说,鼻部审美是一个多维度的概念,它不仅涉及鼻的形状和大小,还包括了鼻与整个面部的比例关系、角度和曲线。一个符合审美标准的鼻能够显著提升个人的整体美感,同时也要考虑到个体差异,找到最适合自己的鼻型。

二、耳部的美学与审美诊断

耳朵作为五官的组成部分,在审美中扮演着不可忽视的角色。耳朵的形态和位置对人体面部的协调性和整体美感有着显著的影响。耳朵的审美可以从以下方面进行。

1.耳郭外展程度 耳朵与头部之间形成一个角度,根据这个夹角大小可分为 3 种类型:①夹角小于 30°为紧贴型;②30°～60°为中等线,最为常见;③夹角大于 60°为外展型。

2.耳郭形态 耳轮、耳甲腔以及耳垂对面部的吸引力有非常显著的影响。耳郭的长度以及突出程度对整体美感也有显著影响。常见的耳郭形态:①方形耳郭:耳郭的外形呈方形或矩形,耳轮和对耳轮(也称为耳轮脚)之间的角度较为明显;②圆形耳郭:耳郭的外形较为圆润,没有明显的棱角;③大耳:耳郭的整体尺寸较大,从头部侧面看,耳朵占据较大的面积;④尖耳:耳郭上部(耳轮)末端逐渐变尖,形成一个明显的尖端;⑤耳郭较厚实,整体耳郭较宽且有立体感。

3.耳垂形态 在中华文化中,耳垂的形态受到特别关注,饱满的耳垂被传统观念认为象征着福气。同时,耳垂的大小、形状差异较大,基本形态有圆形、方形、三角形。

4.耳朵对称性 耳朵的对称性是审美中的一个重要因素。双耳大小、形态相同且与面部、头型协调匀称,可以提升面部的整体和谐感。

5.耳朵位置 耳朵的位置也是审美一部分。理想的耳朵位置应该是上缘约与眉梢等高,下缘位于鼻底的水平线上,有助于保持面部轮廓的平衡。

6.耳朵比例 耳朵与头部的比例关系对于整体美感同样重要。耳朵不应过大或过小,而是应与个人的面部特征保持适当的比例,以维持面部的和谐感。

总的来说,耳朵的审美是一个综合性的评价体系,涉及多个方面因素。在追求美观的同时,也应考虑到个人特点和整体的和谐性。合理的调整和修饰,可以使耳朵成为增添个人魅力的重要因素。

第三节 唇、齿与颏的美

一、唇部的美学标准与审美诊断

(一)唇的美学功能及意义

唇是面部器官中活动范围最大的软组织结构,是面部的核心特征之一。它不仅具有说话、进食、吐物、吹吸气及辅助吞咽等功能,还与面部表情肌密切相连,具有高度的表情功能,成为人情感表达的重要载体。

唇是容貌美中仅次于眼睛的重要器官,其形态符合形式美法则。首先,对称均衡是唇美感的基础,左右对称的唇形赋予人稳定和谐的视觉体验。其次,红唇皮肤极薄,能透过血管中血液的颜色,加之该处血运丰富,使其具有一定的色彩美感,此外,红唇与周围肤色的鲜明对比,也增强了面部的立体感和生动性,体现了调和对比的美学原则。唇与面部其他部分的比例关系也是构成面部协调美的重要因素。这些美学原则的体现,共同构成了独特的唇外观,为人体增添无尽魅力。因此,唇也被称为"面容魅力点""爱情之门"。

(二)唇的基本形态

唇部主要由皮肤、口轮匝肌以及黏膜构成,以口裂为界分为上唇和下唇两部分。

唇按其颜色可分为红唇和白唇两部分。白唇表面覆盖的是皮肤,其正中鼻小柱下方有一纵行浅沟称为人中,其凹陷处称为人中沟,两侧隆起的边缘称为人中嵴,也称为人中柱。红唇区域是皮肤与黏膜的移行区域。红唇和皮肤的交界处称为唇红缘,因其呈现弓形,又称为唇弓。上唇的唇弓曲线起伏弧度变化大,在正中线形成最低点,称为唇谷(唇弓凹),此谷上续人中凹;正中线两侧形成最高点,称为唇峰(唇弓峰),此处上续人中嵴。上唇正中唇红呈珠状向前下方突出,称为唇珠。上下唇之间的横形裂隙,称为口裂,是口腔与外界的通道。口裂两端为口角,大致位于尖牙与第一前磨牙之间(图 5-11)。

这些结构共同构成了唇部的基本形态和功能基础,为唇部的各种生理功能和美观效果提供了重要的支持和保障。

(三)唇的美学位置

唇位于面下 1/3,其上界为鼻底,下界达颏唇沟,两侧以鼻唇沟(唇面沟)为界与颊部相邻,是构成面部美的重要因素。

(四)唇的局部结构美

1. 白唇

(1)正面观:人中为上唇白唇正中,是上唇中部的明显标志,其不仅是人面部特征

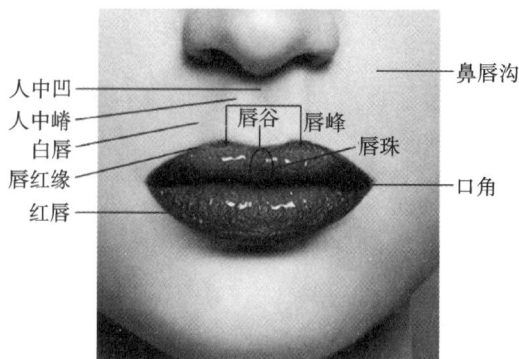

图 5-11　唇的基本形态

的重要组成部分,还在一定程度上影响着唇部的形态和美观。人中上接鼻小柱,下续唇谷,高度为 13～18 mm。

上唇高度是指上唇皮肤的高度,即鼻小柱根部至唇谷的距离,上唇高度应与鼻尖的高度相似,与鼻小柱成 90°。

我国成年人上唇平均高度为 13～20 mm,根据此高度差异可分为 3 类。

①低上唇,高度小于 12 mm。

②中等上唇,高度为 12～19 mm。

③高上唇,高度大于 19 mm。

(2)侧面观:根据上唇白唇与鼻小柱的角度关系,上唇可分为凹型(占 45.5%)、突出直型(占 24.8%)、突出凸型(占 9.5%)、后缩型(占 1.0%)、笔直型(占 19.2%)五种类型(图 5-12)。

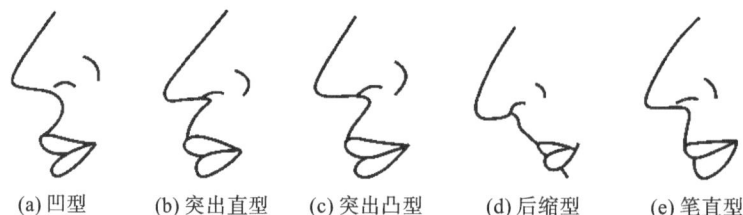

(a)凹型　　(b)突出直型　　(c)突出凸型　　(d)后缩型　　(e)笔直型

图 5-12　上唇分型

根据下唇与颏部角度关系,下唇可分为凹型唇(占 59.0%)、直型唇(占 29.0%)、凸型唇(占 12.0%)三种类型(图 5-13)。

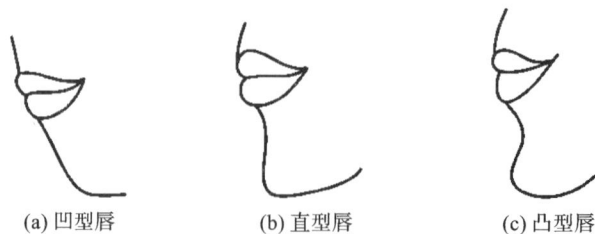

(a)凹型唇　　　　　　　(b)直型唇　　　　　　　(c)凸型唇

图 5-13　下唇分型

2. 红唇

(1)唇峰、唇谷:这两大唇部特征,如同山峦起伏,共同为唇部勾勒出明显起伏的完美轮廓,展现了唇部的独特魅力。其因形似展翅高飞的海鸥而被西方画家称为"爱神之弓"。唇谷中央凹陷处形成钝角,称为中央角,中国人此角一般为150°～160°。唇峰中央最高凸部也形成钝角,称为左、右外侧角,中国人此角一般为210°～240°。

两侧唇峰的最高点比唇谷最低点高3～5 mm。

(2)唇珠:上唇红唇中央的结节状突起,在婴儿时期更为明显。唇珠两侧的唇红相对欠丰满,使得唇珠两侧形成了唇珠旁沟,此沟的存在,更加衬托了丰满的唇珠,使唇型更丰满立体,富有魅力。

(3)唇厚度:口唇轻闭时,上、下红唇中央部的厚度。中国人上唇厚度平均为5～8 mm,下唇厚度为10～13 mm。下唇较上唇略厚,男性比女性略厚2～3 mm。

唇按厚度可分为4种类型:①薄唇,厚度4 mm以下;②中厚唇,厚度5～8 mm;③厚唇,厚度9～12 mm;④厚凸唇,厚度12 mm以上。

唇根据上、下唇闭合时的位置可分为3种类型,即上唇突出型(占67.5%)、上下唇同位型(占31.5%)、下唇突出型(占6%)。

3. 口角 双眼平视状态下,口角位置应处于经瞳孔向下延伸的垂线与上颌的尖牙和第一前磨牙间的交叉点处。当唇部自然放松时,上颌切牙外露约2 mm,微笑时,则牙冠部分外露,但不应超过2/3。

4. 口裂 口裂宽度是指上、下唇微闭时两侧口角间的距离,约等于瞳孔间距。口角间距与内眦间距之比为3∶2或符合黄金数的要求。

根据数值的大小,口裂可分为3种类型:①窄小型,宽度为30～35 mm;②中等型,宽度为36～45 mm;③宽大型,宽度为46～55 mm。

口裂宽度应与面部、鼻部及内眦间宽度相协调。

(五)唇的分型

唇可依据高度、厚度、前突度、口裂宽度等不同的标准进行分型。

1. 根据唇的正面观基本形态分型

当上、下唇自然轻闭时,唇根据其正面观基本形态可分为3种类型(图5-14)。

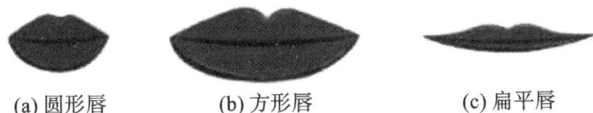

(a) 圆形唇　　　(b) 方形唇　　　(c) 扁平唇

图 5-14　唇的正面观基本形态

(1)圆形唇:整体形状呈现圆润饱满的特点,厚度适中,上、下唇的线条感和轮廓感清晰,唇弓弧度大,但弧度柔和,唇峰不明显,给人一种温柔的感觉。

(2)方形唇:整体形状较为方正,唇峰明显,下唇弧度小、平直,与上唇唇峰对应处有明显的转折点,唇峰距离较远,唇厚度、口裂宽度正常,外观上呈现出棱角分明的特点,给人一种坚定果断、成熟稳重的感觉。此种唇型多见于黄种人。

（3）扁平唇：上、下唇薄，轮廓线条过于平坦，缺乏立体感，口裂宽度较大，整体看起来扁平，给人一种刻薄、不太友善的感觉。此种唇型多见于白种人。

2. 根据唇的厚度、闭合状态、口角位置等情况分型

（1）理想型：口唇轮廓线清晰，下唇略厚于上唇，口唇宽度与鼻型、眼型、面型相适应，唇珠明显，口角微翘，整个口唇富有立体感。

（2）厚唇型：口轮匝肌在疏松结缔组织发达，使上、下唇肥厚，上唇厚度大于 8 mm，下唇厚度大于 13 mm，上唇的唇峰高，如果超过一定的厚度，唇型就有外翻倾向。厚唇型的人常常给人一种诚实、憨厚的感觉，但会略显木讷。

（3）薄唇型：上、下唇单薄，上唇厚度小于 5 mm，下唇厚度小于 10 mm，唇峰、唇珠往往不明显，唇部轮廓较为平滑，缺乏立体感，给人一种伶俐、冷漠的感觉。

（4）口角上翘型：口角位置略高于标准位置，上唇唇红边缘起伏明显，轮廓清晰，线条流畅且富于动感，呈微笑状。这种唇型给人一种甜美之感，即使在静态表情时也能看到嘴型呈微笑感，让人感觉很有亲和力。

（5）口角下垂型：口角位置低于标准位置，受年龄、表情习惯或天生面部结构影响，上唇唇红缘弧线向下，给人一种严肃、沮丧的印象。

（6）尖突型：唇型薄而尖，唇峰较高，唇珠小而突出，唇弓弧形不圆润，常伴有狭小的鼻子。此唇型给人一种奸诈、冷漠的感觉。

（7）瘪上唇：俗称"地包天"，上唇后缩，下唇相对突出，一般上唇薄，下唇厚，严重时下颌前凸，上颌内陷，可能导致咀嚼和语言功能受限。此唇型破坏了面部的侧面轮廓，影响美感。

（六）理想而美的唇的特征

理想而美的唇应轮廓清晰，唇峰、唇谷明显，唇珠突出，口角微翘，唇红缘线条流畅富于动感。红唇表面光滑无褶皱及脱皮，色泽自然红润，丰满富有魅力。

从正面观，上唇高度应与鼻尖高度相近，与鼻小柱的夹角约为 90°。上唇厚度为 5～8 mm，下唇厚度为 10～13 mm，且与颏部相适应；口裂宽度为 36～45 mm，与鼻宽、面宽、内眦间距比例协调。

从侧面观，上唇略突出于下唇，上唇微翘，下唇饱满，呈现自然的立体效果。

男性以轮廓清晰的方形唇为美，女性以丰满圆润的唇为美。

对于唇的审美，受到文化、时尚和个人偏好等多种因素的影响而略有不同。然而，不论这些因素如何变化，唇的审美始终离不开其本身的自然美。唇的色泽、形状和质感，都是构成其独特魅力的要素。与面型相配、与五官协调、与性格气质相符的唇型，才能使人产生美感。因此要欣赏和尊重每个人的独特之处，发现每个人的独特魅力。

二、牙齿的美学标准与审美诊断

（一）牙齿的美学功能及意义

甜美的微笑可以拉近人与人之间的距离，使人更具有亲和力，而整齐、洁白的牙齿为这种甜美的微笑增添了魅力。牙齿是口腔的门户,它在发挥重要生理功能的同时,也充分发挥了它的美学功能。

完整而整齐的牙齿是咀嚼食物的前提,食物进入口腔,经过切牙的切割、尖牙的撕裂、磨牙的捣碾研磨等一系列机械加工过程,使食物变成了可被消化的形态。牙齿对于发音的准确性也起着重要的作用。

完整而整齐的牙齿对于维持容貌美发挥着重要作用。它对保持面部外形轮廓起到支撑作用,维持了良好的牙弓形态和面颊、唇部的对称与丰满。如果牙列缺失严重,将会造成颊部凹陷,皱纹增多,面容衰老;如果牙齿对合异常,将会造成"龅牙""地包天"等形态,影响面部侧面轮廓;如果长期用一侧牙齿咀嚼食物,会强化该侧的咬肌,使得面部偏斜。这些牙齿问题都会破坏颜面部协调的比例关系与和谐的对称美,给容貌美带来缺憾。牙齿本身也具有重要的审美意义。洁白的牙齿与红润的嘴唇构成了鲜明对比的色彩美;弧形的牙列及以正中切牙为中心向两边对称生长,展现了线条美,体现了对称性;牙齿辅助发音的功能使得人讲话能够字正腔圆,体现声音美;每个牙齿也体现比例美。因此,牙齿对于人体美来说是不容忽视的重要因素,具有强大的美学功能。

(二)牙齿的基本形态

人的一生有乳牙和恒牙两副牙齿。乳牙的萌出时间在出生后 6 个月至 2 岁半,总共有 20 颗,上、下各 10 颗。恒牙则是继乳牙之后,在儿童 6 岁至 12 岁之间开始逐渐萌出的牙齿,总共 28～32 颗,具体数量因个体差异和智齿的发育情况而有所不同。

根据每颗牙齿的位置、功能、形态的不同,牙齿可分为切牙、尖牙、前磨牙和磨牙四类(图 5-15)。上颌的牙齿往往比下颌的牙齿更加宽大和突出,这样有利于更好地切割和咀嚼食物。同时,上、下颌的牙齿之间也有着密切的合作关系,通过不同的形状和角度,它们能够紧密地咬合在一起,确保食物能够被有效地咀嚼。

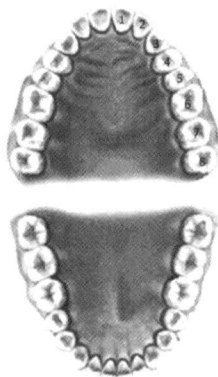

图 5-15 牙齿的基本形态

(三)牙齿的局部结构美

1. 切牙 切牙位于口腔前部,呈弧形且在面中线两侧对称排列,上、下共 8 颗。分为上颌中切牙、侧切牙,下颌中切牙、侧切牙。上颌切牙牙冠唇面可见两条纵向浅沟,为发育沟。上颌侧切牙唇面形态较上颌中切牙窄小而圆突。下颌中切牙牙冠较上颌中切牙窄小,唇面光滑,发育沟不明显,且其为全部牙齿中最小的,牙冠宽度约为上颌中切牙的 2/3。切牙位于牙弓前部,其缺损、异常对发音及容貌美有直接影响。

2. 尖牙 尖牙,俗称犬齿,位于口角处,上下左右共 4 颗。尖牙牙冠较厚,呈楔形,切缘上有突出的牙尖,便于穿刺和撕裂食物。尖牙牙根粗壮,对口角起到支撑作用,如果出现缺损,口角上部易造成塌陷,对面容影响较大。

3. 前磨牙 前磨牙位于尖牙之后、磨牙之前，又称前磨牙，上下左右共 8 颗。牙冠为方圆形，其咀嚼面有两个牙尖，即颊尖和舌尖。前磨牙是尖牙和磨牙间过渡型牙齿，所以兼有与尖牙和磨牙相似处，具有协助尖牙撕裂和协助磨牙捣碎食物的作用，也兼具尖牙和磨牙的美学功能。

4. 磨牙 磨牙位于前磨牙之后，上下左右共计 12 颗。牙冠宽大，呈立方体，结构复杂。磨牙位于口角之后，不易显露，但第一磨牙的位置和上下关系对于建立正常咬合关系起着重要作用，是恢复正中颌的标志，它的错位和缺失将会影响正常咬合关系而出现错颌畸形，影响容貌美。

（四）牙列的分型

人的面部轮廓与颌骨的生长发育密切相关，颌骨的大小又直接影响到牙列的形态及排列。颌骨宽，牙弓必定宽，较宽的牙弓适宜较宽的牙齿排列；相反，颌骨窄，牙弓必定窄，较窄的牙弓适宜较窄的牙齿排列。

牙体、牙弓与面型具有相关性，尽管牙列的形态具有一定的规律，但个体之间并不完全相同。根据上颌 6 颗前牙排列情况，牙列可分为 3 种基本类型。

1. 尖圆形 多见于面型尖削者，牙列自上颌侧切牙即明显弯曲向后，弓形牙列的前牙段向前突出非常明显。

2. 方圆形 多见于面型宽大者，上、下牙列中 4 个切牙的切缘连线略直，弓形牙列从尖牙的远中端开始弯曲向后。

3. 椭圆形 多见于面型较圆者，介于方圆形与尖圆形之间，弓形牙列自上颌侧切牙的远中开始，向后逐渐弯曲，使得前牙段较圆突。

（五）理想而美的牙齿特征

理想的牙齿形态应具备以下特点：形态完整，与面部比例协调，结构清晰，不存在畸形牙齿或牙体组织的缺损；色泽应为洁白或微黄，且富有自然光泽；牙周组织应保持健康状态，牙龈色泽红润；牙列完整，无缺牙或多生牙的情况；牙齿排列整齐有序，既不过于拥挤也不稀疏，无牙齿扭转、移位、异位等异常情况；咬合关系处于良好状态，上、下前牙的覆盖关系保持正常。

三、颏的美学标准与审美诊断

（一）颏的美学功能及意义

颏位于面下部中央，是面部下 1/3 的重要组成部分，同时也是面部轮廓美的重要标志之一。其形态、大小和位置对面部的美观和整体协调性有着显著的影响。

颏与鼻、唇共同决定了容貌侧面的突度及轮廓。颏部的高度、突度及大小对面部下三分之一的高度、宽度乃至整个面型都有着重要的影响，被誉为容貌美的黄金部位。一个形态正常、微微突出上翘的颏部被视为容貌美的重要标志之一。

颏部的形态和大小不仅影响着面部的美观，还可能在一定程度上反映人的性格特征和气质。发育良好的颏部在艺术和文学作品中常常被视为勇敢、坚毅和果断性格的象征,后缩且发育不良的颏常被看作是胆怯、优柔寡断性格的象征。

(二)颏的基本形态

颏部主要由下颌骨的前端构成,其形态会受到骨骼结构、肌肉分布以及脂肪组织的影响,因此呈现多样化,每个人都拥有自己独特的颏部特征。一个优美的颏部轮廓应该流畅而自然,线条清晰而不过于生硬。

颏的轮廓形态取决于下唇、颏唇沟和颏构成的颏唇复合体。下唇突起,颏唇沟向内凹陷,从而衬托出微微向前翘起的颏部。

颏部的形态也会因文化和个人喜好而有所不同。在东方文化中,适度前翘的颏部被视为美丽和优雅的象征;而在西方文化中,则更注重颏部的立体感和轮廓清晰度。

(三)颏的美学位置

从面部"三庭五眼"的角度看,颏位于"三庭"当中的"下庭",即面部下 1/3,其上部经颏唇沟与下唇皮肤相连,下部为整个面部的最下点,左、右两侧与颊部相延续。

(四)颏的局部结构美

1. 颏高度　面部"三庭五眼"中的"下庭",以口裂、颏唇沟为标志,可再进行三等分(图 5-16),上唇(包括上白唇和上红唇)与下唇及颏的高度比例为 1:2(女性略小)。

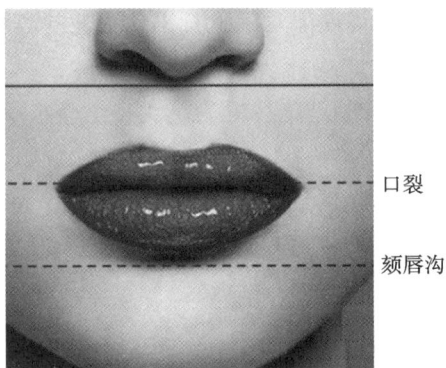

口裂

颏唇沟

图 5-16　颏高度

2. 颏突度　从侧面观察时,颏前点相对于面部其他部分(特别是鼻根点)的突出程度。

颏突度可分为三种类型:正常型、前突型和后缩型。颏突度分型需要借助两条辅助线,首先,于耳屏上和眶下缘引一水平线,再从软组织鼻根点引出一条与之垂直的线,向下延伸至颏;另外从眶下缘的前方也引出一条同样的垂线。如颏部位于两条垂线之间,为正常型;如颏部向前超过鼻根垂线,为前突型;如颏部向后超过眶下缘垂线,为后缩型。理想的颏突度应是轻贴于鼻根点垂线(图 5-17)。

颏突度可分为五级:1 级,微向后缩;2 级,垂直;3 级,微向前突;4 级,明显前突;5 级,极向前突。

颏突度不仅影响面部的整体轮廓,还在一定程度上反映了人的性格特征和气质。

例如,微微上翘、发育良好的颏部常被看作是勇敢、刚毅、果断性格的象征。

3. 颏唇沟深度 从侧面观察,下唇皮肤与颏部皮肤相交处软组织最低点至颏前点的水平距离。中国人颏唇沟深度较深,男性约为 13 mm,女性约为 7 mm。这一数据从侧面反映了男性颏部相对更为突出,轮廓更加清晰明朗。

4. 鼻、唇、颏三者关系 鼻、唇、颏三者位置关系的协调决定了侧面轮廓结构美。一般常借用斯坦纳审美平面和瑞克特审美平面来观测(图 5-18)。

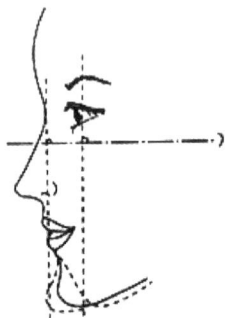

图 5-17　颏突度

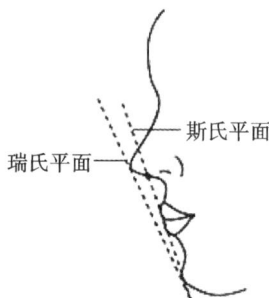

图 5-18　审美平面

(1)斯坦纳审美平面:简称斯氏平面,鼻尖至人中呈"S"形曲线,是该曲线的中点与软组织颏前点相连所构成的审美平面。此标准认为美的容貌应是上、下唇突出与该平面相接触。

(2)瑞克特审美平面:简称瑞氏平面,是自鼻尖点至软组织颏前点相连所构成的审美平面(也称为 E 线)。在此标准下,双唇均位于 E 线之后,上唇相对于审美平面靠前,下唇相对靠后。具体而言,上唇约距 4 mm,下唇约距 2 mm。白种人上、下唇均位于此平面后;黄种人上、下唇与此平面相切;黑种人上、下唇均突出于此平面。

(五)颏的分型

1. 根据颏部正面观形态分型 根据颏部正面观的形态和特征,可以将其分为以下 5 种类型。

(1)尖颏:颏部呈现尖锐的形态,呈倒三角形,使得面部线条更加清晰和立体,多见于女性,给人一种清秀、机智、活跃的感觉,但不够稳重。

(2)方颏:颏部形状呈明显的方形,线条分明,通常与较宽的下颌骨相配合,多见于男性,给人一种刚毅、稳重、坚强的感觉。

(3)圆颏:颏部较为饱满,呈半圆形或卵圆形,没有尖锐的棱角,给人一种可爱、亲切的感觉。通常与圆润的脸颊和柔和的五官相结合,形成一种天真无邪的面部印象。

(4)鼓颏:颏部丰满鼓胀,使得面部轮廓更为饱满,线条更加柔和,给人一种高贵、宽容、大度、温和的感觉,但稍显迟钝或呆滞。

(5)长颏:颏部过长,下颌骨颏部上下发育过度,使得面部在垂直方向上显得较长,给人一种冷静、稳重、大方的感觉,但显老气或呆板。

2. 根据颏部侧面观形态分型 根据颏部侧面观的形态和特征,可将其分为以下

6种类型。

(1)标准颏:标准颏是一个相对的概念,因每个人的面部特征和审美观念而异。但大体来说,标准颏的轮廓优美自然,线条流畅柔和,左右两侧基本对称,侧面呈现适度的前凸,与鼻、唇位置关系协调,颏的高度、凸度和大小与整个面部相协调,给人一种和谐自然的美感。

(2)凹型颏:其特点在于下颌部分呈现出向内凹陷的形态,给人一种独特的韵味,或优雅,富于魅力,或严肃、深沉,这种形态往往源于骨骼结构、软组织分布或二者的综合作用,在面部轮廓上相对突出,给人增加了一些个性化特点和辨识度。

(3)圆颏:颏部在侧面视角下显得较为圆润,没有过于尖锐或突出的线条,给人一种温和、亲切的感觉,同时也显得较为稳重和大气。

(4)平颏:颏部弧度过小,轮廓较为平坦,缺乏明显的曲线或凹凸,给人一种冷静、沉稳的印象,但过于平坦的颏部也可能稍显呆板或缺乏生气。

(5)小颏:俗称"下巴短小",颏部后缩,颏唇沟浅,颏颈角不明显。给人一种懦弱、不生动的感觉。

(6)重颏:俗称的"双下巴",颏部下方脂肪堆积过多,形成两个明显的凸起,影响面部美观。

以上这些分类只是基于一般的观察和描述,并不能完全涵盖所有人的面部特征。每个人的颏部形状都是独特的,可能同时具备多种分类的特点。此外,随着年龄的增长和面部骨骼的变化,颏的形态也可能发生一定的变化。

(六)理想而美的颏的特征

理想而美的颏部应轮廓清晰、形态自然、大小适中、位置协调。女性多以线条流畅、圆润平滑为美,以显女性之柔美;男性多以棱角分明为美,以显男性之刚毅。

从正面看,颏高度适中,上唇高与下唇颏高度比为1∶2(女性略小),颏部宽度应与面部其他部分相协调;从侧面看,颏部应有适度的前凸,鼻、唇、颏关系协调,颏前点位于瑞氏平面上,上唇距离瑞氏平面约4 mm,下唇约距2 mm。鼻根点与颏前点连线垂直于眶耳平面。此外,颏部皮肤应紧致有弹性,无明显的皱纹或松弛现象。

第四节 颈、肩与躯干的美

一、颈、肩、背部美学

(一)颈部美学

颈部是头部与身体其他部分的连接处,视觉上起到过渡作用,使头部与身体的比例自然协调。健康人的颈部在直立时两侧对称适中，长短粗细与身材比例相称，甲状软骨区平坦不显露，伸颈时胸锁乳突肌略有突起，血管不外露。颈部的线条和比例对于整体美感至关重要。一个修长、匀称的颈部能够为整体形象增色不少。一个优美的颈部通常呈圆柱形，长度和粗细适中，它的姿态和动作能够表达个人的气质和情绪。一个挺拔、优雅的颈部姿态可以展现自信和力量，而一个低垂、无力的颈部姿态则显得消沉或疲惫。

1. 线条形态 颈部的线条和形态也是审美评价的重要因素。一个清晰、流畅的颈线，没有多余的脂肪或肌肉隆起，能够更好地展现个体的气质和美感。同时，颈部的姿态，如是否挺直，也会影响整体的审美感受。

2. 对称性与比例 颈部的对称性以及与头部和肩部的比例关系，是另一个重要考量因素。一个对称和谐的颈部能够增强面部特征的整体协调感，从而提升美感。先天性斜颈就失去了对称的美感（图 5-19）。

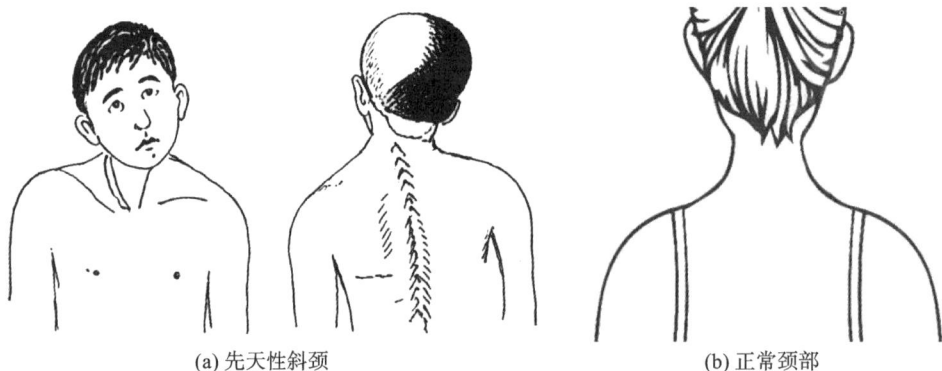

(a) 先天性斜颈　　　　　　　　　(b) 正常颈部

图 5-19　先天性斜颈与正常颈部

3. 装饰品 颈部作为装饰品（如项链、围巾等）的展示区域，也是审美的一部分。选择合适的装饰品可以增强颈部的美感，使其更加吸引人眼球。

总的来说，颈部的审美是一个多维度的评价体系，涉及长度、皮肤状态、形态线条等多个方面。通过适当的保养和锻炼，改善颈部姿态和线条，可以使颈部成为展现个人魅力的重要部分。同时，了解并尊重不同文化中关于颈部审美的多样性，可以让人们更加全面地理解人类对美的追求。

（二）肩部美学

肩部作为连接颈部与背部、胸部的重要部位，在人体美学中占据着重要的位置。一个线条流畅、比例协调的肩部可以极大地提升个人的整体美感和气质。以下是肩部审美的几个主要方面。

1. 宽度比例 肩部的宽度（肩宽）对于整体的身体比例和和谐感有着重要的影响。一般来说，理想的肩宽应该与臀部的宽度保持一定的平衡，形成美观的沙漏型身材。男性通常追求更宽的肩部以展现力量感，而女性则更追求与身体其他部分比例协调的肩宽，以展现柔美。

2. 线条形态　肩部的线条和形态对于审美同样至关重要。清晰、平滑的肩线能够突出服装的轮廓,增强整体造型的立体感。斜肩或溜肩可能会影响穿着效果,使衣服不容易被支撑起来,从而影响整体的形象和气质。根据肩部的线条形态可分为溜肩、耸肩、平肩(图 5-20)。

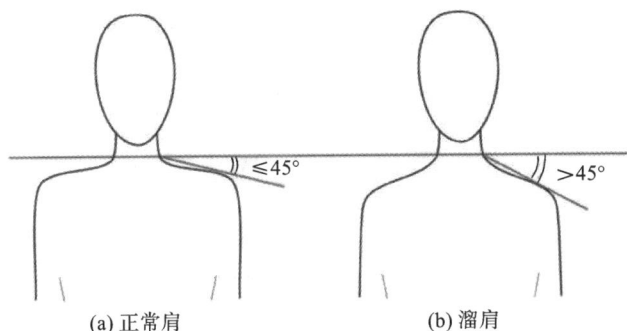

(a) 正常肩　　　　　　　　　(b) 溜肩

图 5-20　正常肩与溜肩

3. 肌肉状态　肩部的肌肉状态也是审美的一个方面。适度的肌肉线条可以增加肩部的美感,使肩部看起来更加结实有力。然而,过度发达的肌肉可能会破坏肩部线条的和谐,特别是在女性中可能不被普遍接受。

4. 对称性　肩部的对称性对于审美也非常重要。对称的肩部能够提供稳定的、平衡的视觉,使得头部和身体的姿态显得更加端正和协调。不对称的肩部(即高低肩)可能会影响姿态,甚至引发身体的不适。

综上所述,肩部的审美涉及宽度、比例、线条形态、肌肉状态、对称性与整体形象的协调等多个方面因素。通过适当的锻炼、保养和穿着选择,可以优化肩部的外观,使其成为展现个人魅力的重要因素。

(三)背部审美

背部是躯干上部的后面,其上界是第一胸椎,其下界是第十二胸椎。侧面看,略向后突,呈圆滑的弧形,其正中呈纵沟状,沟两侧有纵向的肌肉隆起。根据脊柱的弯曲情况,可分为正常背部、脊柱侧弯、驼背(图 5-21)。背部的美学特征和审美标准因人而异,但通常包括以下几个方面。

1. 线条流畅　一个美丽的背部应该具有流畅的线条,没有明显的凹凸不平。背部的曲线应该与身体的其他部分相协调,形成一个和谐的整体。

2. 肌肉发达　一个健康的背部应该有适度发达的肌肉,这可以显示出力量和活力。男性的背部肌肉通常比女性更为发达,更具有阳刚之美。

3. 姿态端正　一个美丽的背部还应该具有端正的姿态。这意味着肩部应该平直,脊柱中正无扭曲。

4. 比例协调　背部的长度和宽度应该与身体的其他部分相协调。如高个子的人通常有一个较长的背部,而矮个子的人则有较短的背部。

5. 对称性　具有美感的背部应该在视觉上呈现出相对的对称性。

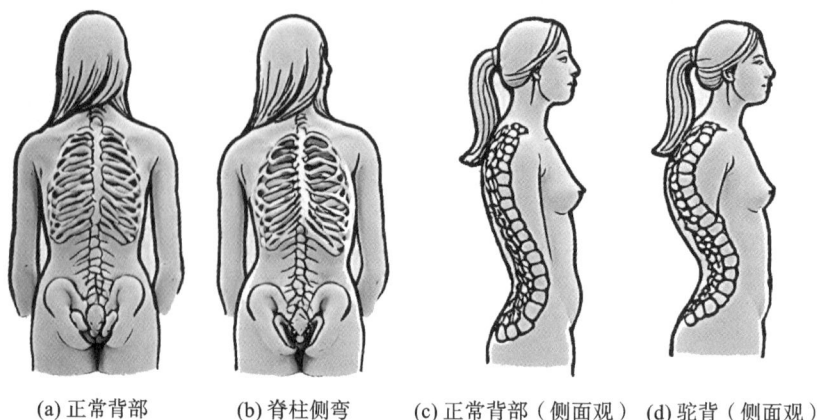

(a) 正常背部　　　(b) 脊柱侧弯　　　(c) 正常背部（侧面观）　(d) 驼背（侧面观）

图 5-21　正常背部与脊柱侧弯

总之，理想的背部应该具有流畅的线条、发达的肌肉、端正的姿态、协调的比例和相对的对称性。

二、腰、腹、盆部美学

（一）腰部美学

腰部是人体表现曲线的重要部位，包含着人体动态和静态的美。从正面观，腰部与相邻的胸部、臀部形成鲜明的对比。理想的腰部以圆滑的曲线与上下相连接，是三围中最细的部位，因此能够直接影响到人的曲线美、形体美。

人体腰部的美学特征和审美标准主要包括以下几个方面。

1. 曲线优美　美观的腰部应该具有流畅的曲线，这通常被称为腰线。腰线的存在有助于突出身体的曲线美，为整体造型增添美感。

2. 细而有力　腰部的纤细与力量感是重要的审美特征。纤细的腰身通常被认为是优雅和女性魅力的象征，而有力的腰部则显示出良好的身体状态和活力，可增加肌肉的力量感，使得腰部更加紧致和有力。相反，如果腰部脂肪堆积，则显得臃肿、行动不便，影响着形体的整体美。

3. 比例协调　腰部与上下身的比例协调也是判断美感的重要标准。一个协调的比例通常意味着身体各部分之间的和谐，使得整体形象更加平衡和美观。女性胸围：腰围：臀围比例约为 3：2：3。

总之，美观的腰部应该具有优美的曲线、纤细而有力、比例协调等特点。当然，这些标准并不是绝对的，每个人的审美观念可能有所不同。

（二）腹部美学

正常人站立时腹部稍隆起，平卧时则稍凹陷，若平卧时腹壁高于剑突至耻骨联合平面时即为腹部隆起。一般情况下，脐位于腹部中央，脐至剑突的距离和脐至耻骨联合的距离相等。从正面看，腹直肌外侧的凹陷将腹部分为三个部分，其中上腹部正中有微微凹陷的沟;从侧面看,上腹部微凹,下腹部微微隆起。腹部应与乳房的前突部分和臀部的后突部分对称,形成"S"形。男子腹部腹直肌发达,皮下脂肪少,凹凸分明的平板腹较常见;女性腹部皮下脂肪较厚,肌肉不发达,少见腹直肌肌型。

男女腹部的美学特征和审美标准有所不同,腹部的美学特征和审美标准一般从线条、腹肌形态、比例以及姿态等方面论述。

1. 线条流畅 一个美观的腹部通常拥有流畅的线条,没有明显的脂肪堆积。

2. 腹肌形态 发达的腹肌是男性腹部美感的重要特征,结实的腹肌不仅显示出力量感,也是健康和活力的象征,如图 5-22(a)所示。而女性腹部不一定有有力量感的肌肉,但以腹部平坦为美,平坦的腹部可以展现出女性躯体的紧实之感和魅力,如图 5-22(b)所示。

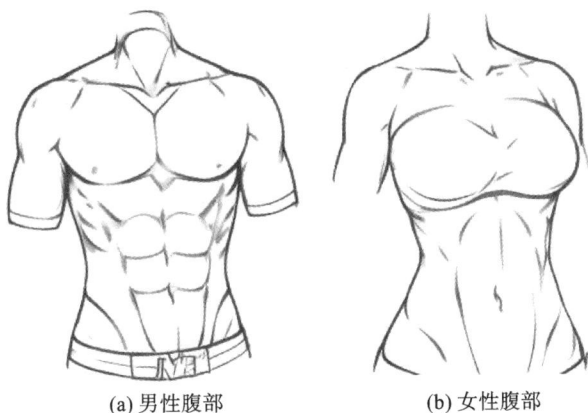

(a) 男性腹部 　　　　　　(b) 女性腹部

图 5-22　腹部外形

3. 比例协调 腹部与身体其他部分的比例协调也是评价美感的重要因素。尤其从侧面观察时,协调的比例有助于整体和谐。

4. 姿态端正 保持端正的坐姿和站姿可以突出腹部的美感。端正的姿态有助于展现腹部的线条。

(三)盆部美学

骨盆由髂骨、坐骨、耻骨和骶骨构成,骨盆的形态直接影响到臀部美的展现,而臀部是人体背面审美的焦点,是展示女性魅力最生动、最丰满的部位。盆部的审美一般从比例、线条、力量等方面进行评价,男女的审美标准在细节上有所差异。

1. 比例协调 盆部与身体其他部分的比例协调是评价美感的重要因素,盆部过宽或过窄都会显得比例不协调,因此盆部与身体各部分的比例协调,有助于形成整体美。

2. 线条流畅 盆部的线条同样需要流畅、没有明显的脂肪堆积。流畅的线条有助于展现男性的力量感和活力;女性则是通过丰满、流畅、优美的臀部曲线,展现女性独特的性感与魅力。

3. 结实有力 结实的臀肌可以展现出男性的阳刚之美,也是审美的重要因素。女性结实的臀肌可以带来稳固、紧实的美感。

第五节 乳房的美学与审美

一、乳房的美学意义及标准

女性乳房是集哺乳器官、性器官和审美器官为一体的特殊器官，代表了生命、青春和力量，是女性重要的第二性征之一，也是构成女性曲线美，展现女性整体形态美和线条美的重要部分。男性乳房虽然没有生理功能，但也可展现出男性的阳刚之气，男性乳头是男性胸部的重要体表标志之一。

乳房美是胸部整体形态美的重要组成部分，是区别男女胸部形态美的主要部位。男性乳头小，乳晕直径为 3～3.5 cm，正常情况下无乳腺发育。女性的胸大肌薄弱，乳腺发达，形成乳房。发育良好的女性乳房，乳头大，略呈桑葚状外观。乳头位置在锁骨中线第 4 肋骨至第 5 肋间范围，乳头连线是锁骨平面至双腹肌沟中点平面的黄金分割线。乳头距胸骨切迹 20～40 cm，距胸骨中线 10～12 cm，距乳房下皱襞 5～7.5 cm，直立时与上臂中齐平，乳头间距 20～40 cm。乳晕直径 4～5 cm，呈棕红色，少数呈玫瑰色或粉红色，生育后色素沉着呈褐色。受到刺激时，乳晕平滑肌收缩，乳晕变小，乳头坚挺。乳房基底直径约 12 cm，位于第 2～6 肋间，界限为胸骨旁线至腋前线。

我国美容及美学专家认为，乳房外形丰满、匀称、挺拔、柔韧而有弹性，呈半球形或小圆锥形，位置较高并对称，位于胸骨缘与腋前线之间，基底直径为 10～12 cm，高度为 5～6 cm，内侧间距较小为东方女性理想而健美的乳房外形。

乳房由皮肤、腺体、韧带与筋膜等构成，分布有血液、神经、淋巴组织。乳房的大小主要受脂肪组织与腺体多少的影响，由纤维束形成的乳房悬韧带主要起悬吊乳房的作用，使其不下垂。乳房大小、形态个体差异性较大。成年未生产的女性，乳房多呈半球形，紧实有弹性。妊娠后期和哺乳期，因乳腺增生，乳房明显增大。当哺乳停止后，乳腺萎缩，乳房变小。老年妇女的乳房，因为弹性纤维的减少而松弛下垂。

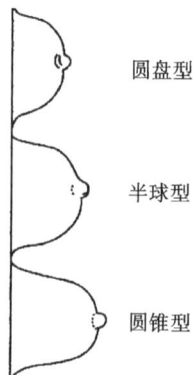

图 5-23 乳房高度与基底直径比例关系

圆盘型

半球型

圆锥型

二、乳房的审美诊断

1. 根据乳房高度（乳房前突程度）与基底直径的比例关系分类（图 5-23）

（1）圆盘型：乳房高度为 2～3 cm，小于乳房基底直径的 1/2，此型乳房外形平坦。乳头在圆盘中央，乳房初步发育。

（2）半球型：乳房高度为 4～5 cm，约等于乳房基底直径的 1/2,此型乳房外形隆起明显,呈半球形状,是比较美观的乳房。

(3)圆锥形:乳房高度为 5~6 cm,大于乳房基底直径的 1/2,此型乳房突出极为明显,略尖突。

2. 根据乳房的弹性、软硬度、张力及乳轴与胸壁的角度分类(图 5-24)

(1)悬垂型:乳轴显著向下,大多乳房体积超过 300 mL,乳房硬度和弹性较差。

(2)下倾型:乳轴稍向下,乳房柔软富有伸展性。

(3)挺立型:乳轴与胸壁几乎成垂直角度,乳房柔软且有很好的弹性和张力。

3. 根据乳房的位置分类(图 5-25)

(1)高位乳房:乳房位于第 5 肋骨以上。

(2)低位乳房:乳房位于第 5 肋骨及以下。

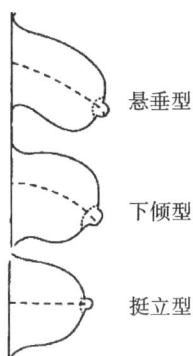

图 5-24　乳房与胸壁的关系

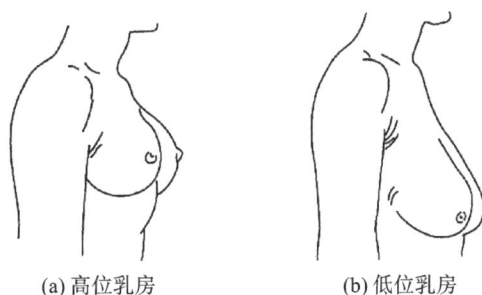

(a) 高位乳房　　(b) 低位乳房

图 5-25　乳房的位置

还可以根据乳房下皱襞和乳房下垂的关系,将下垂程度分为正常乳房、轻度下垂、中度下垂、重度下垂等(图 5-26)。

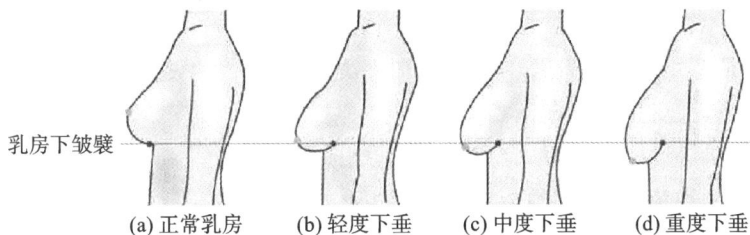

乳房下皱襞

(a) 正常乳房　(b) 轻度下垂　(c) 中度下垂　(d) 重度下垂

图 5-26　乳房下皱襞与乳房下垂的关系

第六节　四 肢 的 美

四肢是人体最灵活的部分,集中了人体大部分的骨关节和肌肉,在形态上有性别差异。男性四肢的骨骼和肌肉较为显露,关节周围韧带紧绷而富有弹性,动作较生硬,血管充盈,彰显男性强健有力的阳刚之美。女性的四肢较为细小,皮下脂肪较丰满,外表浑圆,关节运动范围大而韧带较松,活动更为灵巧,彰显出女性柔韧之美。

一、上肢的美学

人体的上肢具有极强的美学价值,同时也是人体重要的运动部位,为进行灵活的运动提供条件。从人体形体美学来讲,上肢主要体现了均衡性和对称性,上肢外形则体现了人体的线条美:女性多展现平滑的线条美,男性则可展现分明的直线美(图 5-27)。灵活的上肢通过运动或舞蹈动作可以表现人优雅的风度和气质。

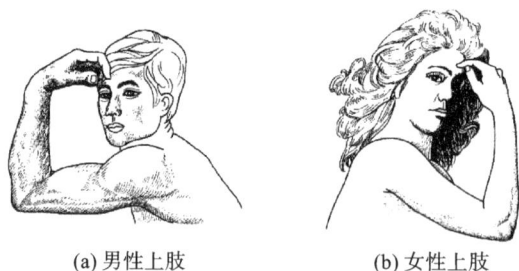

(a) 男性上肢　　　　　　(b) 女性上肢

图 5-27　上肢外形

(一)上臂的美

人体上臂的基本形态为长方形,基本体为圆柱体;前臂基本形态为梯形,上宽下窄,基本体为扁圆柱体。肘关节轻度外翻的角度(提携角),女性为 5°～17°,男性小于 10°。若此角大于 20°,为肘外翻;若此角小于 0°,为肘内翻;此角在 0°～10° 则为直肘。人体直立、双上肢自然下垂时,肘部与肋弓下缘等高,腕部与耻骨等高,掌骨小头与臀下皱襞等高。双上肢外展时,两侧中指尖间距等于体长。

上臂的形态可用上臂紧张围和放松围来衡量,两个围度之差较大者肌肉发达。通常情况下,人体上臂围为大腿围的 1/2,与胸围之比约为 0.18。比较来说,男子上肢粗长,肩部三角肌、肱二头肌和前臂屈肌发达,肌肉轮廓清晰,肘部、腕部骨性标志和肌腱明显;女性上肢细短,上臂围约为前臂围的 1.2 倍,各部关节活动范围大,提携角大,从肩至手的形体过渡和缓,在运动时呈现出柔韧的动感。

根据掌侧向上,上臂和前臂用力向左右水平伸展时的形态特征,上臂伸展类型可分为:①欠伸,也称为伸展不足,表现为上臂与前臂不在一条直线上,前臂稍向上曲;②直伸,表现为上臂与前臂在同一直线上;③过伸,也称为伸展过度,表现为上臂与前臂不在一条直线上,前臂稍向下曲。

(二)手部的美

手部可以展现出性别、年龄、身体状况等。同时,手的姿态和动势变化,能间接反映人的不同情感,也被称为"人类的第二表情"。中国传统文化中,经常有形容女子纤手的词汇及语句,认为手和皮肤、眉眼、颈项、唇齿等一样都是展示女性美的重要部位。

　　手可分为手掌、手背、手指三部分。正常的手从侧面观察,手掌呈不规则的六边形结构,并拢时全手为长方形,基本体为弧形偏方体。手掌与中指长度比约为 4∶3,手掌阔度等于中指长度。从背面观察,五指长短不一,中指最长,拇指与小指长度基本相等。男性的手较粗大,掌部宽厚,指圆而方,皮下脂肪少,手部静脉、肌肉轮廓清晰;女性的手大多娇小,手指修长而指头尖细,关节灵活,皮下脂肪厚,外形圆润(图 5-28)。

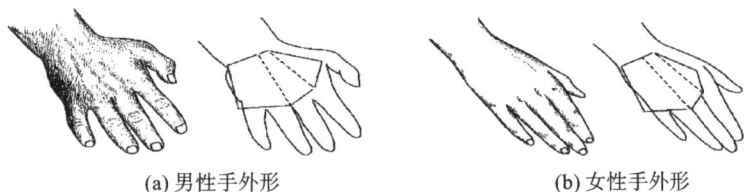

(a) 男性手外形　　　　　　　　　　(b) 女性手外形

图 5-28　手外形

　　手部的形态美主要取决于手掌的宽度与整个手长度的比例、手指的长度与手的整个长度的比例。理想的手部美应表现为皮肤光滑、色泽红润、肌肉细小、无瘢痕斑点、富有弹性,手指纤细、匀称、尖削,动作灵活具有柔和的线条美。据权威调查结果显示,中国女性的手长一般为 17.1 cm,而最富有美感的手的长度在 18 cm 左右,这个标准是相对于每个人的身体状况而言的,并不是绝对的,应与个人身高、臂长等长度比例适宜。异常的手形有爪形手、猿手、扇形手、铲形手、马德隆畸形等。

　　手的形态还受种族、区域和个体差异等影响,因此形态各异。通常情况下可分为以下几种。

　　(1)方形手:整体呈方形,手指根部与指尖端几乎等粗。

　　(2)长方形手:整体呈长方形,手掌狭长,手指较长且粗细均匀,外观光滑。此类型手多见于女性。

　　(3)圆锥形手:整体呈圆锥形,手指指根粗,越向指尖越细,指节圆润流畅,关节不明显。

　　(4)竹节形手:整体修长,各指关节粗大突出,呈竹节状。

　　理想而美的上肢特征:上肢与身高及其他部位相协调且粗细适中、位置适当。标准的上肢应为 3 个头长,其中上臂为 4/3 个头长,前臂为 1 个头长,手为 2/3 个头长,即上臂、前臂和手的长度之比为 4∶3∶2。男性以上肌肉发达、轮廓清晰、手掌宽厚有力为美;女性以上肢肌肉不明显、光滑平顺、修长圆润、皮肤白皙细嫩、灵活动感为美。女性的手部美的标准是各部分比例协调、皮肤光滑、轮廓修长优雅,其手掌和手指修长、皮下脂肪适中,手掌纹路清晰简洁。手指粗细较一致,手指关节灵活、不突出。

二、下肢的美学

　　下肢的骨骼和肌肉发达,皮下脂肪丰富,关节面宽,辅助结构多且坚韧,约占人体的 1/2 体积,具有支撑人体的重量和运动,保持身体平衡的功能。人体在运动过程中移动下肢,通过人体失衡与平衡的交替来体现下肢的协调共济美。下肢由腿和足组成,腿又可以分为大腿和小腿,以膝为界,上部为大腿,下部为小腿。

(一)大腿

大腿部皮肤的皮脂腺较多,移动度较大,而浅筋膜厚薄不一,局部的浅筋膜内含有大量脂肪,故大腿是易形成脂肪异常堆积的常见部位之一。健美的大腿是构成人体美的重要因素之一。男性的大腿粗壮、结实且肌肉显著。女性的大腿肌肤白皙、细腻且富有弹性,皮下脂肪厚度大于男性,从前面看,两腿并拢时大腿内层上部不见缝隙,大腿围约为小腿围的1.5倍。

根据大腿形态及其与身体比例关系可进行如下分类。

(1)正常腿:大腿长度为身高的1/4,且比例匀称,粗细适宜。

(2)长腿:大腿长度超过身高的1/4,且身材越高,大腿与身高的比例越大。

(3)短腿:大腿长度小于身高的1/4。

(4)粗腿:腿部增粗。按照中国标准身高,18~25岁成年男女大腿腿围为48~52.4 cm,超过52.4 cm为粗腿,但要结合身高体型进行评估。

(5)细腿:大腿腿围按上述标准小于48 cm者。

(二)小腿

小腿由膝关节与大腿相连,从胫骨粗隆平面到内、外踝中点的距离为小腿的长度,正常人小腿的长度为2个头长,小腿周径比大腿周径小20 cm。小腿的形态美取决于小腿的长度和周径。小腿周径受皮肤厚度、皮下脂肪及小腿各肌群影响。小腿最大周径处称为小腿肚,具有审美价值。双腿并拢时,双小腿肚最宽处约等于头宽。男性以小腿肚壮圆有力为美,女性则以适度浑圆为美。

根据双腿站立时膝关节的形态,可分为以下四种类型。

(1)直形腿:站立时双脚和两膝的内侧面相接触。

(2)"X"形腿:站立时两膝的内侧面相接触,但两腿分开。

(3)"O"形腿:站立时两腿的内侧面相接触,但两膝分开。

(4)反张腿:站立时两膝关节明显处于过伸状态。

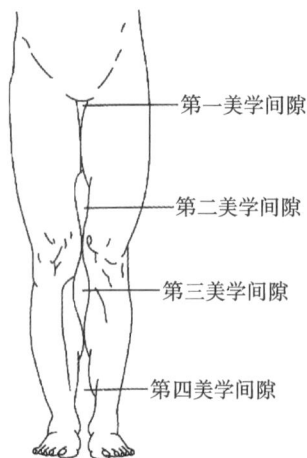

图5-29 下肢美学间隙

正常人保持双膝并拢,双踝靠紧,足尖朝前的站立体姿时,可形成四个美学间隙。第一美学间隙位于大腿根部与会阴交界处;第二美学间隙位于膝上至大腿中部;第三美学间隙位于膝下至小腿肚以上;第四美学间隙位于小腿肚以下至两踝以上(图5-29)。

(三)足部

足是人体下肢的"底座",在人体负重、平衡、弹跳及支持下肢整体运动中起着非常重要的作用。足部的骨骼较多,软组织较少。足骨有跗骨、跖骨和趾骨三部分,并形成外侧足弓、内侧足弓和横弓,三者共同构成了足外形的基础。内侧足弓比外侧足弓高大。足的轮廓与手相似,为六边形,存在性别差异。男性足部宽大厚壮,足趾粗而方,第 1 跖趾关节和第 5 跖趾关节侧突明显;女性足部狭小且薄,足趾细长,趾头略尖,前伸明显,足背皮下组织多于男性(图 5-30)。

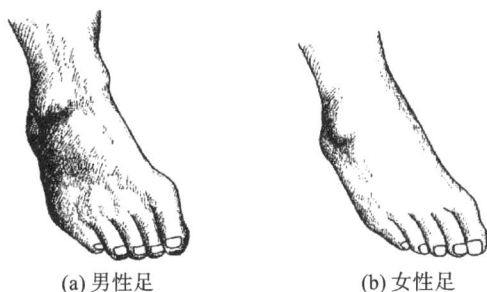

(a) 男性足　　　　　(b) 女性足

图 5-30　足外形

根据足弓的基本形态,可分为以下三种类型。

(1)正常足:形态正常,足弓高度在正常范围内,检查可见足印最窄处的宽度与相应的足印空白处的宽度比例为 1∶2。此类型是足弓完善的标志,是美足的基础。

(2)扁平足:足弓高度低于正常范围,足印最窄处的宽度增大,与相应的足印空白处的宽度比为(1~2)∶1 或更大。

(3)高弓足:足弓高度超过正常范围,足弓最窄处的宽度为 0。

足的畸形很多,如内旋足、外旋足、内翻足、外翻足、马蹄足、扬趾足、拇趾外翻、拇趾内翻等,大多需进行手术矫正。

理想而美的下肢特征:人腿粗细适中、长度适当,与身高相协调;线条优美,小腿肚周径适中,小腿大致呈纺锤形;双腿并拢时,可见四个美学间隙,且间隙不大于 1 cm;皮肤弹性好,无脂肪堆积。足部大小适中,长宽比例适当,二趾稍长,足弓高度正常,足趾甲外形平滑、润泽,无异常,功能健全。

(刘嘉琪　吴若云　邱　添)

能力检测

(1)眉的美学位置有哪些标志?

(2)理想而美丽的眼的特征有哪些?

(3)试述鼻的各种美学角度。

(4)常见唇的分类有哪些?

(5)男性和女性的理想颏部特征有哪些?

(6)耳的分型有哪些? 理想而美的耳有哪些特征?

(7)颈部的分类有哪些?

(8)理想而美的乳房特征有哪些?

第六章 医学美学设计

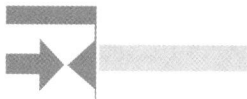

扫码看课件

学习目标

知识目标

医学美学设计的基本概念和原理,医学美学设计的主要技术手段及其原理和应用范围,医学美学设计的美学标准及个性化设计的重要性。

能力目标

培养学生对求美者外貌和形态进行客观评估的能力;提高学生根据求美者需求和美学标准制订个性化设计方案的能力;强调医学美学设计过程中与患者沟通的重要性,培养学生与求美者建立良好沟通关系的能力,确保设计方案符合求美者期望。

素质目标

培养学生具备高度的职业责任感和敬业精神,尊重求美者隐私和权益,遵循医学伦理和法律法规;提升学生的审美素养和美学鉴赏能力,使其能够在医学美学设计过程中发现美、创造美;鼓励学生在医学美学设计领域进行创新思维和实践探索,不断推动医学美学设计的发展和创新。

第一节 医学美学设计的概念、特点及研究对象

一、医学美学设计的概念

医学美学设计是指审美主体根据对审美客体的审美诊断及主客体双方沟通后达成的美学需求,依据美学与医学技术群相结合的规律,以达到将美容技术群最优化地应用在美容临床中的一种具有艺术性和个性的设计。

二、医学美学设计的特点

医学美学设计包括医学设计和美学设计,其将两者相互结合,融为一体。

1. 美学设计是医学美学设计的前提、目的与条件 美学设计是根据审美诊断并通过对现有形式美的改变,达到一个新型美的目标。美学设计的主体既可以是医生,也可以是顾客(求美者),在美容实践中,医生应该更多地听取求美者的美学设计,了解求美者的真实意愿,同时更应该尊重并引导求美者进行正确的美学设计,以防进入审美误区。

2. 医学设计是手段,其决定着美的最后结果 医学设计要依据美学设计,是实现美学设计的手段。医学设计必须由医者为主导来进行设计,不是每项美学设计都能用医学设计来实现,所以医学美学设计过程也是医生与求美者进行沟通的过程。作为临床医生,在进行医学美学设计的过程中,有必要弄清每一项医学设计所带来的美学的变化。同时,还必须考虑到美容心理及规避相应的医学与美学并发症等方面的问题。

3. 医学美学设计是人体美学与美容医学临床相结合的一个重要临床环节 好的医学美学设计,是将美的标准与最佳的医学技术结合在一起的。我们既不能离开美学标准肆意展示医学技能,也不能离开医学原理随意放任美的设想。

三、医学美学设计的研究对象与临床应用

1. 研究对象 其主要研究内容包括技术群的积累、技术群与美学变化的联系、术前审美诊断与技术群应用设计。医学美学设计的目标包括整体协调化、局部精致化、机体年轻化、个性突出化等,具体表现如下。

(1)研究人体各部位的美容技术群,这些技术群不是指单一的手术或治疗方法,而是与之有关的现有的技术方法的总称。

(2)研究各个美容技术实施后会带来的美学变化,及其可能出现的医学并发症及美学并发症。

(3)明确求美者术前审美诊断,这个诊断包括其所有亚单位的综合诊断。

(4)结合审美诊断与术前的沟通,为求美者设计一套客观可行的最优化的治疗或手术方案。

2. 临床应用

(1)美容皮肤科:针对色素斑的治疗技术有很多种,如光电治疗、中药调理、化学剥脱、外用面膜护理等,这些技术共同组成了色素斑美容技术群,这些单项技术对不同的求美者,其作用效果往往是不一样的,有些有效,有些则无效。其原因如下:一是我们并没有弄清楚这些治疗效果所带来的美学变化有哪些;二是我们没有明确具体个体的审美诊断,如激光治斑,针对不同的个体,其致斑原因不同,色素的深浅不一,皮肤厚薄对激光吸收不同、耐受不一等多方面因素将决定着其使用激光治疗的各项参数应有所不同,有的无效,有的出现色素沉着等新的美学并发症等。所以,我们在对色素斑进行诊断时,不仅是要诊断为雀斑或者真皮斑这么简单,更应该对皮肤对激光耐受性、代谢能力等进行综合诊断。这样才能完成一套好的设计。

(2)美容外科:重睑术的技术群包括很多技术,如埋线法、缝线法、切开法等,还有

各种技术的组合应用。其中,埋线法又包括连续埋线与间断埋线;切开又包括全切开与部分切开等多种类型。这些技术共同组成了重睑术的技术群。作为一名医学美学设计师,应该熟悉并了解这些技术群所带来的美学变化,熟悉其美学与医学并发症,并且结合求美者的术前审美诊断来为其设计最佳方案。术前的审美诊断应该包括其所有亚单位的诊断,如眶隔脂肪的多少、皮肤松弛程度,以及眼裂大小、方向、动态美感等。否则,就会顾此失彼,达不到最佳效果。

(3)美容牙科:不同牙齿的畸形矫正,有很多矫正方法,同时,其术前审美诊断也包含很多要素,如牙列畸形类别、唇型、面型等多方面共同组成审美诊断。正确的设计方案应该综合考虑这些要素。

(4)综合应用:医学美学设计往往不是局限于某一个科别的设计,而是要对其综合应用,例如,美容外科应和美容皮肤科相结合,眉部切口的提眉术应该与文眉技术相结合才能达到更好效果,面部除皱与提升术应该与嫩肤术相结合等。否则,皮肤虽然没有皱纹,但是缺乏弹性、光泽等,同样达不到年轻化的效果。因此,作为一名美容医生可能只要熟悉某一领域的技术群,但是作为一名医学美学设计师不一定要掌握具体的各项操作,但应该要全面掌握与设计相关的知识,只有这样才能更好地为求美者服务。

第二节　医学美学设计的基本标准与要求

一、医学美学设计的基本标准

美容医学是一门以医学美学为指导,通过医学的手段与方法,对人体解剖与生理异常部位或器官进行修饰或塑造,以使人体的形体或容貌更加完美,并达到心理上的新的平衡的学科。美容是一种"锦上添花"的技术,应力争做到万无一失。从美学角度看,这是一种人体装饰手段,通过整形等技术改变人体的不良因素,增加和强化人体美。从心理学来说,其还能消除人的心理创伤,解决心理问题,因此具有重要的社会意义。因此,医学美学设计的方案既要符合人体审美的美学标准,又要符合医学的可行性原则,还要符合心理健康的标准。医学美学设计必须是一套正确的并与其审美诊断、心理诊断紧密对应着的科学的设计方案。术前诊断的个性化,决定了医学美学设计的个性化。

科学的医学美学设计基本标准应包含如下几点。

(1)达到医患双方沟通的美学效果,满足求美者的美学需求。

(2)美容术中及恢复期的痛苦最小。

(3)创伤最小与治疗术后恢复时间最快。

(4)能起到解决求美者心理困扰问题的作用。

二、医学美学设计的基本要求

1.设计时应避免"想当然" 美容手术的原理有时很简单,但是一旦违背某些原则,将产生不可挽回的后果。

2.医学美学设计不应迎合商业炒作的某些手段 一些说法只是为了在商业炒作中获得更大的利润,在专业上不成系统,不合规范,故不应该在美容临床设计方法中加以应用与宣扬。

3.医学美学设计必须明确审美诊断 审美诊断是个性化的、全方位的。例如,对一个单睑进行审美诊断,应从十个亚单位来进行,这些细节诊断应在美容病历中得到详细描述,并且可从照片或影像资料中加以体现。当然,有些审美诊断不一定是求美者考虑到或者要求改善的,有些需要改善的部位,可能不属于诊断范围。所以,在设计前,必须充分沟通,也就是说,一个好的医学美学设计绝对离不开充分的沟通。

综上所述,一名优秀的美容医生一方面要具备优良的美学与艺术的修养,另一方面要熟练掌握本专科美容技术群的基本操作技能,重视各种基本操作的学习和训练。除此之外,还必须有很好的与求美者沟通的能力。唯此,才可在美容医学临床中应付自如,得心应手。

第三节 医学美学设计的基本原理与原则

一、医学美学设计的基本原理

为了做好医学美学设计,医学美学设计师必须熟练掌握相关医学原理,以便做到不拘泥于某种固有式样,能够举一反三,触类旁通。

1.瘢痕原理 美容外科通常要防止瘢痕的出现,因为瘢痕是不美的,所以我们尽量选择隐蔽的地方做切口。但同时,美容外科很多手术却要对瘢痕加以应用或依赖于瘢痕进行,例如重睑成形术,就是利用瘢痕形成眼睑皮肤的流畅的皱襞。又如,面部提升术的实质就是在皮下或者是在 SMAS 筋膜下形成瘢痕粘连,使提升的组织不会往下掉,保持比较持久的效果。

2.多去少补原理 这是整形外科的基本原理,在美容外科也经常采用。例如眼袋祛除术,就是将疝出的脂肪与多余的皮肤去除。又如,隆鼻术就是将较低的鼻骨用材料垫高。

3.张力最小原理 在进行缝合时,要求遵循无张力原则。当然绝对的无张力是不可能的,但是张力的大小与瘢痕有关,与填充材料是否产生变形或排异有关,与假体是否会突破皮肤有关。因此,我们在进行医学美学设计时必须根据张力原理,在切口、植入假体大小设计时加以注意。

4. 自体组织移植原理　自体组织存在于自体时排斥反应最小,所以在弥补自身组织的手术中自体组织移植作为首先考虑的方式,如自体耳软骨用于鼻整形、自体脂肪用于隆乳等,这些应逐渐成为美容外科设计的主流。由于人工材料的发展,又给很多医学美学设计提供了避免手术的方式。

5. 微创切口、多处分离原理　美容外科主张微创,从某种意义上讲,就是切口越小越好。如隆乳是在乳晕处取一小切口,在乳腺组织下或胸大肌下做广泛分离;面部小切口除皱,可在颞部做小切口,在皮下或筋膜下做广泛分离。之所以能做到广泛分离,是因为人体解剖结构具有层次性,所以美容外科手术的设计应该充分考虑到这一特点。

6. SMAS 筋膜应用原理　SMAS 筋膜是位于人体皮肤下面的一层肌肉筋膜系统。与皮肤相比,其组织的坚韧程度较高,扩张性较小,很多面部表情肌位于其中,因此在面部手术中广泛应用,如面部除皱与提升、鼻唇沟的改善、眼眉部皱纹祛除等美容术都应用了 SMAS 筋膜。

7. 韧带收紧与组织错位原理　韧带是维持身体器官形态的重要结构。许多手术都应用韧带收紧导致组织错位从而达到改变外形效果的原理。例如,开内眼角时要收紧内眦韧带,面部除皱时要提紧颧弓韧带、耳郭前韧带、颊上颌韧带等。此外,鼻翼缩小术、乳房悬吊术都会应用到韧带收紧技术。

8. 还原原理　人体的老化,常与重力、运动、皮肤的胶原纤维的减少与老化有关。基于这种原因,应该针对具体情况,使用符合还原原理的设计方法来达到术后效果。在面部年轻化手术中,如有下垂,则应提升;如脂肪萎缩,则应填充脂肪;如皮肤弹性不足,则应补充相关胶原等。倘若对于因重力引起的下垂而导致面部的凹陷,仅使用填充的方法,则会出现虽然没有凹陷,但是人的形象也没有改善的问题,以至于未能从根本上解决问题。

以上原理为临床常用原理,医学美学设计相关的医学原理远不止这些,熟悉这些医学原理,对于实施、开拓与发展美容技术群能起到指导、检验与评判的作用。

二、医学美学设计的基本原则

1. 美学原则　在美容治疗设计时要遵循面部五官比例的"三庭五眼"和"黄金分割"等美学规律,手术的设计要与年龄相适应,讲究对称、均衡与和谐,并与民族、时代特色相结合。例如,行重睑成形术时,要求两侧重睑线的弧度、宽窄、高低大致对称、协调,不可一侧高、一侧低,一侧宽、一侧窄。重睑线的类型则要根据求美者的眼型而定,要与整个面容和谐统一。有的女性崇尚欧式双重睑,而中国人的面型及眼型未必适合做欧式双重睑,因为其与中国人的整体形象不和谐,故应向求美者说清楚其中的道理。又如,隆鼻术,有的人要求做一个又高又挺的鼻子,但其结果有可能不但会破坏容貌的平衡协调,而且还可能因假体过高、张力过大而突破皮肤。因此,在实施美容整形手术的全过程中,包括设计、画线及术中操作都应遵循形式美法则。

2. 整体性原则　每个人都是一个有机完整的个体,如果仅对某个部位手术而忽略了对其整体形象进行观察和设计,往往会弄巧成拙,所以对于那些要求做局部手术的求美者,一定要从整体出发,以便确定该手术对其整体而言有无明显的改善,要做到什么程度才能给整体增添美色。例如,下颌后缩畸形合并鞍鼻的求美者,若仅矫正其下颌后缩畸形,则鼻背更显低矮,但是如果同时行隆鼻术,整个面部曲线即可大为改观。对于整体有明显影响的几个缺陷同时存在时,条件许可时可同时做几种不同的美容手术,若一次无法完成,可分次进行。

3. 安全与损伤最小原则 任何手术都要首先考虑到求美者的安全问题。做切口与进行分离时一定要避开重要的神经和血管。遵循损伤最小原则,就是要求在实施手术过程中,尽可能避免对人体形式美的破坏。术中要珍爱人体组织,操作力求轻柔,行锐性剥离时要尽量减小组织损伤,避免出现血肿。手术时止血要彻底,以保持视野清晰。

4. 相似相容原则 施行美容整形手术常用一些生物材料。这些材料必须是对人体无毒、无害的,同时要求组织相容性较好。例如,用于隆鼻术的固体硅胶鼻模,其组织相容性较好,求美者很少出现排斥反应,其弹性与鼻软骨相似,又易于雕刻。又如,隆乳术用的乳房假体硅胶,其形态和手感均与乳腺组织相似,故受到求美者的欢迎。

5. 留有余地原则 无创操作要求在手术过程中要爱护任何有活力的组织,身体上任何部位的组织或器官都有其固有的形态和功能,一旦用其他部位的组织或器官来替代,其效果均不如原有的好,所以在手术设计和组织调整时一定要留有余地,不能轻易去除,否则难以恢复。若在去除组织时无把握,则宁可少去或不去,以便后续再做调整。例如,在睑袋手术中若切除皮肤过多,则可能出现下睑外翻的不良后果。

6. 无张力缝合原则 美容缝合是具有美容外科特色的一门技术,所有美容手术都必须使用美容缝合。这是决定美容手术成败的一个关键与细节。美容缝合是指综合运用细针、细线、减张力等一系列技术手段进行缝合。若皮肤厚度不等,还应遵循厚浅、薄深的缝合原则,即从皮肤切口厚的一侧进针要浅,从切口薄的一侧进针要深,以求边缘对合平整,而使愈合后瘢痕浅、细、不明显。这既是医学原则,也是美学原则。

7. 美容切口设计原则 皮肤切口的设计和选择对术后局部的外形和功能影响较大,必须在充分掌握切口设计原则基础上,合理设计和选择切口的位置与走向,才能达到良好的美容效果。与普通外科有固定的术式不同,美容手术因求美者的具体情况不同,对手术效果的期望各异,加上手术医生个人的审美观点和术式选择习惯的差异,几乎没有固定的模式,手术时只能根据具体情况进行设计。

(1)尽可能选择在隐蔽处。为了达到美容的目的,除了尽量减少瘢痕之外,将切口设计在隐蔽处也是一种行之有效的途径。隆乳术中一般有三种切口可供选择,但是就切口的隐蔽性而言,选择腋窝顶部切口,愈合后瘢痕最为隐蔽。同样面部除皱术时,选择发际内切口,则更不易为外人所觉察,也不影响以后的发型设计。此外,经口内切口颜面部充填术,鼻孔内切口行假体植入隆鼻术,耳后切口行耳畸形矫正术等都是美容外科经常采用的术式。

(2)切口方向应与生理性皱纹、皮纹一致。面部兰格氏线(图6-1)是最常用的皮肤切口,实践已证明若切口顺着该皮纹走向,切开后创口裂开小,形成的瘢痕也少。当切口与之垂直时,切开后创口裂开大,缝合后张力也随之增大,愈合后的瘢痕宽且大

（图 6-2）。皮肤还有其自然曲线，即通常所说的皮肤皱纹
（图 6-3），沿这些曲线做切口愈合后瘢痕与皮肤皱纹重叠
而多不明显，如鱼尾纹切口等。美容外科中还有一种较
隐蔽的切口线——轮廓线，常见的有眉周、耳根、鼻唇沟、
唇红缘、重睑线、发际线和乳房下皱襞线等。然而并不是
所有的部位均可见上述的纹理线，在皮肤松软的部位有
时难以判断最佳切口线，此时可用拇、食指推挤皮肤，所
显示的平行细纹理线即为较理想的切口线，这就是通常
所说的推挤试验。

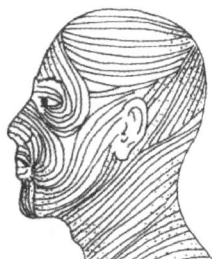

图 6-1　面部兰格氏线

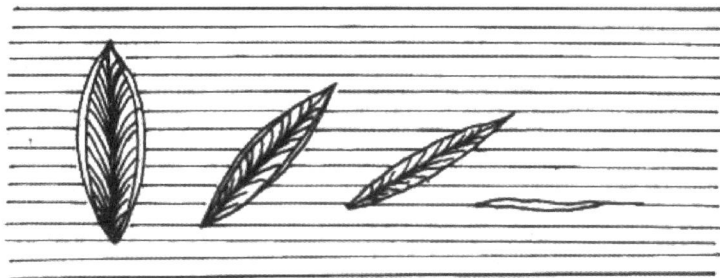

图 6-2　切口与皮纹关系

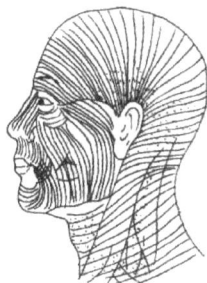

图 6-3　面部皮肤皱纹

（3）避免引起功能障碍。全身活动度大的关节部位，
面部表情肌丰富部位的切口尽量不选或少选。在四肢关
节附近做切口时，不得从垂直方向跨越关节平面，而应与
关节平面平行，这样形成的水平瘢痕即使挛缩，对关节的
功能影响也不大。若不得不跨越关节平面时，应经关节正
中线，采用弧形、"S"形或"Z"形切口，以防止纵向直线瘢
痕挛缩而影响关节的运动。

（4）尽可能地远离重要的血管和神经。选择乳房下皱
襞切口行隆乳术时切口多偏向外侧，以避开进入乳房的主
要血管和神经；面部手术时剥离组织要注意面神经分支走行方向，以免造成面神经的
损伤而导致面瘫。

第四节　医学美学设计的效果评价

医学美学设计的效果评价是根据正常人的生长发育特点、人体解剖标志和人体美
学标准，对美容方案和术后效果进行的评价，涉及手术医生和求美者两个方面的因素。
因此，要对美容术后的效果做出客观的评价，也并非一件很容易之事。美容术后效果

评价方法一般有如下几种。

一、目测审美法

通过目测与观察,将术前的求美者与术后的求美者做纵向比较,主要通过第三者对手术前后的照片或录像进行对比观察以评价。这里需要做好几方面的工作:①第三者的选择要具有公正性,既不能主观偏向求美者也不能主观偏向医生。②术前的照片与影像资料必须在同一种参数与环境下获得的。

二、数据测量法

通过测量工具,将审美部位的长度、高度、宽度、弧度等具体要素测量出来,并结合科学的审美标准进行术前与术后对比,这样会比较客观、真实,但是,并不能完全代表审美评价。另外,还可使用影像云纹法,这种方法是等高云纹法的一种,可以获得物体的等高线。根据等高线可求出物体的曲面形态、表面积和体积等,更容易反映出表面不平度。对各种类型的手术瘢痕,用影像云纹法可以反映其量的变化。

三、保持时间长短评价法

根据时间长短,美容术后评价可分为近期评价、中期评价和长期评价三种。

1. 近期效果评价 有的美容术求美者恢复很快,在短期内(3～6个月)就可以对其外在形式美进行评价。例如,采用埋线法的重睑成形术,手术操作简单,无切口瘢痕,术后组织水肿轻,又不用拆线,近期效果显著,颇受人们欢迎。但中长期效果差,有的一个月或半年又恢复原状,重睑线消失。注射肉毒素除皱纹或者瘦脸,一般在半年到一年的效果很好,但是再往后效果就不太理想。

2. 中期效果评价 有的美容整形手术,因不可避免地会出现组织水肿,短时间内淋巴回流不可能建立,有时还会产生瘢痕增生,需要经过一段时间(3个月～1年)的恢复,组织水肿才能消除,瘢痕才会变浅或不明显,手术效果才能展现出来。所以必须以中期效果为评价依据和追求目标。例如,采用切开法的重睑术,求美者在短期内上睑水肿,其形态显雕刻之气,需要甚至1年自然流畅的重睑效果才能显现出来。故对此类手术的术后效果,应进行中期评价。

3. 长期效果评价 有的整形手术具有良好的长期效果,如隆鼻术、丰下颌术、兔唇修补术及招风耳矫正术等,容易使求美者感到满意,并且一劳永逸。对于此类手术的术后评价,可按其长期效果进行评价。

四、求美者满意程度评价法

根据求美者满意程度,可以分为满意、尚可和不满意三个等级。对于术后效果满意程度的评价,只能对求美者手术前后进行纵向比较,而不能与他人做横向比较。这是因为每个人的情况都有其特殊性,个体之间有差异,同样是一种手术,有的基础条件好,术后满意度高;有的基础条件差,术后满意度会低一点。

1. 满意　求美者感到术后效果好,达到了甚至超越了其期望值,并且得到了第三者的认可与肯定。对施术者来说,这种评价可能有两种情况:一是手术者自己认为手术也是成功的,对手术效果感到满意;另一种情况就是虽然求美者对手术效果感到满意,但手术者认为手术后效果并不十分满意,还有值得改进、提高的地方。从客观上来说,求美者感到满意就达到了预定的目标。

2. 尚可　求美者对手术效果虽感到没完全达到其期望值,有某些不足,但经解释亦能认可与接受。这种求美者心理素质比较好。例如,行重睑术,术后一侧稍宽一些,但不伤大雅。对施术者来说,这种评价也可能有两种情况:一种是施术者确实感到效果有欠缺,可以提高;另一种就是认为手术达到了应有的效果。

3. 不满意　求美者对术后效果感到不满意,离其期望值相差甚远。对此,施术者对求美者的不满意应该做客观分析,有设计的原因也有沟通的原因。有些情况是手术很成功,但求美者也可能不满意,因为与求美者的预期效果有所不同,这说明沟通不够。

第五节　医学美学设计的心理诊断与沟通及职业风险防范

一、医学美学设计的心理诊断

评价美容技术实施的一个不可回避的因素就是求美者的满意程度,造成术后效果不满意的因素又是多种多样的,其中就包括求美者的心理因素及双方沟通是否到位。

1. 求美者的心理特征决定术后恢复心理　每一个求美者在接受美容治疗后都不可避免地会产生各种各样的心理困扰。若不及时调整,就可能造成心理障碍,影响对手术效果的认知和评价。有学者曾对求美者心理特征进行研究,结果发现有 52% 的求美者存在术后个性异常。因此,对于求美者的心理特征应有所了解,在手术前做好心理预防工作,手术后做好心理护理,或必要的心理治疗,以消除求美者的心理障碍,确保手术效果。

2. 求美者对手术期望值过高　有的求美者对手术有不切实际的幻想。以为手术可以将外貌彻底改观;或认为手术后一点痕迹也没有。这种求美者即使手术结果较好也不会让其感到满意,术后容易导致手术纠纷。因此,对这样的求美者应该给予正确引导和解释。

3. 求美者缺乏正确的审美心理　人的审美观有差异,这是正常现象。但有的人缺乏最基本的审美意识,做重睑成形术要求做成欧式双重睑,却不知道这种眼睑与东方人平面脸型并不般配。又如,有的人文眉要求文得又黑又粗,而对本来文得很自然的眉毛,则反复要求修改涂黑。对这种源于审美意识低下的审美观要引起注意。

4. 求美者缺乏基本的医学知识　有的人把美容整形手术当作随意雕刻的技艺,没有认识到美容整形手术和外科手术一样,有一定局限性,受机体的生理条件约束。例如,手术后的切口瘢痕软化和色泽减退需要一定的愈合恢复过程。手术后都可能有创伤、水肿出现,有些求美者对这些情况缺乏必要的心理准备。又如,一些低平鼻的人要求行隆鼻术后鼻子变得高而挺直,他们不知道人体组织的延伸性有限,只能在一定范围内增高,否则就会穿破皮肤。因此,术前应对求美者进行必要的基本医学知识教育。

5.求美者之间相互攀比　求美者,易将手术效果与他人进行比较,从而产生"我为什么没有别人好"的想法。他们不了解个体之间存在明显差异。两个人同去做重睑成形术,一个是肿泡眼,一个是丹凤眼,其结果可能为肿泡眼的效果比丹凤眼的差。手术后的攀比是导致求美者不满意的因素之一。

6.中老年人容易对手术效果不满意　中老年人尤其是更年期的女性,对成功的美容手术也容易不满意,特别是隆鼻术。这类人在几十年的生活中对自身的相貌已经习惯和适应了,因此,对改变后的形象反而不适应。只要听到他人议论,他们就会对手术结果感到不满意。

二、医学美学设计的沟通

1.沟通重点　为了规避上述因素造成的求美者术后不满意,在医学美学设计的诊断环节中,应该将心理与社会因素相关诊断项目作为沟通重点,逐一诊断。

(1)了解求美者要求手术的动机,包括家庭、婚姻、工作及人际关系情况。

(2)了解求美者期望手术达到的目标,做好心理预防。

(3)了解求美者是否存在审美心理异常。

2.注意事项　若遇下列情况则不宜盲目实施手术。

(1)把婚恋、仕途、工作上的挫折及人际关系的好坏均错误地归咎于自己的容貌,希望手术能改变一切的求美者。

(2)文化素养低、审美观奇特、一味追求奇特形态美者。

(3)对手术期望值过高,以为手术后会有全新美貌形象,将美容术神化者。

(4)过分挑剔者,这种人即使手术成功也会招来纠纷。

(5)反复追问手术效果,对医生毫无信任感者。

(6)亲属或夫妻一方坚决反对手术者。

(7)医生对求美者要求的美容效果无确切把握时。

(8)不具有一定的消费能力的求美者。

因此,医学美学设计事实上还包括对求美人群的筛选,有学者认为爱美、敢于冒险并具有一定的消费能力的人群才是美容外科的最佳消费人群。

三、医学美学设计的职业风险防范

美容是一门尖端医学学科,是一项改善人体外形、增添人体美感、达到锦上添花目标的工作,力求做到万无一失。医学美容又是一个风险较大、容易导致医疗纠纷的行业。因此,美容医生要做好职业风险防范,应注意如下几点。

1. 不断提高自身设计水平与素养　从事美容的医生或设计者必须具备医学、美学、心理学及社会学四个方面的知识与技能，缺一不可。美容是活体雕塑，将医学知识和美学知识付诸临床实践，要求有精湛的技艺和良好的审美。如果未经过系统学习或只经过短期培训就草率、盲目操刀，这样的结果不满意度就会很高。因此，手术医生要不断学习，提高技术水平、美学欣赏眼光，才能获得高层次的医学美学设计水准。

2. 术前精心设计方案，严格掌握适应证　美容外科设计方案的确定应该严格按照审美诊断、心理诊断、手术群的分析与筛选、手术方案的最后确定、医学与美学并发症的可能性分析及防患措施的制订等一系列步骤来进行，切忌浮躁，敷衍了事。绝不能出于功利考虑，对一些不该手术的人实施手术，对有些还处于不成熟阶段的美容技术盲目应用，对材料把关不严导致出现并发症等。

另外，还应从医学角度严格掌握禁忌证，如精神障碍患者、凝血功能障碍患者、糖尿病患者等禁止手术。此外，还要了解求美者有无高血压、是否为瘢痕体质等，以便在设计中制订对策。

3. 充分切实沟通　与求美者进行充分的、切实的美学与心理学沟通，以获得正确的审美与心理诊断。少数医生为了炫耀自己，更为获得经济利益，往往夸大手术效果，隐瞒可能失败的一面，结果提高了求美者的期望值，手术后往往使求美者产生失望情绪，使其不满意甚至引起纠纷。

4. 手术前要照相或摄像　为了便于术前、术后分析观察、留存医疗档案，防备应对手术纠纷，手术前后分别为求美者照相或摄像是十分必要的。要在手术前后同一位置、同一角度及同样光照条件下拍摄照片才有可比性。有时很难用语言描绘的形态，对照手术前后的照片便一目了然。手术前照相或摄像是美容外科设计必备措施。

5. 签订手术协议书　术前签订手术协议书是防范医疗纠纷的重要措施，也是美容外科设计的文字体现。手术协议将手术医生与求美者双方的约定事项用法律的形式固定下来，使手术医生和求美者都慎重、严肃、正确地对待美容整形手术。手术无论大小，都应签订协议书，其内容应包括以下三个部分。

（1）第一部分是基本情况，写明求美者的姓名、性别、年龄等一般资料。

（2）第二部分是手术须知，如美容手术的风险性、适应证、禁忌证、并发症、排斥反应和相关资料的所有权、使用权等，应特别注意以下两点。

①求美者应遵守医嘱（包括口头医嘱），如术后发现异常情况，应及时请手术者处理。

②注明手术恢复期，并因求美者体质、年龄、手术部位的不同而有程度上的差异。

（3）第三部分则是专项情况，写明求美者术前条件、审美诊断、手术要求，阐明手术设计方案与依据，以达到知情同意，并取得其良好的配合。

（曹志明　邓叶青　王　丽）

能力检测

(1)医学美学设计的概念与特点是什么？

(2)医学美学设计的目标是什么？

(3)科学的医学美学设计标准应包含哪些内容？

(4)医学美学设计的基本原则有哪些？

(5)医学美学设计的效果评价有哪些？

(6)如何在医学美学设计的工作中做好职业风险的防范？

第七章 医学美学临床应用理论与实践

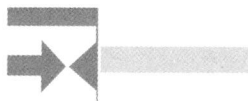

扫码看课件

学习目标

知识目标

掌握新医学模式与医学美学的关系；医学美学临床应用理论的概念和具体应用审美疗法。

熟悉审美疗法的基础；医学美学临床应用的方式。

了解审美治疗的方法；新医学模式与医学美学的关联。

能力目标

能够将美学原理与心理疗法原则有机结合，提供审美疗法建议。

能够举例并识别审美治疗方法。

能认同医学美学临床应用理论的重要性；能基本应用医学美学理论指导进行各审美治疗方法的实践。

素质目标

树立以人为本的理念：新的医学模式全方位涵盖了人们的医学需求，体现了社会对"人"越来越细致的关怀。

培养对美的追求：审美疗法能够促进个体的心理健康和情感调适，在生活中也应该关注美、发现美、追求美。

培养严谨认真、细致细心的工作态度；提升服务中的审美意识。

医学美学作为一个新兴领域，旨在将医学和美学相结合，探讨美的理念与健康之间的关系。在现代社会，人们对于美的追求日益增加，同时也越来越重视健康和心理幸福。1988 年，邱琳枝教授和彭庆星教授编写了首部《医学美学》以后，大量的临床学者认为医学美学对于指导美容医学临床工作具有重要作用：在进行美容临床操作之前，先进行美学评估与分析意义重大；在进行美容临床操作中，同样离不开美学理论的指导；在进行美容临床操作之后，美学标准是衡量临床效果的重要指标。可以说，医学美学贯穿于美容临床操作的全过程。

第一节 医学美学临床应用理论

案例导入

李女士,26 岁,单睑,来到你工作的医疗美容机构想通过医美手术重睑成形术改善眼部外形美观度,但对于最终效果有较严重的焦虑情绪,即使知道该机构医生手术水平很高,没有出现过严重并发症的案例,仍隐约对呈现的重睑形态有所担忧。

思考:

(1)李女士的焦虑和什么有关?

(2)医学美学与临床实践有何关联?

一、医学美学临床应用理论概念及产生

医学美学是由我国学者于 20 世纪 80 年代中期所创立的一门新兴交叉学科,是医学与美学的系统性融合。该学科产生的最初定位就是新兴的、交叉的、应用性的理论学科。该学科有效地指导各种医学审美实践,特别是美容医学的临床审美实践。

(一)什么是医学美学临床应用理论

医学美学临床应用理论是指在以延长人的寿命和提高人的生命质量为宗旨的现代临床医学中,以美的哲学和医学美学理论为指导,研究关于临床医疗活动系统在诸如理念与行为、技术手段与方法、结构与功能等各个环节与方面的医学审美化的一般规律性总结。医学美学临床应用理论是建立在人与社会的和谐与可持续发展的哲学基础上,立足于医学人文化的理论探索性实践,是与生物-心理-社会医学模式相适应的,以完整体现现代健康观念的生命之美为目标,是维护人的身心健美,提高生命质量的科学化、系统化、规范化的知识体系与临床实践紧密结合的产物。

医学美学的临床应用思想在中西医学历史上早已有之,医学美学在医疗实践中的临床应用更是源远流长。古埃及和古罗马的医生很早就已开始用阳光进行治疗;千年以前人类就已学会萃取精油并进行芳香治疗;毕达哥拉斯首倡"音乐疗法",亚里士多德高度评价音乐疗法有唤醒审美情感与临床治疗的功效;而在中国,春秋时代的医和,大概是我国历史上有记载的最早的音乐治疗专家,他对音乐与身心健康的利害关系,以及如何选用音乐治疗的问题论述颇多。还有《黄帝内经》提出的五音理论,记载了五音与天、地、身、心的相互联系以及对健康影响的思想,并且很早就开始用诗词进行临床心理治疗。这与两千多年后西方的阿恩海姆的异质同构理论不谋而合。《素问·宝命全形论》中提出治病"必先治神"。"治神"译成现代语言就是心理治疗。另外,我国

古代的医学家们在治病时特别强调耐心说服、解释,争取患者的合作与信任。他们在诊疗过程中非常重视患者的心理状态,努力调动患者的主观能动性来减弱或消除症状,达到治病、防病的目的。

古今中外早已把医学美学朴素、零散的临床应用思想运用于临床诊疗中了。而现代医学美学临床应用理论研究的悄然兴起是随着生物-心理-社会医学模式的转变,是在倡导医学整体化、人文化、综合化的社会文化背景下应运而生的。

(二)医学美学临床应用理论的产生

1. 医学美学临床应用理论是新医学模式的必然产物 随着生物-心理-社会-美学新医学模式的转变,在系统医学、整体医学和综合医学理论的指导下,在医学美学和美容医学整体学科的建立和发展后,医学美学与临床实践才有了实质性的结合并得以完成和发展。

2. 市场美容需求是产生医学美学临床应用理论的直接原因 从一定程度上说,一个学科、一个理论的研究价值和生命力取决于该学科、该理论所处时代的社会需要。对于不论是医学美学还是美容医学或者是医学美学临床应用理论来说,中国改革开放后形成的社会、文化综合需求是时代给予这些学科或理论的千载难逢的发展机遇。这一发展机遇,使广大社会人群的生活观、文化观和健康观发生了历史性的变化。人们的审美观念不断更新,越来越多的人希望通过医学手段来改善其外形,力图锦上添花地进入既健康又有审美的更高层次。

(三)医学美学临床应用理论的研究对象及主要内容

1. 医学美学临床应用理论的研究对象 根据医学美学临床应用理论的界定,概括来说,其核心研究对象就是人,是人的生理、心理、精神需求等因素之间的内在互动系统与医疗技术、药物、护理、医疗管理、医疗环境、社会文化等因素之间的外在互动系统的医学审美化、人文化的应用理论与实践。它们体现在诊治、预防、保健、康复、护理、改善和再造人的身心健美的诊疗环节中,以及与其相关的医学审美实践活动过程之中。其目标就是实现医疗卫生事业对人的身心健康的积极、全面的人文关怀,真正体现生命在数量与质量、尊严与价值、科学与人文的和谐统一,使医学的人文精神与科学精神形成和谐互动,实现医学的人文回归;使医学美学在现代医学的基础上传承与发展。

2. 医学美学临床应用理论的主要内容 具体来说,医学美学的临床应用理论的主要研究内容如下。

(1)临床诊治的医学美学应用理论:涵盖了所有临床科室在诊断、治疗预防、保健、康复等环节上的医学审美化的理论研究,主要表现为与不同疾病类型有关的不同患者群体在生理、心理、精神与需求上的不同特点,以及在诊治过程中从技术到态度、从方式到行为等方面的审美要求与审美实施。

(2)临床护理的医学美学应用理论:不仅包括一般的护理审美化、人文化问题,还包括如临终关怀等特殊护理的医学美学应用理论的研究。护理是实施医学审美化、人文化的重要环节,也是我国与西方发达国家在实际的护理实践中存在巨大差距的、有待加强的薄弱环节。尤其在研究对濒死者或绝症患者人文关怀这一特种护理的审美实施方面,我国起步较晚。而无论在现代医学模式下,还是在医学美学视角下,都应体现对生命的敬畏与审美,使生命自始至终体现数量与质量、尊严与价值、科学与人文的统一。

(3)临床管理的医学美学应用理论:主要包括诸如医患关系、医院环境、医疗流程、病历等体现管理性质的医学美学应用理论。医院管理不仅要科学化,还要人文化,实施医院管理审美化是实现管理人文化的有效途径。例如,病历书写既要有科学性,又要在形式上、用词上、清晰度上体现美的原则。

二、医学美学临床应用理论的现状前景

(一)医学美学临床应用理论研究的价值

从一定程度上说,一个学科、一个理论的研究价值和生命力取决于该学科、该理论所处时代的社会需求。理论产生于实践,理论最终是为实践服务的,不能指导实践的理论就会是无用的、空洞的、无生命力的、无价值的理论。理论的研究价值是多方面的,最主要的是认识论价值和方法论价值。

(1)从认识论角度看,医学美学临床应用理论研究的价值在于引领医学朝着审美化的方向发展,这是实现医学人文化、人性化回归的重要组成部分。一个重要的理论依据是,医学美学的临床应用在本质上也是一种“治疗”,而且是无法用医学其他手段代替的,它构成现代医学治疗体系中不可缺少的一种具有“心药”作用的“治疗”。正是它在客观上的这种功能性质,才使其理论研究具有了直接的临床价值。

(2)从思维方式上看,医学美学临床应用理论研究的价值在于构建全新的生命之美的内涵。现代医学模式催生医学美学临床应用理论研究的一个重要内容就是对现代健康给予全新的审美观照。

(3)从方法论角度看,医学美学临床应用理论研究的价值在于为医学审美化提供必要的美的原则与规律的技术应用指导。医学审美化最终要在技术操作层面实施。手术刀是“画笔”,语言是“药物”,药品包装具有“愉悦”的功能,医疗环境具有“养性”作用等,只有掌握一定的审美理论与技巧,不断地积累审美经验,才谈得上实现上述追求的可能。

(二)医学美学临床应用理论的应用现状与前景

医学美学临床应用理论应用广泛,渗透在与美相关的各个医学学科中,主要体现出医学美学设计的作用,可在美容皮肤科、美容外科、美容牙科等学科领域和临床实践中作为理论指导。

随着医学向整体化、综合化和多元化方向发展,医学将与其他自然科学、人文社会科学相互渗透、相互交叉、相互整合,医学科学的发展将面临许多新的难题。要想攻克医学上的难关,取得医学上的重大突破,必须有大批的医学创新人才。可以说,医学发

展趋势就是医学创新趋势,知识的创新及其创造性应用将成为医学发展和进步的不竭动力。创造力不仅是一种智力特征,更是一种人格特征,一种精神状态,是智力因素和非智力因素的综合。特别在临床医学活动中应提倡文理渗透、学科交叉,以适应医学科学高度分化又高度综合的发展趋势,加大类似医学美学这样的隐性知识的比重。我们要在多学科背景下养成跨学科的交叉组合思维习惯,增强创造性思维能力,成为具有创新能力并适应时代发展的高素质、复合型医学人才。从这个意义上讲,医学美学的临床应用前景广阔。

第二节　医学美学的临床应用

一、新的医学模式与医学美学

医学模式是在一定历史时期内,医学发展的基本观念、概念框架、思维方式、发展规范的综合,主要反映人们用什么观点和方法来研究、处理医学各个层面的问题。它是在医学实践活动过程中逐渐形成的观察和处理医学领域中有关问题的基本思想和主要方法,其核心是医学观。

医学模式包括了医学认知模式和医学行为模式,前者是指一定历史时期人们对医学自身的认识,即医学认识论;后者是指一定历史时期人们医药实践活动的行为模式,即医学方法论。迄今为止,医学模式的发展主要经历了神灵主义医学模式、自然哲学医学模式、机械论医学模式、生物医学模式和生物-心理-社会医学模式五个阶段。所以,生物-心理-社会医学模式被认为是一种新的医学模式,这种医学模式与医学美学之间存在密切的关系,尤其在医学美学的临床应用和理论框架方面。这两者的结合有助于更全面地理解和实践医学美学,以促进个体的外貌改善和心理健康。关于两者之间的联系,主要体现在如下方面。

1. 心理层面的影响　医学美学不仅关注外貌的改善,还强调美的体验对个体心理状态的积极影响。通过改善外貌,个体可以提升自信、自尊心和情感满足感,从而在心理层面获得积极的影响。生物-心理-社会医学模式强调了心理因素对健康的影响,医学美学的实践可以在这一层面发挥积极作用。

2. 社会层面的因素　社会层面的因素对医学美学同样具有重要影响。个体的审美观念和美的标准受到社会文化的影响,而社会支持和人际关系也会影响个体的美学决策和满意度。生物-心理-社会医学模式强调了社会因素的重要性,这也适用于医学美学领域。

3. 个性化治疗　生物-心理-社会医学模式倡导个性化的治疗方法,根据个体的生物、心理和社会特点来制订治疗方案。医学美学的临床应用同样也需要考虑个体的外貌特点、心理需求和社会背景,以制订出更符合个体期望的美容方案。

4.健康综合管理 生物-心理-社会医学模式强调整体健康的维护,而医学美学的临床应用也可以看作是整体健康管理的一部分。通过美的体验和外貌改善,可以促进个体的心理健康和情感调适,为整体健康做出贡献。

综合来看,生物-心理-社会医学模式与医学美学在多个层面存在关联。将这两者结合起来,有助于更深入地理解医学美学的原理和应用,从而为个体提供更全面的美容和心理健康支持。这种综合性方法可以更好地满足个体需求,实现健康和美的双重目标。

二、审美疗法的基础

根据患者的生理-心理变化的状况和特征,针对性地运用医学审美技能手段进行治疗的方法。以改变心理环境和精神状态,缓解紧张情绪,减轻疼痛感,调动人体的整体生命节律系统,激发战胜疾病的信心与勇气,强化自身的抵御能力,达到治疗疾病和增进身心健康的目的。

审美疗法作为一种结合美学原理和心理疗法的治疗方法,旨在通过美的体验和创造性的活动来促进个体的心理健康和情感调适。审美疗法的基础涵盖了美学、心理学和临床实践等多个领域,具体来说,审美疗法包括了以下基础要素。

1.美学原理 审美疗法的核心是美学原理,包括色彩、形状、比例、对称性等元素。通过创造或欣赏美的艺术作品,个体可以在视觉、听觉、触觉等感官层面获得愉悦和平静,从而调节情绪和缓解压力。

2.情感表达 审美疗法提供了一种情感表达的方式。个体可以通过绘画、雕塑、音乐、舞蹈等创作活动来表达内心的情感和体验,将情感转化为艺术作品,起到情感宣泄和情感调适的效果。

3.创造性活动 创造性活动在审美疗法中扮演重要角色。个体参与创造性的艺术活动,如绘画、写作、音乐演奏等,可以激发内在的创造力和想象力,从而促进自我认知和情感发展。

4.心理疗法原则 审美疗法结合了心理疗法的原则,如情感释放、意识探索、反思等。艺术作品可以成为个体内心体验的反映,通过欣赏和分析艺术作品,个体可以更深入地了解自己的情感和想法。

5.心理治疗目标 审美疗法的目标之一是通过美的体验来达到心理治疗的效果。个体在欣赏美的作品时,可以暂时摆脱内心的烦恼和焦虑,体验到宁静和喜悦,从而缓解心理压力。

6.个体差异 审美疗法尊重个体的审美偏好和创造力,每个人都可以根据自己的兴趣和喜好选择适合的艺术形式和创作方式。因此,审美疗法可以因人而异,更加贴合个体的需求。

7.综合方法 审美疗法常常与其他心理疗法方法相结合,如认知行为疗法、心理动力疗法等。这有助于加强治疗效果,使个体在心理调适过程中获得更全面的支持和帮助。

综上所述，审美疗法的基础在于将美学原理与心理疗法原则有机地结合起来，通过美的体验和创造性的活动来促进个体的心理健康和情感调适。审美疗法强调了艺术和美对于情感宣泄、自我认知和情感平衡的积极影响，为美学与心理健康领域提供了一种创新而有效的治疗方法。

三、审美治疗方法

审美治疗方法是一系列结合美学原理和心理疗法的方法，旨在通过美的体验和创造性的活动来促进个体的心理健康和进行情感调适。以下是一些常见的审美治疗方法。

1. 艺术疗法　艺术疗法包括绘画、雕塑、音乐、舞蹈等艺术形式，个体可以通过创作艺术作品来表达内心的情感和体验。艺术作为一种非语言的表达方式，有助于释放情感、减轻焦虑，促进自我认知和情感调适。

2. 音乐疗法　音乐疗法利用音乐的声音和节奏来影响情感和心理状态。个体可以通过演奏乐器、听音乐或创作音乐来改善情绪，放松身心，甚至促进身体康复。

3. 舞蹈疗法　舞蹈疗法通过舞蹈和身体动作来表达情感、释放压力，并改善心理健康。舞蹈可以帮助个体恢复身体与心灵的平衡，提升自尊心和形象。

4. 写作疗法　写作疗法鼓励个体通过写作来表达情感和思想。写作可以帮助个体整理情绪，厘清思绪，从而减少情感困扰，提升心理健康。

5. 戏剧疗法　戏剧疗法通过表演、角色扮演等方式来探索内心情感和挑战。个体可以通过扮演不同角色，体验不同情境，从而更好地理解自己和他人。

6. 摄影疗法　摄影疗法通过摄影来捕捉个体内心的情感和想法。拍摄照片可以帮助个体更加关注周围的环境和细节，提升对美的感知和欣赏能力。

7. 色彩疗法　色彩疗法利用色彩的影响来调节情绪和心理状态。不同颜色对情感有不同的影响，个体可以通过接触和欣赏不同颜色来实现情感平衡和情感调适。

8. 美学咨询　美学咨询是一种将美学原理引入心理咨询中的方法。通过讨论个体对美的认知和审美观点，美学咨询帮助个体更好地认识自己的价值观和情感需求。

9. 冥想疗法　冥想疗法中要求练习者想象各种美好的事物，这种活动本身就是一种对美的体验。冥想可以帮助个体从繁忙的生活中抽离，平静心灵，调整情感状态。这种方法通过提升个体的心理灵活性和情感稳定性来促进心理健康。

总之，任何通过体验美、创造美来进行心理调节的活动都可以看作是审美治疗。各种各样的审美治疗方法通过不同的艺术形式和创造性的活动，为个体提供了多样化的心理健康支持。这些方法强调美的体验对情感和心理状态的积极影响，有助于个体获得更好的情感平衡和幸福感。

（刘志杰　梁　瑛）

能力检测

（1）医学美学临床应用理论的产生与哪些因素有关？

（2）简述医学美学临床应用理论的具体含义，结合实际谈谈自己的认识。

（3）简述医学美学临床应用理论的产生条件及其必要性。

（4）查阅资料，思考医学美学临床应用理论的应用趋势与前景。

第八章 技能实训

实训一 形式要素色彩的基本知识及形式美法则应用

【实训目标】

通过色彩实训,让学生理解形式要素及其规律组合所构成的美。

【实训准备】

1. 物品准备 水彩或丙烯颜料,必备颜色为红、黄、蓝及白色;调色板、水桶、毛笔、画纸、剪刀等。

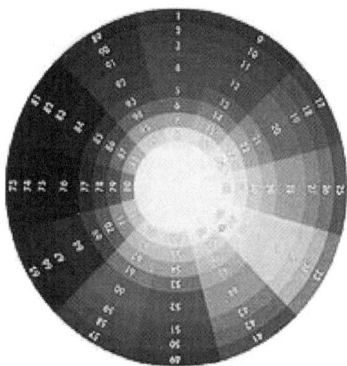

2. 环境准备 教室或实训室。

图 8-1 12 色相环

【实训内容】

(1)运用三原色(红、黄、蓝),配制出 12 色相环(图 8-1),以及每个色相不同明度、不同纯度的色相组,画出 5 层色相环。体会色彩三要素、三原色以及间色、补色关系。

(2)按同一色相颜色为一组,剪开色相环,进行不同色相组,组间搭配对比,体会不同搭配呈现的效果,并记录。

(3)按照形式美法则,要素组合规律创造色彩画面,体会形式美法则的应用。

【实训方法与结果】

1. 实训方法

(1)学生分组练习,每名学生制作一份色相环。

(2)小组讨论色相搭配的效果。

(3)小组分工设计制作,将形式美法则应用于案例。

(4)小组代表向全班展示案例作品,并说明色彩应用形式美法则进行组合的原理及表现效果。

2. 实训要求

(1)学生准确对形式要素——色彩进行组合实践,深刻体会形式美法则的应用效果。

（2）分组学习讨论，发挥每名学生的作用，显示团队协作精神，实训操作中体现出节约、环保、整洁的特点，案例设计形象美好、内容健康向上。

（3）小组代表在展示中精神饱满、表情自然、声音洪亮。

（4）色彩搭配应用准确。

实训二　用黄金分割来研究米洛的维纳斯符合哪些人体美？

【实训目标】

（1）验证黄金分割在人体美中的应用：通过分析米洛的维纳斯，验证黄金分割是否在人体美中普遍存在。

（2）探索人体美的数学规律：研究人体各部位的比例关系，揭示其背后的数学规律。

（3）提升艺术与科学的结合：通过实训，促进艺术与科学的融合，为艺术创作提供科学依据。

【实训内容】

1. 数据采集　使用高精度测量工具对米洛的维纳斯进行测量，记录各部位的长度。测量并记录不同人体样本各部位长度。

2. 数据分析　计算雕像各部位的比例，判断其是否符合黄金分割。对比不同人体样本的比例，分析黄金分割在人体美中的普遍性。

3. 模型构建　基于测量数据，构建数学模型，模拟人体美的比例关系。通过计算机模拟，验证黄金分割在人体美中的适用性。

【实训组织】

1. 测量与分析

（1）学生使用测量工具对米洛的维纳斯的图片或模型进行测量，并记录各部位的长度。

（2）计算各部位的比例，判断其是否符合黄金分割（如头部与身体的比例、腰线与腿长的比例等）。

（3）将测量结果与黄金分割进行对比，分析其美学意义。

2. 小组讨论

（1）每组学生分享测量结果和分析结论，讨论米洛的维纳斯是否符合黄金分割。

（2）老师引导学生思考黄金分割在人体美中的普遍性和适用性。

【实训组织】

1. 面部黄金分割分析

（1）学生互相测量面部特征（如额头、鼻子、嘴巴、下巴的长度），计算面部比例，判断这些特征是否符合黄金分割。

(2)讨论如何通过化妆技巧(如修容、高光、眉型设计等)调整面部比例,使其更接近黄金分割。

2. 化妆实训

(1)学生根据黄金分割的原理,设计并完成一款妆容,重点优化面部比例。

(2)每组展示妆容成果,并解释如何运用黄金分割进行设计。

实训三　通过测量和绘制古希腊雕塑来理解人体比例

【实训目标】

(1)掌握医学美容的基础知识和技能。

(2)提升实际操作能力。

(3)促进理论与实践的结合。

(4)培养创新和科研能力。

【实训内容】

1. 研究古典时期的作品　关注像菲迪亚斯和普拉克西特列斯这样的雕塑家的作品,他们经常使用黄金分割。研究如《雅典娜·帕尔忒诺斯》雕像或《赫尔墨斯与婴儿戴奥尼索斯》等经典作品,注意雕塑的构图、肢体比例和整体布局。

2. 观察比例关系　在雕塑中寻找黄金分割的应用,如身体各部分的比例、面部特征的排列等。例如,头部通常是身高的1/8,而从下颏到鼻子的距离是脸长的1/3等。

3. 分析雕塑的构图　观察雕塑的姿势和形态,观察它们是如何利用空间以及如何平衡和对称的。这些元素往往与黄金分割有关。

4. 制作草图和复制品　尝试自己绘制或雕刻简单的希腊雕塑复制品,专注于捕捉其比例感。这个过程可以帮你更好地理解黄金分割在三维空间中的应用。

【实训组织】

(1)安排一定的课时进行医学美容基础理论的学习。

(2)通过案例分析、讲座等形式加深学生对理论知识的理解。

【评价标准】

(1)通过实训,学生能掌握黄金分割的基本概念、应用方法以及在实际设计和创作中的灵活运用。

(2)学生普遍能够准确理解黄金分割的概念,并能够举例说明其在自然界和艺术作品中的体现。

(3)学生对黄金分割的重要性及其在设计领域的应用有了更深入的认识。

(4)学生在学习过程中能够主动思考,提出有深度的问题和见解。

(5)学生在实训过程中积极参与各项任务和活动,完成度较高。

【实训记录】

通过训练,我的收获是什么?

1.知识拓展 学生对医学美与人体医学美的认识更加深入,能够准确分析面部和身体美学特征。学生对医学美容的伦理和法规要求有了更清晰的了解,提高了职业素养。

2.沟通与协作能力 学生在实训过程中学会了如何与患者进行有效沟通,提高了沟通能力。学生在团队协作中表现良好,能够积极参与讨论和分享经验。

实训四 形态美训练

【实训目标】

(1)让学生深入理解人的形态美概念,包括身体姿态、动作协调性、肢体语言等方面的美学标准。

(2)通过实训,掌握正确的站姿、坐姿、走姿等基本体态姿势,改善不良体态,塑造优雅的外在形象。

(3)提高学生对自身肢体语言的敏感度,学会运用恰当的肢体动作进行有效的沟通与表达,提升个人气质与魅力。

【实训内容】

1.体态训练

(1)挺拔站姿训练:双脚并拢,收腹挺胸,头部保持正直。

(2)沉稳坐姿训练:轻坐于椅子前 1/3 处,双腿并拢或优雅交叠。

(3)稳健走姿训练:步伐适中,双臂自然摆动。

2.肢体协调性训练 练习简单的舞蹈、韵律操等,提升身体各部位的协调性,使动作更加流畅自然。

3.表情与肢体语言训练 学习如何运用面部表情和肢体动作传递情感和信息,掌握微笑的技巧、眼神交流的方法、各种手势等。

【实训组织】

1.分组安排 将参与者分成若干小组,每组人数 8～10 人,便于进行小组讨论和互相监督练习。

2.时间安排 实训课程为期 1 周,每周 2 次,每次课程时长为 1.5 小时,其中理论讲解时间占比为 25%,实践练习时间占比为 75%。

3.场地选择 选择宽敞、明亮且地面平坦的训练场地,如舞蹈教室或体育馆,配备镜子和音响设备,方便学生观察自己的动作并跟随音乐进行练习。

【评价标准】

1.体态标准度 根据参与者在站姿、坐姿、走姿等方面是否符合标准体态要求进行评分,占总分的 40％。

2.肢体协调性　观察参与者在肢体协调性训练中的表现,动作是否流畅、自然,各部位配合是否默契,占总分的 30％。

3.表情与肢体语言运用　评估参与者在表情和肢体语言运用方面的能力,是否能够准确、恰当、自然地表达情感和信息,占总分的 30％。

【实训记录】

1.个人记录　学生需自行记录每次实训的感受、收获以及存在的问题,每周进行一次总结反思,以便及时调整训练方法和重点。

2.教师记录　教师在实训过程中对每位学生的表现进行观察记录,包括优点和不足之处,并在每次课程结束后给予针对性的反馈和建议。同时,教师还需记录实训过程中的整体情况,如小组讨论的氛围、实训内容的完成度等,以便对后续实训课程进行优化调整。

实训五　眉、眼部美学测量、分析与评价

【实训目标】

知识目标:掌握人体眉与眼的美学标准;掌握人体眉、眼部的测量评价方法;掌握眉与眼的美学特征。

能力目标:能够利用美学知识,对人体眉、眼部之美进行欣赏;能够正确运用人体美的观察及测量方法对人体眉、眼部进行美学评价。

素质目标:通过对眉、眼部美的欣赏,培养学生审美能力和鉴赏能力,树立正确的审美观。

【实训内容】

1.印象观察　两人一组,互为审美者和被审美者。审美者快速对被审美者进行眉、眼部美学观察,对于眉、眼部的位置、大小比例等方面进行印象评价,记录印象观察结果。

2.直观测量　利用直尺、卷尺、量角器等工具对人体眉、眼部进行点、线、面等方面的直接测量,对所测得数据进行美学分析。

3.审美评价分析　综合做出美学客观评价,填写容貌审美评价分析表。

【实训组织】

1.实训准备

(1)测量工具:直尺、软尺、标尺、量角器等。

(2)记录工具:A4 纸、笔等。

2.实训步骤

教师发布实训任务,并对本实训项目要点进行讲解,对眉、眼部测量所需的各种测

量工具操作标准进行示范,将学生进行分组,两人一组,互为审美者和被审美者。

1)印象观察 需要审美者对被审美者进行快速观察并做出美学印象评价,印象观察时间不超过 5 分钟,印象观察内容如下。

(1)眉:观察眉的形态是否完整,有无眉毛缺损;眉头、眉腰、眉峰、眉梢各标志是否清晰;眉的位置是否与眼、鼻相协调;眉毛的生长方向是否正常,疏密、浓淡、粗细如何等;眉毛的走行方向、弧度等;整体是否符合理想而美的眉的要求。

(2)眼:观察眼的形态属于哪种眼型(如单睑、重睑或多重睑),属于何种单睑或重睑,属于何种眼型。眼部各结构是否处于正常状态,如上睑有无下垂(若有下垂属于疾病状态还是因为皮肤老化松弛下垂),有无睑袋,有无明显的眶睑沟、下睑沟、下睑颧沟、鼻颧沟,有无内眦赘皮,睫毛长度、生长方向,角膜、巩膜的颜色等。眼的位置,眼水平线是否将面部上下两等分,是否能以眼裂大小为标准将面部纵向五等分。

2)直观测量

(1)测量准备:让被审美者保持放松的状态,取坐位,抬头挺胸,头部保持处于眼耳平面,目视前方,面部肌肉自然。确保测量环境光线充足,以便准确观察和测量。

(2)直观测量内容:

①眉部测量。

a.眉的位置测量:用直尺测量眉头、眉峰、眉梢的位置,是否符合标准眉的要求。

b.眉间距测量:用直尺测量双侧眉头之间的距离。

c.眉的走行倾斜角度测量:以直尺连线眉头与眉峰,以量角器基准线置于水平位置,0 点位于眉头,测量直尺与水平线之间的角度。

②眼部测量。

a.睑裂宽度测量:被审美者头部保持眼耳平面,目视前方,以标尺测量内、外眦角之间的距离,标准值为 25~30 mm。

b.睑裂高度测量:被审美者头部保持眼耳平面,目视前方,以标尺测量上、下睑缘中点之间的距离,标准值为 7~12 mm。

c.睑裂倾斜度测量:以直尺连线同侧内、外眦,以量角器基准线置于水平位置,0 点位于内眦点,测量直尺与水平线之间的角度。倾斜又分为上斜和下斜。

d.内眦间距测量:双眼内眼角之间的距离,用直尺测量。

e.内眦角与外眦角测量:用量角器测量内、外眦角。

3)审美评价分析 在印象观察及直观测量的基础上,结合理想而美的眉与眼的要求,将测量数据与标准美学数据进行比较,分析眉眼部形态的特点和不足之处,综合做出美学客观评价,填写容貌审美评价分析表。

容貌审美评价分析表(眉眼部)

审美者姓名:		班级:	
被审美者姓名:		年龄:	性别:

被审美者照片:

初步印象观察:

直观测量

测量项目	序号	测量具体内容	测量结果及分析
眉部	1	眉的位置测量	
	2	眉的走行倾斜角度测量	
	3	眉间距测量	
眼部	4	睑裂宽度测量	
	5	睑裂高度测量	
	6	睑裂倾斜度测量	
	7	内眦角测量	
	8	外眦角测量	
	9	内眦间距测量	
	10	角膜直径测量	
	11	角膜露出率测量	

审美评价分析:

【评价标准】

技能实训效果评价

班级		姓名		学号	
序号		评分标准		评分权重	得分
1	测量准确性	测量数据完整、精确、无明显遗漏或错误		20 分	
		测量工具使用规范、熟练		10 分	
2	数据分析合理性	能准确对比标准数据进行有效分析		20 分	
		对眉眼部各维度数据的关联分析恰当		10 分	

续表

序号		评分标准	评分权重	得分
3	评价客观性	评价不偏不倚,基于测量和分析结果	15 分	
		评价语言表述准确、专业	5 分	
4	建议可行性	提出的美化建议具有实际操作性和针对性	10 分	
		建议考虑到个体差异和整体协调性	5 分	
5	实训报告规范性	报告格式规范,内容完整清晰	3 分	
		图表等辅助说明清晰直观	2 分	
总分			100 分	
教师评语				
改进意见				

【实训记录】

眉、眼部美学测量、分析与评价实训记录见下表。

被测量者信息				
姓名		年龄		
测量数据				
1	眉的位置测量			
2	眉的走行倾斜角度测量			
3	眉间距测量			
4	睑裂宽度测量			
5	睑裂高度测量			
6	睑裂倾斜度测量			
7	内眦角测量			
8	外眦角测量			
9	内眦间距测量			
10	角膜直径测量			
11	角膜露出率测量			
分析				
评价				

续表

建议	
实训总结	（通过训练，我的收获是什么?）

实训六　鼻部美学审美观察与设计实训

【实训目标】
学会观察人体鼻部特征;学会测量鼻部美学参数;尝试对人体鼻部进行设计。

【实训内容】
鼻部特征观察、鼻部测量实操、鼻部设计训练。

【实训组织】
教师提前发布预习任务,分 2 组,准备游标卡尺、3D 数字化整形系统。

1. 观察

(1)观察鼻部的位置、长度、宽度及与整个面部的比例是否符合标准。

(2)观察鼻部特征:鼻背部是否平直,是否属于鞍鼻、驼峰鼻;鼻尖大小、形态,是否属于蒜头鼻、小翘鼻;观察鼻孔,是否呈卵圆形,大小是否适中,是否明显。

2. 测量(游标卡尺、量角器测量)

(1)鼻的长度:鼻根点至鼻尖点之间的直线距离。

(2)鼻根高度:鼻根在内眦连线上的垂直高度。

(3)鼻的宽度:双侧鼻翼的直线距离。

(4)鼻部的角度(图 8-2)。

①鼻面角:鼻背线与面部平面的夹角。

②鼻额角:鼻背线与前额至鼻根间斜面的夹角。

③鼻尖角:鼻背线与鼻小柱的夹角。

④鼻唇角:鼻小柱与上唇的夹角。

3. 现代 3D 数字化整形系统测量　3D 数字化整形系统(图 8-3)可以通过快速扫描生成真实的高精度 3D 模型数据。系统可根据 3D 模型的数据进行解读分析,并对 3D 模型进行模拟设计,以及对比前后数据。系统可对鼻部进行模拟设计,改变鼻部相应位置的形态。测量内容包含鼻部常见美容项目,如垫鼻根、垫鼻梁、翘鼻尖、缩鼻翼、调整鼻部大小、鼻基底凹陷填充。

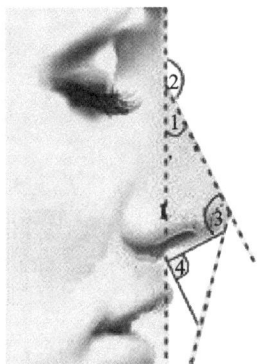

1—鼻面角；2—鼻额角；3—鼻尖角；4—鼻唇角

图 8-2　鼻部美学角度

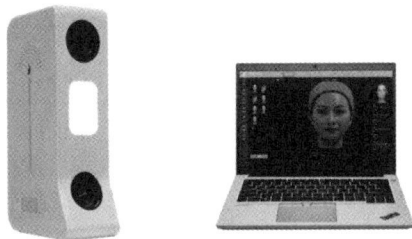

图 8-3　现代 3D 数字化整形系统

【评价标准】

(1)通过观察鼻部特征,判断出鼻型的速度和准确度。

(2)对鼻部的美学参数的熟悉程度、测量数据的熟练程度。

(3)对现代化仪器使用的熟悉程度。

(4)是否能灵活应用形式美法则、结合人物其他部位的特征,对鼻部进行设计。

(5)是否能从实训中深刻反思自己的不足及制订提升计划。

【实训记录】

通过训练,我的收获是什么?

实训七　乳房美学观察与分型诊断

【实训目标】

乳房是人体躯干美的重要组成部分,影响着人的身材美与整体美。乳房是躯干审美、人体审美不可或缺的部分。本实训的主要目标是提高对身体躯干重要部位乳房的审美能力,为指导形体美容保健提供理论基础和技能支持。

【实训内容】

1. 美学观察与测量

(1)乳房:观察乳房的范围,测量上下、左右径与高度,观察乳房的形状与弹性、部位是否偏上、偏下、偏外、偏内或偏中。

(2)乳头:观察测量直径与突度、色泽、位置。

(3)乳晕:观察直径范围、色泽。

2. 分型诊断　见正文内容。

3. 美学评价与美容建议　见正文内容。

【实训组织】

每 4 人组成一个小组,遵循实验内容相互逐一交换观察与测量。具体观察测量方案由教师示范指导。每人测量 3 个对象,并将实验结果填写于实训记录中。

【评价标准】

1. 美学观察与测量

(1)乳房:外形丰满、匀称、挺拔、柔韧而有弹性,呈半球形或小圆锥形,乳房位置较高并对称,位于胸骨缘与腋前线之间,基底直径为 10～12 cm,乳房高度为 5～6 cm。

(2)乳头:位置在锁骨中线第 4 肋骨至第 5 肋间范围,距胸骨切迹 20～40 cm,距胸骨中线 10～12 cm,距乳房下皱襞 5～7.5 cm,直立时与上臂中齐平,乳头间距 20～40 cm。

(3)乳晕:直径 4～5 cm,呈棕红色,少数呈玫瑰色或粉红色,生育后沉着为褐色。

2. 分型诊断

(1)根据乳房高度与基底直径的比例关系可分为圆盘型、半球型、圆锥型。

(2)根据乳房的弹性、软硬度、张力及乳轴与胸壁的角度可分为悬垂型、下倾型、挺立型。

(3)根据乳房的位置可分为高位乳房、低位乳房。

3. 美学评价与美容建议 略。

【实训记录】

通过训练,我的收获是什么?

实训八 医学审美治疗理论应用

【实训目标】

(1)掌握审美疗法中音乐审美治疗的原理和简单方法;熟悉审美疗法的生理、心理学基础,了解不同类型的音乐对不同患者的作用。

(2)通过实践,使学生掌握音乐审美治疗的简单方法,同时能提出自己对音乐审美疗法的观点。

【实训内容】

根据所学的医学美学临床应用理论,以医学审美疗法中音乐审美治疗为例,让学生实践感受审美疗法的原理及其作用,通过个人治疗和集体治疗,引导学生讨论并提出自己对音乐审美疗法的观点,提升学生审美能力和审美素养。

【实训组织】

(1)教师先讲解审美疗法的生理、心理学基础,音乐审美治疗的概念及原理,音乐审美治疗的简单方法,音乐审美治疗的意义、作用等,并根据需要播放不同性质的音乐片段。

（2）学生按小组进入实验室，换鞋，坐靠舒适，戴好耳机并试音。

（3）个体听音（相当于个体治疗），教师播放课前选好的不同性质的 2～3 段音乐，要求学生仔细体验，并记录听音乐时的感受、产生的想象及出现的其他心理和生理的反应，其中重点是音乐想象和生理反应。

（4）集体听音（相当于集体治疗），教师用公共音响设备播放 1～2 段音乐。之后要求同学们分组或集体讨论，对听音时的感受、想象及个别听音和集体听音的不同展开讨论和交流。

（5）由教师讲解所选音乐的特点和其在音乐审美治疗中的意义及功能。

（6）学生写出实训报告，提出自己对音乐审美疗法的观点。

【评价标准】

（1）能理解音乐审美治疗的原理并运用音乐审美治疗方法。

（2）观点有理有据，有个人见解。

（3）语言清晰、流畅，仪态大方。

【实训记录】

通过训练，我的收获是什么？

实训九　审美治疗体验与探索

【实训目标】

（1）加深学生对审美治疗方法的理解，认识其在心理健康和情感调适中的作用。

（2）培养学生通过审美治疗方法进行自我表达和情感释放的能力。

（3）提升学生的创造力和审美能力，增强对美的感知和欣赏能力。

（4）鼓励学生将审美治疗方法应用于日常生活中，提升生活质量。

【实训内容】

（1）审美治疗方法介绍：

①简要介绍审美治疗的概念、原理及其重要性。

②列举并解释不同的审美治疗方法（如艺术疗法、音乐疗法、舞蹈疗法等）。

（2）审美治疗体验活动：

①学生分组参与不同的审美治疗活动（如绘画、音乐创作、舞蹈体验等）。

②在教师或专业人员的指导下，进行实践活动，并记录体验过程。

（3）分享与交流：

①学生分享自己在审美治疗活动中的体验和感受。

②教师或专业人员进行点评，引导学生深入理解审美治疗的作用。

（4）案例分析：

①分析真实的审美治疗案例,让学生了解审美治疗在现实生活中的应用。

②讨论审美治疗方法的局限性和未来发展趋势。

(5)自我反思与计划:

①学生反思自己在实训中的收获和不足。

②制订个人计划,将审美治疗方法应用于日常生活,提升自我调适能力。

【实训组织】

(1)分组与分工:

①学生根据兴趣和特长进行分组,每组选择一种或多种审美治疗方法进行体验。

②分配角色和任务,确保每个学生都能积极参与。

(2)时间安排:

①实训总时长为2～3 h,包括介绍、体验、分享、案例分析和自我反思等环节。

②合理分配各环节时间,确保活动顺利进行。

(3)场地与设备:

①选择宽敞、明亮的场地进行实训活动。

②准备所需的材料、乐器、音响设备等,确保活动顺利进行。

(4)教师或专业人员:

①邀请具有审美治疗经验的教师或专业人员进行指导。

②教师或专业人员负责活动的组织、指导和点评工作。

【评价标准】

(1)参与度:学生在活动中的参与程度,包括积极性、投入度和合作精神等。

(2)体验感受:

①学生通过审美治疗活动获得的情感体验和认知收获。

②学生是否能够准确表达自己的感受和体验,以及是否能够理解审美治疗的作用。

(3)创造力与审美能力:

①学生在审美治疗活动中展现的创造力和审美能力。

②学生是否能够运用所学方法进行自我表达和情感释放。

(4)自我反思与计划:

①学生是否能够深入反思自己在实训中的收获和不足。

②学生是否能够制订切实可行的计划,将审美治疗方法应用于日常生活。

(5)团队合作与沟通能力:

①学生在小组活动中的合作精神和沟通能力。

②学生是否能够与小组成员有效沟通、协作完成任务。

【实训记录】

通过训练,我的收获是什么?

(王诗晗　陈　蕾　刘嘉琪　吴若云　邱　添　梁　瑛　刘志杰)

主要参考文献

[1] 陶伯华.科技美学疑难辨析——兼论医学美学的性质与对象[J].山东医科大学学报(社会科学版),2000(3):6-12.

[2] 李尚操.医学美容中的美学内涵[D].武汉:武汉理工大学,2013.

[3] 邱琳枝,彭庆星.医学美学[M].天津:天津科学技术出版社,1988.

[4] 陈荣华,赵永耀,易其余.中医美学[M].北京:新华出版社,1991.

[5] 彭庆星.现代医学美学的兴起与展望[J].山东医科大学学报(社会科学版),1994(3):11-14.

[6] 赵美娟.医学审美基础[M].北京:高等教育出版社,2004.

[7] 彭庆星.医学美学导论[M].北京:人民卫生出版社,2002.

[8] 欧阳学平.医学美学概论[M].北京:人民卫生出版社,2010.

[9] 肖京华.美学基础[M].北京:科学出版社,2003.

[10] 司有仑.新编美学教程[M].北京:中国人民大学出版社,1993.

[11] 黎冻.美容外科学概论[M].北京:人民卫生出版社,2010.

[12] 韩英红.美学与医学美学[M].北京:科学出版社,2006.

[13] 罗奇,熊明根,张元龙.浅析"人体曲线美"[J].中华医学美学美容杂志,2000,6(2):88-89.

[14] 曹志明,秦志华,孙颖莎,等.医学美学与美容外科设计[M].北京:清华大学出版社,2011.

[15] 沙涛.医学美学[M].北京:人民卫生出版社,2014.

[16] 曹志明,王丽.医学美学概论[M].武汉:华中科技大学出版社,2018.